Gesundheitsbüchlein.

Gemeinfaßliche Anleitung zur Gesundheitspflege.

Bearbeitet

im

Kaiserlichen Gesundheitsamte.

Mit Abbildungen im Texte und drei farbigen Tafeln.

Fünfzehnte Ausgabe.

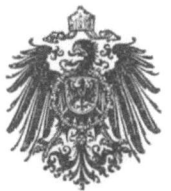

Springer-Verlag Berlin Heidelberg GmbH 1912

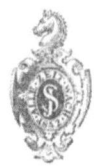

Additional material to this book can be downloaded from http://extras.springer.com

ISBN 978-3-662-36149-8   ISBN 978-3-662-36979-1 (eBook)
DOI 10.1007/978-3-662-36979-1
Softcover reprint of the hardcover 15th edition 1912

Preis kartoniert ℳ 1,—, in Leinwand gebunden ℳ 1,25; bei gleichzeitigem Bezuge von mindestens 20 Exemplaren das Exemplar kartoniert ℳ 0,80, in Leinwand gebunden ℳ 1,—.

Vorwort zur erften Ausgabe.

Je höher die Ziele für die allgemeine Bildung gestellt werden, auf welcher die fachmännische Ausbildung sich aufbaut, um so mehr werden auch einzelne Gebiete, die früher dem Fachmann vorbehalten waren, dem jedermann zugänglichen Wissensschatz einverleibt werden. Es ist dies ein naturgemäßer Vorgang, der keineswegs auf eine Einschränkung der Fachwissenschaften hinausläuft. Vielmehr werden die Fachmänner selbst dadurch in die Lage gesetzt, den Fortschritten der Wissenschaft durch sorgfältigere Berufsausbildung gerecht zu werden. Außerdem erzielen sie bei Übertragung ihrer Kenntnisse in das praktische Leben mit Hilfe eines verständnisvollen Publikums bessere Erfolge als es ehedem möglich war.

Die geschilderte Entwickelung vollzieht sich ganz besonders bei der Gesundheitspflege und zwar sowohl bei der öffentlichen wie bei der privaten. Der Kampf gegen die Volksseuchen, z. B. gegen die Cholera, ist erfolgreicher, wenn die Maßnahmen der Behörden durch eine einsichtsvolle Bevölkerung unterstützt werden, als wenn etwa die hilfsbereiten Ärzte — wie es in einzelnen Teilen Europas noch in den letzten Jahren geschah — als Verbreiter der Seuche angesehen und sogar tätlich mißhandelt werden. Die Krankheit des einzelnen ist leichter in Genesung überzuführen, wenn der Kranke und seine Umgebung verständnisvoll die Anordnungen des Arztes befolgen und durch Vorkenntnisse in der Krankenpflege unterstützen, als wenn sie die Vorschriften nicht begreifen oder denselben Gleichgültigkeit entgegenbringen.

Heutzutage sollte man bei jedem Gebildeten ein gewisses Maß von Kenntnissen auf dem Gebiete der Gesundheitslehre und -pflege voraussetzen dürfen; auch muß damit gerechnet werden, daß allmählich der Unterricht in den höheren Schulen und in den Seminaren sich hierauf erstrecke. Bringt eine spätere Zeit mehr, um so besser!

Das Kaiserliche Gesundheitsamt hat von jeher seine Aufgabe so aufgefaßt, daß es in erster Linie der praktischen Verwertung wissenschaftlicher Lehren förderlich sein soll. In diesem Sinne erscheint es besonders dazu berufen, aus dem gesamten Bereiche der Gesundheitswissenschaft dasjenige auszuwählen und gemeinfaßlich wiederzugeben, was überall bekannt sein sollte.

Diesen Erwägungen verdankt das „Gesundheitsbüchlein" seine Entstehung. Es ist ein Stück gemeinsamer Arbeit des Direktors und der Mitglieder des Amtes. Das Unternehmen hat sich jedoch auch wirksamer Unterstützung von anderen Seiten erfreut, durch welche das Amt sich zu Dank verpflichtet fühlt.

Möge das Büchlein so aufgenommen werden, wie seine Bearbeiter es geben wollten, als ein Beitrag zur Förderung der Volkswohlfahrt, dieses Leitsterns unserer heutigen Staatsverwaltung, dessen Bedeutsamkeit von Allerhöchster Stelle anerkannt und zum Ausgangspunkte hochherziger Entschlüsse gemacht zu sehen uns Deutsche mit gerechtem Stolze erfüllt.

Berlin, im Juli 1894.

Eine Anzahl der im Gesundheitsbüchlein enthaltenen Abbildungen sind aus dem Unterrichtsbuche für Lazarettgehilfen (Verlag von E. S. Mittler & Sohn in Berlin) mit dankenswerter Genehmigung der Medizinalabteilung des Königlich Preußischen Kriegsministeriums entnommen.

Inhaltsverzeichnis.

Seite

Einleitung. Wert der Gesundheitspflege 1

A. Bau des menschlichen Körpers, Tätigkeit und Zweck seiner Organe 3

    Bestandteile des menschlichen Körpers 3

§ 1. Bezeichnung der Körperbestandteile. — § 2 Knochen, Knorpel. — § 3. Bänder, Gelenke. — § 4. Muskeln, Sehnen. — § 5. Drüsen. — § 6. Haut, Schleimhäute.

    Einzelne Körperteile und deren Verrichtungen 5

§ 7. Allgemeine Einteilung des Körpers. — § 8. Kopf, Gesicht, Gesichtshöhlen. — § 9. Rumpf, Rumpfhöhlen. — § 10. Obere Gliedmaßen. — § 11. Untere Gliedmaßen. — § 12. Eingeweide der Brusthöhle. — § 13. Lungen und Atmung. — § 14. Kehlkopf, Stimme und Sprache. — § 15. Blut, Blutgefäße, Herz, Blutkreislauf. — § 16. Beziehungen des Blutkreislaufs zur Atmung. — § 17. Lymphe, Lymphgefäße, Lymphdrüsen. — § 18. Eingeweide der Bauchhöhle. — § 19. Magen, Speiseröhre, Darmkanal, Gekröse, Netz. — § 20. Leber, Galle, Bauchspeicheldrüse. — § 21. Verdauung, Stoffwechsel. — § 22. Körperwärme, Fieber. — § 23. Harn, Nieren und Harnwege. — § 24. Milz. — § 25. Nerventätigkeit, Gehirn und Rückenmark. — § 26. Sinneswerkzeuge. — § 27. Gesichtssinn, Augen. — § 28. Gehörssinn, Ohren. — § 29. Geschmack, Geruch, Gefühl. — § 30. Schlaf. — § 31. Fortpflanzung.

B. Die Lebensbedürfnisse des einzelnen Menschen 35

§ 32. Die Lebensbedürfnisse des Menschen im allgemeinen.

    I. Die Luft 35

§ 33. Die Atmosphäre und deren Zusammensetzung. — § 34. Stickstoff, Sauerstoff und Kohlensäure der Luft. — § 35. Wassergehalt und Temperatur der Luft. — § 36. Luftbewegung. Niederschläge. — § 37. Luftdruck. — § 38. Verunreinigungen der Luft. — § 39. Klima.

Inhaltsverzeichnis.

Seite

II. Das Wasser 43

§ 40. Bedeutung des Wassers. — § 41. Trinkwasser. Die von ihm zu fordernden Eigenschaften. — § 42. Die Herkunft des Wassers. Niederschlagswasser. Zisternen. — § 43. Grundwasser und Quellen. — § 44. Quellwasserleitungen. Brunnenanlagen. — § 45. Oberflächenwasser. — § 46. Künstliche Reinigung des Oberflächenwassers. Wasserfilter. — § 47. Seewasser. — § 48. Mineralwasser. — § 49. Verwendung des Wassers zur Beseitigung der Schmutzstoffe. — § 50. Hilfsmittel des Wassers bei der Reinigung. Reinigung des Körpers, Haut- und Haarpflege. — § 51. Bäder und Wasserkuren.

III. Die Nahrung 55

§ 52. Nahrungsbedürfnis. — § 53. Zusammensetzung der Nahrung. — § 54. Nahrungsmittel und Nährstoffe. — § 55. Auswahl der Kost. — § 56. Berechnung der täglichen Kost. — § 57. Zubereitung der Kost. Gewürze und Genußmittel. — § 58. Art der Nahrungsaufnahme. Mund- und Zahnpflege.

Die Nahrungsmittel 62

§ 59. Auswahl der Nahrungsmittel zur Kostberechnung. — § 60. Getreide und Mehl. — § 61. Zubereitung des Mehles. Gebäck. — § 62. Verschiedene Brotarten. — § 63. Kuchen und Torte. — § 64. Die einzelnen Getreidearten. — § 65. Hülsenfrüchte. — § 66. Ölfrüchte. — § 67 u. § 68. Kartoffeln. Grüne Gemüse. — § 69. Pilze und Schwämme. — § 70. Obst. — § 71. Zucker. — § 72. Honig. — § 73. Konditorwaren. — § 74. Nahrungsmittel aus dem Tierreiche. — § 75. Milch. — § 76. Sahnenbildung und Milchgerinnung. — § 77. Aufbewahrung der Milch. Milchkonserven. — § 78. Milchverfälschungen. — § 79. Butter. — § 80. Käse. — § 81. Eier. — § 82. Fleisch. — § 83. Fleisch von kranken Tieren. Fleischschmarotzer. — § 84. Verdorbenes Fleisch. Fleischbeschau. — § 85. Zubereitung des Fleisches. Gekochtes Fleisch, Fleischbrühe; Schmoren, Braten, Rösten. — § 86. Haltbarmachung des Fleisches. Fleischkonserven. — § 87. Aus Fleisch hergestellte Nahrungsmittel. — § 88. Fische. — § 89. Krusten- und Schaltiere. — § 90. Würzen: Kochsalz, Pflanzensäuren, Essig. — § 91. Gewürze. — § 92. Genußmittel. — § 93. Alkohol. — § 94. Wein. — § 95. Bier. — § 96. Branntwein. Liköre. — § 97. Kaffee, Tee, Kakao. — § 98. Tabak. — § 99. Speisegeräte und Speisegeschirre. — § 100. Aufbewahrung von Nahrungsmitteln.

IV. Die Kleidung 107

§ 101. Die Kleidung als Schutz gegen Abkühlung. — § 102. Die Kleidung als Schutz gegen Nässe. — § 103. Auswahl des Kleidungsstoffs. — § 104. Farbe, Form und Befestigung der Kleidungsstücke. — § 105. Halsbekleidung. — § 106. Beengung des Rumpfes durch

Kleidungsſtücke oder ihre Befeſtigung. — § 107. Strumpfbänder. Fußbekleidung. — § 108. Kopfbekleidung. — § 109. Das Bett. — § 110. Reinhaltung der Kleider und Betten.

V. Die Wohnung 115

§ 111. Zweck der Wohnung. — § 112. Untergrund und Lage des Hauſes. — § 113. Baumaterial. — § 114. Trockenlegung und Trockenhaltung des Hauſes. Bedachung. — § 115. Ausbau des Hauſes. Fußböden. Wände. — § 116. Ausnutzung der Wohnräume. Luftraum. Wohnungsplan. — § 117. Lüftung. — § 118. Zweck der Heizung. Erforderniſſe einer Heizanlage. — § 119. Kamin und Kanonenofen. — § 120. Füllöfen. Mantelöfen. — § 121. Kachelöfen. — § 122. Sammelheizung durch Luft, Waſſer und Dampf. — § 123. Schutz der Wohnung vor Hitze. — § 124. Helligkeit. Natürliche Beleuchtung. — § 125. Künſtliche Beleuchtung. Kerzen. Öl- und Petroleumlampen. — § 126. Gasbeleuchtung. Elektriſches Licht. — § 127. Schutz des Auges durch Lichtſchirme. — § 128. Reinlichkeit in der Wohnung. Müllabfuhr. — § 129. Beſeitigung der menſchlichen Abgänge. — § 130. Höhenlage der Einzelwohnung. Dach- und Kellergeſchoſſe. — § 131. Gebrauchsgegenſtände.

VI. Tätigkeit und Erholung 136

§ 132. Tätigkeit und Erholung.

C. Der Menſch in ſeinen Beziehungen zur Geſellſchaft 138

§ 133. Menſchliche Gemeinweſen. Öffentliche Geſundheitspflege.

I. Anſiedelungen 139

§ 134. Bedeutung der Anſiedelungen für die Geſundheit. — § 135. Ortslage. — § 136. Beſeitigung der Abfallſtoffe in Anſiedelungen. — § 137. Endgültige Vernichtung der Abfallſtoffe. — § 138. Beſeitigung von Abwäſſern gewerblicher Anlagen. — § 139. Straßenreinigung. — § 140. Waſſerverſorgung. — § 141. Bauart der Anſiedelung. — § 142. Abführung von Rauch und anderen Luftverunreinigungen. Vermeidung von Beläſtigungen durch Gewerbebetrieb. — § 143. Bildungsſtufe und Wohlſtand der Bevölkerung. — § 144. Beaufſichtigung des Lebensmittelverkaufs. Beaufſichtigung der Menſchenanſammlungen, Theater, Vergnügungslokale uſw. — § 145. Fürſorge für Arme und Heilbedürftige. — § 146. Leichenbeſtattung. — § 147. Leichenſchau. Behandlung der Leichen von an anſteckenden Krankheiten verſtorbenen Perſonen. — § 148. Beſeitigung von Tierleichen.

II. Verkehr 156

§ 149. Zweck des Verkehrs. Verkehrsmittel. — § 150. Reiſen. — § 151. Verhütung der Verbreitung anſteckender Krankheiten mit dem

Verkehre. — § 152. Sperren und Quarantänen. — § 153. Bekämpfung der Seuchenverschleppung in Deutschland. — § 154. Anderweitige Gefährdung durch Warensendungen.

III. Erziehung 160

§ 155. Gesundheitliche Einflüsse der Erziehung im allgemeinen. — § 156. Kindersterblichkeit. — § 157. Kinderernährung. — § 158. Bäder. Kleidung. Notwendigkeit frischer Luft. Augenkrankheit der Neugeborenen. Schlaf. Schreien der Kinder. — § 159. Durchbruch und Pflege der Zähne. Entwickelung der Sprache. Stehen und Gehen. — § 160. Erwachen des Verstandes. Kindergärten. — § 161. Schulzeit. Pflichten der Behörden, der Lehrer, Schulärzte, Erzieher und Eltern. — § 162. Das Schulhaus und die Schulstube. — § 163. Verhältnis der Beleuchtung des Schulzimmers zur Entstehung der Kurzsichtigkeit. — § 164. Schulbänke und Rückgratsverkrümmungen. — § 165. Die angebliche Überbürdung der Schüler. Unzweckmäßige Einteilung der Schularbeiten. — § 166. Lebensweise im schulpflichtigen Alter. — § 167. Ausbildung und Schutz des Körpers in den Schulen. Turnunterricht. — § 168. Befähigung der Schüler. — § 169. Mädchenerziehung im besonderen.

IV. Beruf und Erwerb 174

§ 170. Gesundheitliche Vorteile und Nachteile der einzelnen Beschäftigungsarten. Gewerbeaufsichtsbeamte. — § 171. Bedeutung der Berufswahl. Verhinderung schwächlicher Personen am Eintritt in anstrengende Berufe. Beschränkung der Frauen- und Kinderarbeit. — § 172. Tägliche Arbeitsdauer. — § 173. Gesundheitsschädigungen durch Überanstrengung einzelner Teile des Körpers. — § 174. Witterungseinflüsse. Einwirkung von starker Hitze. — § 175. Staubkrankheiten. — § 176. Schädliche Gase. — § 177. Metall- und Phosphorvergiftungen. — § 178. Unglücksfälle. — § 179. Maßnahmen gegen die Berufsschädlichkeiten. — § 180. Statistik der Erkrankungen und Todesfälle in den verschiedenen Berufsarten.

D. Gefährdung der Gesundheit durch äußere Einflüsse 187

I. Gesundheitsschädigung durch Witterung und Klima . . . 187

§ 181. Ursache und Art der Erkältungskrankheiten. — § 182. Schutz vor Erkältung. — § 183. Erfrierungen. — § 184. Behandlung der Erfrierung. — 185. Hitzschlag, Sonnenstich, Unfälle durch elektrische Betriebe und Blitzschlag. — § 186. Klima und Jahreszeit.

II. Infektionskrankheiten 194

a) Im allgemeinen 194

§ 187. Wesen und Verbreitungsart der Infektionskrankheiten. — § 188. Krankheitskeime. — § 189. Vorbedingungen für die Infektion.

Inhaltsverzeichnis.

— § 190. Vorbeugungsmaßregeln gegen Infektionskrankheiten. — § 191. Bekämpfung der Infektionskrankheiten. — § 192. Verlauf der einzelnen auf Infektion beruhenden Erkrankungen. — § 193. Fieber.

b) Einzelne Infektionskrankheiten 204

§ 194. Akute Ausschlagskrankheiten. — § 195. Masern und Röteln. — § 196. Scharlachfieber. — § 197. Pocken. — § 198. Schutzpockenimpfung. — § 199. Windpocken. — § 200. Fleckfieber. — § 201. Rückfallfieber. — § 202. Unterleibstyphus. — § 203. Gastrisches Fieber. Magen- und Darmkatarrh. Brechdurchfall. — § 204. Cholera. — § 205. Ruhr. — § 206. Diphtherie. Krupp. Mandelentzündung. — § 207. Keuchhusten. — § 208. Influenza. — § 209. Lungenentzündung, Brustfellentzündung, Bauchfellentzündung. — § 210. Epidemische Genickstarre. Gehirnhautentzündung. Akute epidemische Kinderlähmung. — § 211. Wechselfieber. — § 212. Gelbfieber. — § 213. Pest. — § 214. Wundkrankheiten. — § 215. Entzündung, Eiterung, Panaritium, Furunkel, Karbunkel. — § 216. Lymphgefäßentzündung. Lymphdrüsenentzündung. Eiterfieber und Faulfieber. Kindbettfieber. — § 217. Rose und Wundbrand. — § 218. Wundstarrkrampf. — § 219. Übertragbare Augenkrankheiten. — § 220. Übertragbare Tierkrankheiten. — § 221. Tollwut. — § 222. Milzbrand. Rotz. — § 223. Andere von Tieren auf den Menschen übertragbare Krankheiten. — § 224. Syphilis. — § 225. Aussatz. — § 226 Tuberkulose. — § 227. Einzelne Formen der Tuberkulose. — § 228. Skrofulose. Heilbarkeit der Tuberkulose. — § 229. Verbreitung der Tuberkulose und Schutzmaßregeln gegen dieselbe.

III. Andere Krankheiten 237

§ 230. Nerven- und Geisteskrankheiten. Störungen der Blutbildung und der Körperentwickelung. — § 231. Geschwülste. Krebs.

IV. Unglücksfälle 240

§ 232. Häufigkeit der Unglücksfälle. Wert der ersten Hilfeleistung bei denselben. Verschiedene Arten von Unglücksfällen. — § 233. Wunden und Blutungen. — § 234. Knochenbrüche. Verrenkungen. Verstauchungen. — § 235. Verbrennungen und Ätzungen. — § 236. Vergiftung und Berauschung. — § 237. Ohnmacht und Krampfzustände. — § 238. Scheintod. — § 239. Künstliche Atmung. Verhalten bei Rettung aus Erstickungsgefahr. Fremdkörper in den natürlichen Körperöffnungen.

Anhang. Vorkenntnisse zur Krankenpflege 256

§ 240. Bedeutung der Krankenpflege. — § 241. Krankenzimmer. — § 242. Krankenbett. — § 243. Körperpflege des Kranken. Durchliegen. — § 244. Krankenwachen. Verhalten des Pflegers. — § 245. Schlaf und Atmung des Kranken. — § 246. Blutungen. — § 247. Herzschlag.

Puls. Körperwärme. — § 248. Natürliche Entleerungen des Kranken. Klistiere und Darmeingießungen. — § 249. Erbrechen. Achtsamkeit auf Verbände. Ernährung des Kranken. — § 250. Eingeben von Arzneimitteln. — § 251. Einpinselungen. Einreibungen. Massage. — § 252. Senfteige und Blasenpflaster. — § 253. Eisbeutel. Kalte Umschläge. — § 254. Kalte Abreibungen und Einwickelungen. Feuchtwarme Umschläge. Trockene Wärme. — § 255. Bäder. Schwitzkuren. — § 256. Überführung von Kranken.

Sachregister 268

Einleitung.

Wert der Gesundheitspflege.

Die menschliche Gesundheit ist ein wertvolles Gut. Ihre Beeinträchtigung verursacht nicht nur dem einzelnen Menschen, sondern auch der Gesamtheit Nachteile.

Der einzelne, dessen Gesundheit gestört ist, empfindet Unbehagen oder Schmerzen, er verliert die Kraft zur Arbeit, die Möglichkeit des Erwerbes und die Freude am Lebensgenuß; er wird genötigt, für die Herstellung seiner Gesundheit außergewöhnliche Kosten aufzuwenden; Sorgen und Not für ihn und seine Familie können die Folgen sein.

Der Gesamtheit entstehen durch die Verminderung der Arbeitsleistung des einzelnen Einbußen an Erwerb und durch die Unterstützung mittelloser Kranker Ausgaben; bei übertragbaren Krankheiten ist außerdem der Kranke eine Gefahr für seine Umgebung.

Die Größe der durch Gesundheitsstörungen verursachten wirtschaftlichen Verluste läßt sich aus den Ergebnissen einer Statistik der Arbeiterkrankenkassen Deutschlands ungefähr schätzen. Im Jahre 1905 kamen unter den damals vorhandenen fast 12 Millionen Kassenmitgliedern mehr als $4^3/_4$ Millionen Erkrankungen vor, jeder Krankheitsfall erforderte durchschnittlich 19,5 Krankheitstage. Die Kassen zahlten an Krankheitskosten etwa 280 Millionen Mark. Insofern die Annahme gerechtfertigt ist, daß unter den übrigen $48^3/_4$ Millionen Einwohnern Deutschlands, von denen $27^1/_2$ Millionen dem erwerbsfähigen Alter angehörten, die Erkrankungen nicht seltener und nicht von kürzerer Dauer als unter den Kassenmitgliedern waren, ist die Ausgabe für Krankheit, welche das Jahr 1905 im Deutschen Reiche verursacht hat, mit 1400 Millionen Mark nicht zu hoch veranschlagt. Hierbei ist der Verlust durch Ausfall an Arbeitsleistung nicht mit in Rechnung gezogen.

Die Erhaltung und Förderung der menschlichen Gesundheit bildet das Ziel der Gesundheitspflege. Zu ihren Aufgaben gehört vor allem die Verhütung, Beschränkung und Beseitigung von Krankheiten und Gebrechen, die Erhaltung und Verlängerung der Arbeitsfähigkeit und des Lebens überhaupt.

Der Beachtung ihrer Forderungen darf es z. B. zugeschrieben werden, daß bei uns die Zahl der jährlichen Erkrankungsfälle im Heere, welche im Jahre 1868 noch 1496 und im Mittel der fünf Berichtsjahre 1882 bis 1887 noch 837 auf je 1000 Mannschaften betrug, während der fünf Berichtsjahre 1900 bis 1905 nur 622 auf je 1000 betragen hat. Bei einer Kopfstärke von rund ½ Million sind sonach während jedes der letzteren fünf Berichtsjahre etwa 107500 Krankheitsfälle **weniger** vorgekommen, als der mittleren Krankenzahl jedes der früheren Berichtsjahre (1882 bis 1887) entsprochen hätte.

In bürgerlichen Gemeinwesen kann die Abnahme der Sterbefälle, welche bei geordneter Gesundheitspflege einzutreten pflegt, als Maßstab für den durch diese erreichten wirtschaftlichen Gewinn verwertet werden, wie aus nachstehendem Beispiel hervorgeht. Nach v. Pettenkofer kamen in München vor dem Jahre 1877 auf einen Sterbefall mindestens 34 Erkrankungen mit rund 20 Krankheitstagen. Wenn sich daher die Sterblichkeit in dieser Stadt seit 1877 so sehr vermindert hat, daß von je 1000 Einwohnern während des Jahrfünfts von 1900 bis 1904 im Mittel **jährlich 13 Personen weniger** als damals gestorben sind, so hat München in diesem letztabgelaufenen Zeitraume bei seiner Einwohnerzahl von rund 508000 Personen jährlich 6604 Todesfälle weniger gehabt, als dem früheren Sterblichkeitsverhältnisse entsprochen haben würden. Demnach sind den Einwohnern Münchens neuerdings **jährlich 6604×34×20, d. i. rund 4½ Millionen Krankheitstage erspart** worden. Nimmt man nun an, daß jeder Krankheitstag für Verpflegung, Arznei usw. eine Ausgabe von 1½ Mark erfordert, so hat die Stadt München durch diese Ersparnis an Krankheitstagen eine jährliche Minderausgabe von 6¾ Millionen Mark gehabt, wovon auf jeden Einwohner — Kind und Erwachsenen — etwas über 13 Mark und auf jede Familie von 5 Köpfen ungefähr 66½ Mark entfallen.

Zu den Aufgaben der Gesundheitspflege gehört neben der Krankheitsverhütung auch die Sorge für angemessene **Pflege und Behandlung der Erkrankten**, durch welche die Wiederherstellung der Gesundheit am schnellsten und sichersten erreicht wird. In dieser Beziehung sind neben anderen Einrichtungen die **Krankenkassen** von hoher Bedeutung; sie erleichtern das Los der Erkrankten und ihrer Familien, tragen dazu bei, die Zahl der Krankheitstage zu vermindern, und schränken damit die durch Krankheit bedingte Unterbrechung der Arbeitsleistung und des Erwerbs nach Möglichkeit ein.

Zur vollen Würdigung der Anforderungen der Gesundheitspflege ist es unentbehrlich, einige Kenntnisse von der Beschaffenheit und den Lebensvorgängen des menschlichen Körpers zu besitzen, da der letztere den Mittelpunkt aller Bestrebungen der Gesundheitspflege bildet.

A. Bau des menschlichen Körpers, Tätigkeit und Zweck seiner Organe.

Bestandteile des menschlichen Körpers.

§ 1. Bezeichnung der Körperbestandteile. Man unterscheidet harte Bestandteile, Weichteile und flüssige Bestandteile des Körpers.

Harte Bestandteile sind die Knochen, die Knorpel und die Zähne. Die Knochen werden durch derbe Bandmassen untereinander verbunden; man bezeichnet sie in ihrer Gesamtheit als Knochengerüst oder Skelett.

Zu den Weichteilen des Körpers gehören: die Haut, das Fettgewebe, die Muskeln, die Eingeweide, die Blut- und Lymphgefäße und die Nerven. Die Blutgefäße und die Nerven durchziehen sämtliche Teile des Körpers; das Fettgewebe befindet sich hauptsächlich unmittelbar unter der Haut, durchsetzt jedoch auch die Muskeln und Eingeweide.

Von den flüssigen Bestandteilen des Körpers hat das Blut die größte Bedeutung.

§ 2. Knochen, Knorpel. Die Knochen, deren man beim Menschen über 200 kennt, sind zum Teil röhrenförmige Gebilde, in deren innerem Hohlraum eine weiche blutreiche Masse, das Knochenmark, enthalten ist. Außer diesen Röhrenknochen gibt es platte Knochen, wie die äußeren Schädelknochen, und schwammige Knochen, wie die Wirbelkörper. Jeder Knochen ist von einem feinen Häutchen, der Knochenhaut, umkleidet.

Viele Knochen gehen an ihren Enden in Knorpel über, eine elastische, der Knochensubstanz ähnliche, aber weniger harte Masse. Selbständige Knorpel, ohne Zusammenhang mit einem Knochen, gibt es besonders am Kehlkopfe und in der Ohrmuschel.

§ 3. Bänder, Gelenke. Je zwei Knochen sind in der Regel durch starke Bänder miteinander verbunden; eine solche Verbindung heißt ein Gelenk, wenn sie eine Beweglichkeit der Knochen gegeneinander gestattet. Jedes Gelenk stellt eine von Bandmassen gebildete, luftdicht abgeschlossene Kapsel dar, in welcher sich die von glatter Knorpelmasse bedeckten Endflächen mehrerer Knochen berühren; es enthält eine geringe Menge einer schleimigen, fadenziehenden Flüssigkeit, der Gelenkschmiere, welche das Gleiten der Knochenenden aufeinander erleichtert. Während manche Gelenke, z. B. die mittleren Fingergelenke, nur in einer Ebene Bewegungen zulassen, gestatten andere, z. B. das Schultergelenk, solche in ausgiebiger Weise nach vielen Richtungen hin.

§ 4. Muskeln, Sehnen. Die Muskeln vermitteln die Bewegungen des Körpers und seiner einzelnen Teile. Sie bilden die Hauptmasse des Fleisches, sind aus Faserbündeln zusammengesetzt und besitzen die Fähigkeit, sich durch Zusammenziehung zu verkürzen und aus dem verkürzten Zustande durch Erschlaffung wiederum in die längere Gestalt überzugehen.

Die Muskeln liegen in der Regel zwischen Haut und Knochen und sind an letzteren mittels bandartiger Ausläufer, der Sehnen, befestigt. Dadurch, daß ein Muskel — wie ein gedehnter Gummistrang — sich zusammenzieht, wird er kürzer und bewirkt, daß die Körperteile, an denen seine Enden befestigt sind, einander sich nähern. Wenn z. B. bei gestrecktem Arme der vordere Oberarmmuskel sich verkürzt, so wird dadurch der Unterarm dem Oberarme genähert, d. h. es erfolgt eine Bewegung des Armes im Ellenbogengelenk; erschlafft dann dieser Muskel, so wird er wieder länger, und der Arm tritt, wenn nunmehr der hintere Oberarmmuskel sich verkürzt, aus der gebeugten Stellung in die gestreckte zurück.

§ 5. Drüsen. Einige zu den Weichteilen gehörige Organe des Körpers sondern aus ihrem Gewebe oder dem sie durchfließenden Blute Flüssigkeiten ab, welche entweder bei den Verrichtungen des Körpers Verwendung finden, wie z. B. der Magensaft bei der Verdauung, oder den Körper verlassen und dabei nicht weiter verwertbare Stoffe entfernen, wie der in den Nieren abgesonderte Harn. Diese Organe werden Drüsen genannt; sie besitzen gewöhnlich einen oder mehrere Ausführungsgänge, in denen die abgesonderte Flüssigkeit abfließt. Neben den großen Drüsen, zu denen z. B. die Leber gehört, gibt es winzig kleine, ohne Vergrößerungsglas nicht sichtbare Drüsen, wie die Schweißdrüsen. Die Absonderung der Drüsen kann dünnflüssig sein, wie der Harn, oder schleimig, wie der Speichel, oder zähe, wie das Ohrenschmalz.

Auch einige andere Organe, welche nach außen nichts absondern, werden Drüsen genannt, z. B. die Lymphdrüsen (f. § 17).

§ 6. Haut, Schleimhäute. Die Haut des Menschen bildet die äußere Oberfläche des Körpers; sie besteht aus zwei Schichten, der zarteren Oberhaut und der darunter befindlichen Lederhaut. Die Oberhaut ist mit feinen Haaren besetzt, welche an einigen Körperstellen, namentlich am Kopfe, eine beträchtliche Länge und Dicke erreichen. Die Rückseite der Endglieder der Finger und Zehen wird durch hornartige, unempfindliche Gebilde, die Nägel, besonders geschützt. In der Lederhaut befinden sich die Hautdrüsen, kleine schlauchartige Gebilde, deren nach der Oberfläche sich öffnende Ausgänge man als Poren der Haut bezeichnet. Einige Hautdrüsen sondern eine fettige Masse, den Hauttalg, ab, welcher der Haut Geschmeidigkeit und Glanz verleiht; von anderen Hautdrüsen wird der Schweiß, die bekannte wässerige, salzhaltige Flüssigkeit, ausgeschieden.

Die Haut geht an den natürlichen Körperöffnungen in ein ähnliches Gebilde, die Schleimhaut, über. An den Lippen kann man diesen Übergang deutlich gewahren, ebenso an den Augenlidern, wo die Grenze zwischen Haut und Schleimhaut durch die Augenwimpern besonders gekennzeichnet ist.

Die Schleimhaut überzieht die Oberfläche der mit den natürlichen Körperöffnungen in Verbindung stehenden Hohlräume des Körpers (Nasenhöhle, Kehlkopf, Mundhöhle, Speiseröhre, Magen, Darm usw.); sie ist von zarterer Beschaffenheit als die äußere Haut und hat ein rötliches Aussehen, weil sie die mit dem roten Blute gefüllten feinen Blutgefäße durchschimmern läßt. Durch einen von mikroskopisch feinen Drüsen abgesonderten Schleim erhält die Oberfläche der Schleimhäute eine schlüpfrig-feuchte Beschaffenheit.

Einzelne Körperteile und deren Verrichtungen.

§ 7. Allgemeine Einteilung des Körpers. Der menschliche Körper wird in den Kopf, den Rumpf und die Gliedmaßen eingeteilt. (Abbildung 1.)

Am Kopf unterscheidet man den Schädel und das Gesicht.

Der Schädel, von annähernd halbkugelförmiger Gestalt, umschließt die Schädelhöhle, in welcher sich das Gehirn befindet. Man unterscheidet am Schädel vorn die Stirngegend, oben die Scheitelgegend, zu beiden Seiten die Schläfengegend, hinten die Hinterhauptgegend. Der Scheitel, das Hinterhaupt und ein Teil der Schläfen sind von dem Haupthaar bedeckt. Am Gesicht bemerkt man die Augen, die Nase, den Mund, die Wangen und das Kinn. An der Grenze zwischen Schädel und Gesicht befinden sich die Ohren.

Der Rumpf zerfällt in den Hals, dessen hinterer Teil Nacken genannt wird, die Brust, den Bauch, den Rücken, die Lenden und das Becken, dessen seitliche Teile die Hüften sind. Die den Rumpf vorn gegen den Oberschenkel abgrenzende Furche nennt man Leistenbeuge. Der Rumpf enthält zwei große, mit Eingeweiden ausgefüllte Hohlräume, die Brusthöhle und die Bauchhöhle.

Unter den Gliedmaßen unterscheidet man die oberen Gliedmaßen oder Arme von den unteren oder Beinen.

§ 8. Kopf, Gesicht, Gesichtshöhlen. (Abbildung 2.) Der Kopf ist aus den von Weichteilen bekleideten Schädelknochen und Gesichtsknochen zusammengesetzt, welche fast alle unverrückbar fest incinander gefügt sind. Eine Beweglichkeit besitzt nur der zu den Gesichtsknochen gehörige Unterkiefer, dessen Gelenkenden sich vor den Ohren befinden und in ihren Bewegungen, z. B. beim Kauen, mit dem auf jene Stelle gelegten Finger gefühlt werden können. Andere Gesichtsknochen sind die beiden zum knöchernen Nasenrücken vereinigten Nasenbeine, die Jochbeine oder Backenknochen und die beiden Oberkieferbeine.

Die Gesichtsknochen bilden teils miteinander, teils mit den Schädelknochen, sowie mit Knorpeln und Weichteilen die beiden Augenhöhlen, die Nasenhöhle und die Mundhöhle.

Die nur von Knochen gebildeten Augenhöhlen sind nach vorn weit geöffnet, erstrecken sich bis tief in den Kopf hinein und verengen sich nach hinten und innen. Von ihrem hintersten Teile führt eine kleine runde Öffnung, durch welche der Sehnerv zum Gehirn verläuft, in die Schädelhöhle. Am vorderen, inneren Winkel ist die Augenhöhle durch den feinen Tränennasengang mit der Nasenhöhle verbunden.

Die Nasenhöhle wird durch eine teils knöcherne, teils knorpelige Scheidewand in eine rechte und eine linke Hälfte getrennt; beide Hälften sind nach vorn und nach hinten offen. An den hinteren Teil der Nasenhöhle schließt sich als Fortsetzung der Nasenrachenraum an, in welchen auch die Mundhöhle übergeht.

Die Mundhöhle (Abbildung 3) ist nach oben von der Nasenhöhle durch den Gaumen getrennt, an welchem man den vorderen knöchernen Teil, den harten Gaumen, von dem hinteren beweglichen Abschnitt, dem weichen Gaumen, unterscheidet. Den Boden der Mund-

Einzelne Körperteile und deren Verrichtungen.

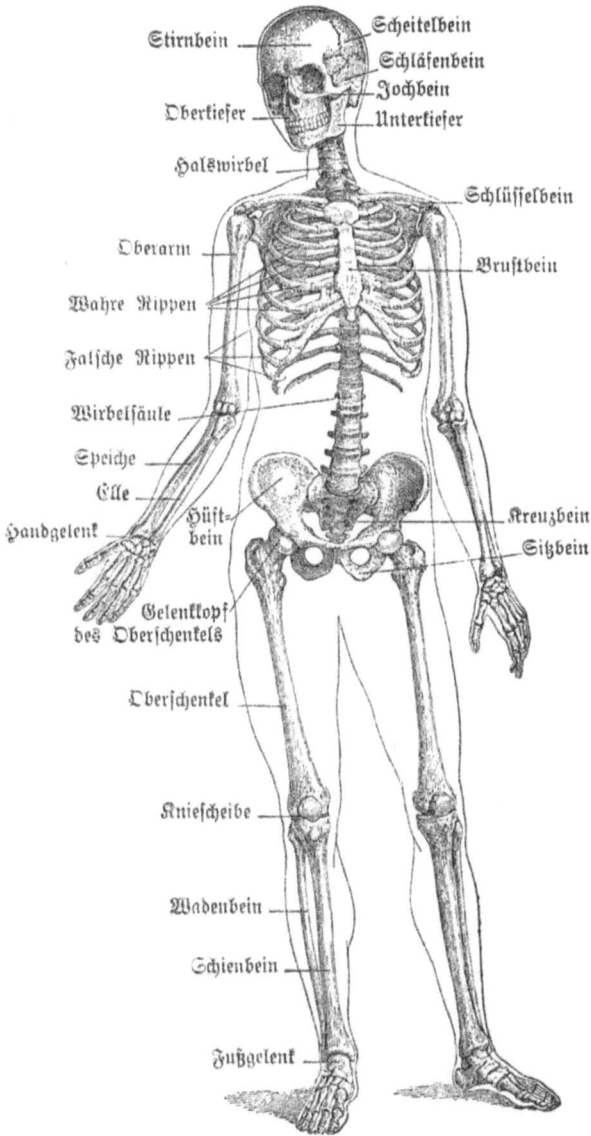

Abbildung 1. Skelett.

höhle bilden Weichteile, welche das knöcherne Zungenbein einschließen. In dem Ober- und Unterkiefer stecken die Zähne, deren der erwachsene Mensch oben und unten je 16, zusammen 32 hat. Man unterscheidet an jedem Kiefer vorn 4 Schneidezähne, zu beiden Seiten derselben je einen Eckzahn und je 5 Backenzähne. Die

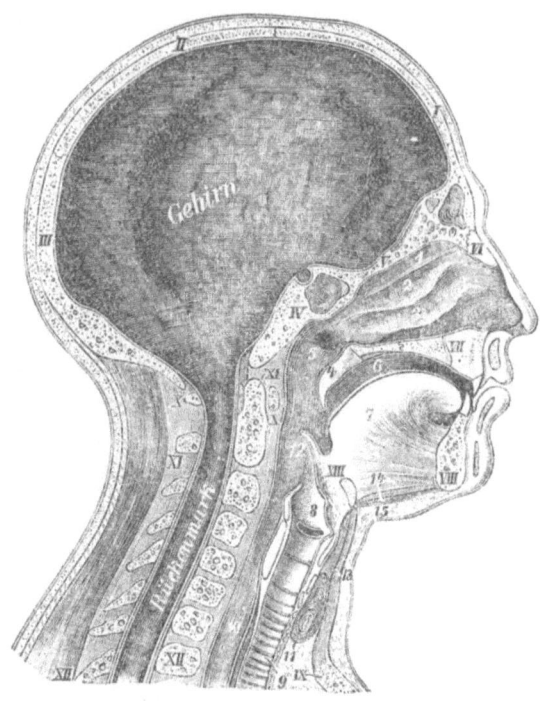

Abbildung 2. Kopf und Hals.

I—V Schädelknochen (I Stirnbein, II Scheitelbein, III Hinterhauptbein, IV Keilbein, V Siebbein), VI Nasenbein, VII Oberkiefer, VIII Unterkiefer, IX Brustbein, X—XII Wirbel, XIII Zungenbein, 1—3 Nasenmuscheln, 4 Weicher Gaumen mit Zäpfchen, 5 Mündung der Ohrtrompete, 6 Mundhöhle, 7 Zunge, 8 Kehlkopf, 9 Luftröhre, 10 Speiseröhre, 11 Schilddrüse, 12 Kehldeckel, 13, 14 Halsmuskeln, 15 Haut.

hintersten Backenzähne, welche erst nach dem 16. Lebensjahre hervorzubrechen pflegen, heißen die Weisheitszähne. An jedem Zahne unterscheidet man die sichtbare Zahnkrone, deren wichtigster Bestandteil der harte Zahnschmelz ist, von der im Kieferknochen steckenden Zahnwurzel; die Verbindung zwischen Wurzel und Krone nennt

Einzelne Körperteile und deren Verrichtungen.

man den Zahnhals. Im Innern enthält der Zahn die weiche, von Blutgefäßen und Empfindungsnerven durchzogene Zahnpulpe. Hinter den Zähnen befindet sich die Zunge, deren am weitesten zurückgelegener Teil mit dem weichen Gaumen die engste Stelle der Mundhöhle begrenzt. Man bemerkt im hinteren Teile der Mundhöhle, sobald man die Zunge herabdrückt, das von der Mitte des weichen Gaumes herabhängende Zäpfchen, zu beiden Seiten die vorderen und hinteren Gaumenbögen und jederseits zwischen den Gaumenbögen die Mandeln. Unter der Zunge liegen 2 bläulich

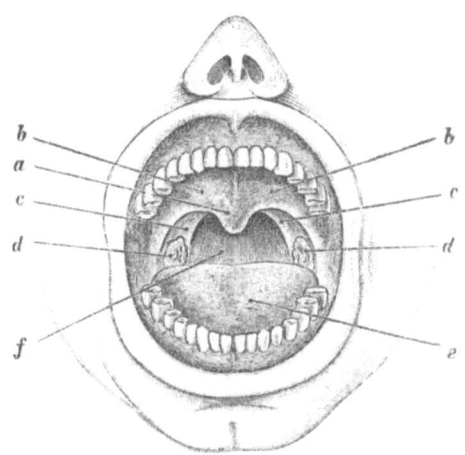

Abbildung 3. Bild der Mundhöhle.
a Zäpfchen, b vordere, c hintere Gaumenbögen, d Mandeln, e Zunge, f Rachen.

durchschimmernde Speicheldrüsen; je 2 weitere Speicheldrüsen befinden sich beiderseits am unteren Rande des Unterkiefers und in der Nähe des Ohrs. Der von diesen 6 Drüsen abgesonderte klare Speichel mischt sich dem auf der Schleimhaut der Mundhöhle vorhandenen Schleim bei.

§ 9. Rumpf, Rumpfhöhlen. Der Rumpf findet seine Hauptstütze in der Wirbelsäule (auch Rückgrat genannt); sie verläuft vom Kopfe zum Becken und ist aus 24 einzelnen Wirbeln, nämlich 7 Halswirbeln, 12 Brustwirbeln und 5 Lendenwirbeln zusammengesetzt. Nach unten geht die Wirbelsäule in die hintere Wand des knöchernen Beckens, das Kreuzbein, über. An jedem Wirbel unterscheidet man vorn den Wirbelkörper, dahinter das von dem Wirbelbogen eingeschlossene Wirbelloch und mehrere

Knochenvorsprünge, von denen die rückwärts gerichteten in der Mittellinie des Nackens und Rückens äußerlich fühlbar sind. Die Wirbellöcher der Wirbel liegen genau übereinander und bilden, zusammen mit dem Hohlraum des Kreuzbeins, den röhrenförmigen **Wirbelkanal**, welcher mit der Schädelhöhle durch das Hinterhauptsloch in Verbindung steht und das Rückenmark einschließt.

Von den 12 Brustwirbeln zweigen sich jederseits 12, im ganzen 24 bogenförmig gekrümmte **Rippen** ab; sie verlaufen, mehr oder minder geneigt, von hinten nach vorn. Die 7 oberen Rippen jeder Seite heißen die wahren, die 5 unteren die falschen Rippen. Die oberen 10 Rippen stehen vorn durch knorpelige Fortsetzungen, die Rippenknorpel, mit dem **Brustbein** in Verbindung. Dieses ist ein platter Knochen, welcher in der vorderen Mittellinie des Körpers vom Halse abwärts verläuft. In sein oberes Ende sind beiderseits die zu den Schultern verlaufenden Schlüsselbeine eingefügt. Durch das untere Ende des Brustbeins und die zu diesem hinaufsteigenden Knorpel der unteren Rippen wird die **Herz-** oder **Magengrube** nach oben begrenzt.

Der von den 24 Rippen im Verein mit der Wirbelsäule und dem Brustbein gebildete sog. **Brustkorb** umschließt die **Brusthöhle** (§§ 12 bis 16); abwärts von derselben liegt die **Bauchhöhle** (§§ 18 u. ff.), welche unten vom Becken, hinten von den Lendenwirbeln, im übrigen von weichen Teilen begrenzt und von der Brusthöhle durch eine bewegliche, aus einer dünnen Muskellage bestehende Scheidewand, das **Zwerchfell**, getrennt ist. Das Becken wird von dem Kreuzbein und den beiden **Hüftbeinen** gebildet, welche letzteren vorn durch eine Knorpelverbindung miteinander vereinigt sind. An der Außenseite der Hüftbeine befindet sich eine halbkugelförmige Vertiefung für das obere Ende des Oberschenkelknochens, die sog. **Gelenkpfanne**; den abwärts von dieser Vertiefung gelegenen Teil des Hüftbeins nennt man **Sitzbein**. Der von dem Becken eingeschlossene unterste Teil der Bauchhöhle wird als **Beckenhöhle** bezeichnet.

§ 10. Obere Gliedmaßen. An den oberen Gliedmaßen, den Armen, unterscheidet man Oberarm, Unterarm (oder Vorderarm) und Hand. Sie sind durch die Schulter mit dem Rumpfe verbunden.

Das knöcherne Gerüst jeder Schulter bildet hinten das **Schulterblatt**, ein platter Knochen von dreieckiger Form, welcher der Rückenfläche des Rumpfes anliegt, vorn das **Schlüsselbein**, ein ∼-artig gewundener, (röhrenförmiger Knochen, welcher an der unteren Grenze des Halses fast wagerecht zum Brustbein verläuft, und seitlich das obere Ende des Oberarmbeins. Letzteres wird Oberarmkopf genannt und besitzt eine halbkugelartig gewölbte Gelenkfläche, welche mit einer an der Außenseite des Schulterblatts gelegenen Gelenkpfanne das Schultergelenk bildet. Unterhalb desselben befindet sich zwischen Rumpf und Oberarm die Achselhöhle.

Der knöcherne Teil des Oberarms besteht aus dem Oberarmbein, einem starken Röhrenknochen, dessen unteres Ende äußerlich durch zwei scharf hervortretende, seitliche Höcker gekennzeichnet ist und mit den Knochen des Unterarms das Ellenbogengelenk bildet. Das Knochengerüst des Unterarms besteht aus der an der Daumenseite gelegenen Speiche und der an der Kleinfingerseite befindlichen Elle; das hakenartige obere Ende der Elle tritt an der Rückseite des Ellenbogengelenks sichtbar hervor. Die Speiche kann um die Elle bewegt werden und ermöglicht dadurch die Drehungen der ihren Bewegungen folgenden Hand.

An der Hand unterscheidet man die Handwurzel, die Mittelhand und die Finger. Den knöchernen Teil der Handwurzel bilden zwei Reihen kleiner Knochen, die 8 Handwurzelknochen, deren obere Reihe mit den unteren Enden der Speiche und der Elle das Handgelenk zusammensetzt. An der Mittelhand unterscheidet man den Handrücken von der Hohlhand, die letztere wird seitlich von dem Daumenballen und dem Kleinfingerballen begrenzt.

Die Beweglichkeit der Finger wird teils durch kleine, in der Mittelhand gelegene Handmuskeln, teils durch die Unterarmmuskeln vermittelt, deren lange strangförmige Sehnen über die Handwurzel und Mittelhand hinweg bis zu den Fingerknochen verlaufen.

§ 11. Untere Gliedmaßen. Die unteren Gliedmaßen oder Beine beginnen an der Hüfte und zerfallen in Oberschenkel, Unterschenkel und Fuß. Der knöcherne Teil jedes Oberschenkels ist der Oberschenkelknochen, der stärkste und längste Knochen des menschlichen Körpers. Sein am oberen Ende befindliches kugelförmiges Gelenkende bildet mit der Gelenkpfanne (§ 9) des Hüftbeins das Hüftgelenk. Der Unterschenkel, dessen fleischige Hinterseite man Wade nennt, besitzt 2 Knochen, nämlich an der Innenseite das Schienbein, an der Außenseite das dünnere Wadenbein. Das obere Ende des Schienbeins trifft mit dem unteren Teile des Oberschenkels im Kniegelenk zusammen, an dessen Bildung auch die vor beiden Knochen liegende und durch starke

12 A. Bau des menschlichen Körpers.

Bandmassen mit ihnen verbundene, platte Kniescheibe beteiligt ist. Der hintere Teil des Kniegelenks heißt **Kniekehle**.

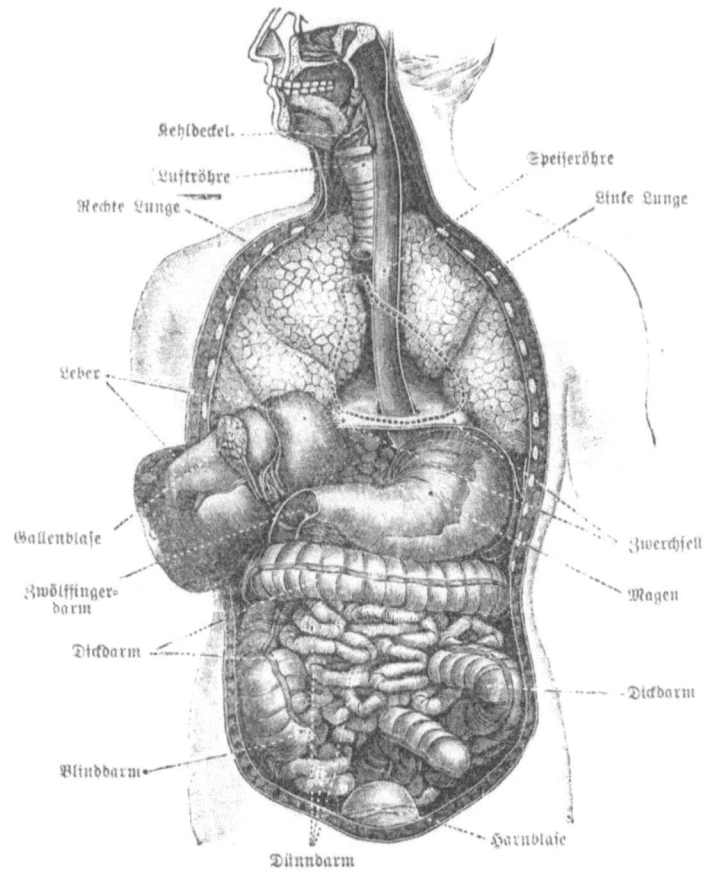

Abbildung 4. Brust- und Baucheingeweide des Menschen.
Die Luftröhre ist vor ihrer Teilung abgeschnitten, die Speiseröhre und der Zwölffingerdarm sind eröffnet. Die punktierte Linie bezeichnet die Umrisse des Herzens, welches der Übersichtlichkeit halber als herausgenommen gedacht ist. Die Leber ist nebst der Gallenblase nach oben umgeschlagen.

Die beiden Unterschenkelknochen verdicken sich am unteren Ende zu dem inneren und äußeren Knöchel und bilden mit dem Sprungbein das **Fuß- oder Sprunggelenk**. Das Sprungbein gehört zu den 7 Knochen der Fußwurzel, von denen das Fersenbein der bedeutendste ist.

Fußwurzel, Mittelfuß und Zehen bilden den Fuß, an welchem man Fußrücken und Fußsohle unterscheidet. Beim Stehen ruht der Fuß auf der durch das Fersenbein gebildeten Hacke und den Ballen der großen und kleinen Zehe, so daß der äußere Fußrand den Boden berührt. Ballen und Hacke besitzen als Stützpunkte des Fußes eine besonders derbe Oberhaut; der zwischen ihnen gelegene mittlere Teil der Sohle ist leicht aufwärts gewölbt und heißt das Fußgewölbe. Bei manchen Personen ist es so weit eingesunken, daß der Fuß beim Stehen den Boden mit der ganzen Sohle und dem inneren Fußrand berührt. Einen in dieser Weise verbildeten Fuß nennt man Plattfuß. Die starke Sehne, welche als strangartiger Ausläufer der Wadenmuskeln zum hinteren Ende des Fersenbeins zieht, ist unter dem Namen der Achillessehne bekannt.

§ 12. **Eingeweide der Brusthöhle.** (Abbildung 4.) Die in den großen Körperhöhlen des Rumpfes eingeschlossenen Weichteile nennt man Eingeweide. In der Brusthöhle liegen als Brusteingeweide die beiden Lungen und das Herz.

§ 13. **Lungen und Atmung.** Die Lungen, von denen die rechte aus 3, die linke aus 2 übereinanderliegenden Lappen zusammengesetzt ist, enthalten, ähnlich wie ein Schwamm, zahllose sehr kleine Hohlräume, welche man Lungenbläschen nennt. Von den Lungenbläschen gehen feine, elastische Röhrchen aus, welche sich zu immer weiteren Röhren vereinigen und schließlich in die großen Äste der Luftröhre münden, von denen je einer zu jedem der 5 Lungenlappen führt. Zwei weitere Röhren, deren eine die 3 Äste der rechten, deren andere die beiden Äste der linken Lunge aufnimmt, vereinigen sich zur Luftröhre (Abbildung 5). Sie verläuft in der Mittellinie des Halses und geht in ihrem oberen Ende in den Kehlkopf über, welcher sich in den Nasenrachenraum öffnet und so durch die Mund- und Nasenöffnung mit der Außenluft in Verbindung steht. Die Oberfläche der Lungen wird von einer zarten Haut, dem Lungenfell, die innere Wand der Brusthöhle von dem Rippen- oder Brustfell überzogen.

Durch die ununterbrochene Tätigkeit der Lungen, welche man die Atmung nennt, wird die Luft, deren der Mensch zum Leben bedarf, dem Körper zugeführt. Man unterscheidet Einatmung und Ausatmung; bei der Einatmung gelangt durch die Luftröhre und ihre Verästelungen von außen Luft in die sich ausdehnenden Lungen-

14 A. Bau des menschlichen Körpers.

bläschen, wobei die Lungen sich ähnlich wie Blasebälge aufblähen. Während hierauf bei der Ausatmung die verbrauchte Luft (vgl. §§ 16 u. 21) aus den Lungenbläschen ausgetrieben wird, sinken die ausgedehnten Lungen wieder zusammen. Der Einatmung und Ausatmung entsprechen die regelmäßigen Atembewegungen des Brustkorbes, welche als Erweiterung und Zusammenziehung sowie als Hebung und Senkung wahrnehmbar sind. Die ausgeatmete Luft ist wärmer als die eingeatmete Luft, enthält weniger Sauerstoff als diese, ist dafür aber reicher an Kohlensäure und Feuchtigkeit; ihr größerer Wassergehalt gibt sich dadurch zu erkennen, daß kalte Gegenstände, z. B. Spiegel, in der Ausatmungsluft beschlagen, wie auch dadurch, daß der dem Munde entströmende „Hauch" in der Kälte zu sichtbarem Dampfe sich verdichtet. Die Zahl der Atemzüge beträgt beim Erwachsenen 16—18 in der Minute, wird aber beim raschen Gehen oder Laufen, beim Treppen- oder Bergsteigen sowie in manchen Krankheiten vermehrt. Kinder atmen auch in der Ruhe und bei guter Gesundheit häufiger.

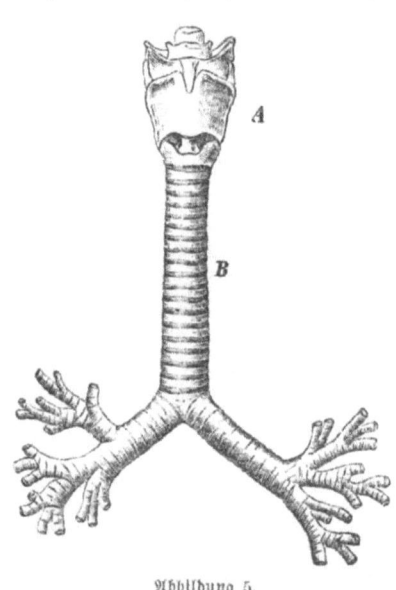

Abbildung 5.
Kehlkopf (A) und Luftröhre (B) mit Verästelungen.

§ 14. **Kehlkopf, Stimme und Sprache.** Bei der Ausatmung können im Kehlkopf nach Willkür Töne erzeugt werden, welche die Stimme bilden. Der Kehlkopf, dessen aus Knorpeln gebildete Wände man in der Mitte des Halses fühlen kann, enthält in seinem Innern die nebeneinander von vorn nach hinten verlaufenden beiden Stimmbänder; diese sind in der Ruhe erschlafft und so weit auseinander gerückt, daß zwischen ihnen eine weite Öffnung der Atmungsluft freien Durchtritt gestattet, können indessen durch die Wirkung kleiner im Kehlkopf befindlicher Muskeln angespannt und einander genähert werden; die an ihnen vorbeiströmende Ausatmungsluft versetzt sie dann in Schwingungen und erzeugt auf diese Weise, je nach dem Spannungszustande der Bänder, höhere

Einzelne Körperteile und deren Verrichtungen.

ober tiefere Töne, welche man beim Sprechen und Schreien, am reinsten beim Singen wahrnimmt. Mit Hilfe der Zunge, des Gaumens, der Zähne und der Lippen vermag der Mensch die Stimme zur Sprache zu vervollkommnen.

§ 15. Blut, Blutgefäße, Herz, Blutkreislauf. Ein Teil der eingeatmeten Luft mischt sich innerhalb der Lungen dem Blute bei, welches den Körper während des Lebens in unabläſſigem Kreislauf durchſtrömt.

Das Blut ist rot und klebrig; es besteht aus der farblosen Blutflüssigkeit (Plasma) und zahllosen winzig kleinen, nur mit dem Mikroskop wahrnehmbaren Blutkörperchen (Abbildung 6). Der weitaus größte Teil derselben hat eine münzenähnliche Gestalt und gelbrote Färbung (rote Blutkörperchen); eine geringere Zahl ist kugelförmig und farblos (weiße Blutkörperchen). Außerhalb des Körpers gerinnt das Blut in der Regel, indem sich eine gallertartige Masse (Blutfaserstoff) und das Blutwasser (Serum) daraus abscheiden.

Das Blut befindet sich teils in dem Herzen, teils in schlauchartigen Blutgefäßen. Die größeren derselben (Adern) besitzen elaſtiſche Wandungen; man unterſcheidet Schlag= oder Pulsadern (Arterien), in denen das Blut aus dem Herzen in den Körper strömt, und Blutadern (Venen), welche das Blut aus dem Körper zum Herzen zurückführen.

Das Herz liegt, von einem häutigen Gebilde, dem Herzbeutel, wie von einem Sacke umgeben, im vorderen Raume der linken Hälfte der Bruſthöhle. Es hat etwa die Größe der Fauſt des Menſchen, welchem es angehört, und ungefähr die Gestalt eines Kegels, dessen Grundfläche hinter dem mittleren Teile des Bruſtbeins liegt, und dessen Spitze (Herzspitze) in dem Zwischenraum zwischen 5. und 6. Rippe links, etwa handbreit von dem unteren Drittel des Bruſtbeins entfernt, die vordere Bruſtwand berührt. Während die vordere Wand des Herzens zum größeren Teile der Bruſtwand anliegt, ist die hintere Wand und ein Teil des oberen und äußeren Randes von der linken Lunge bedeckt. Das Herz beſteht aus Muskelmaſſen und umſchließt einen Hohlraum, welcher durch eine in der Längsrichtung und eine in der Querrichtung verlaufende Scheidewand in 4 Abteilungen getrennt ist. Man nennt die beiden oberen, an der Grundfläche gelegenen Abteilungen die rechte und die linke Vorkammer, die beiden unteren, welche der Spitze näher liegen, die rechte und linke Kammer. Jede Vorkammer steht mit der zu=

gehörigen Kammer durch eine Öffnung der queren Scheidewand in Verbindung.

Aus der linken Herzkammer kommt die große Körperschlagader oder Aorta; sie steigt zunächst etwas aufwärts, gelangt dann in einem Bogen nach hinten zur Wirbelsäule und verläuft vor dieser nach abwärts in den Beckenraum, wo sie sich in 2 Abern für die beiden unteren Gliedmaßen teilt. Aus ihrem Bogen entspringen die Schlagadern für Kopf, Hals und obere Gliedmaßen,

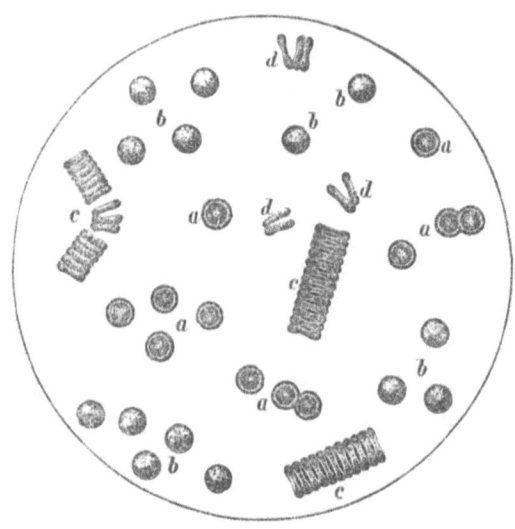

Abbildung 6. Blutkörperchen, stark vergrößert.
a rote, b weiße Blutkörperchen, c rote Blutkörperchen, an der Fläche geldrollenförmig aneinanderliegend, d desgl. einzeln von der Seite.

aus dem abwärts verlaufenden Teile die Schlagadern für die Brust- und Baucheingeweide. Alle Schlagadern teilen sich in Äste, diese wieder in immer kleinere Zweige, bis schließlich ganz zarte, nur unter dem Mikroskop erkennbare Äderchen, die Haargefäße, entstehen, welche als ein dichtmaschiges Netz allenthalben im Körper verbreitet sind. Durch Vereinigung von Haargefäßen entstehen die kleinen, aus diesen die größeren Blutadern. Letztere vereinigen sich schließlich zu den beiden großen Hohladern, deren obere das Blut aus Kopf, Hals und oberen Gliedmaßen, und deren untere das Blut aus dem übrigen Körper in die rechte Herz-

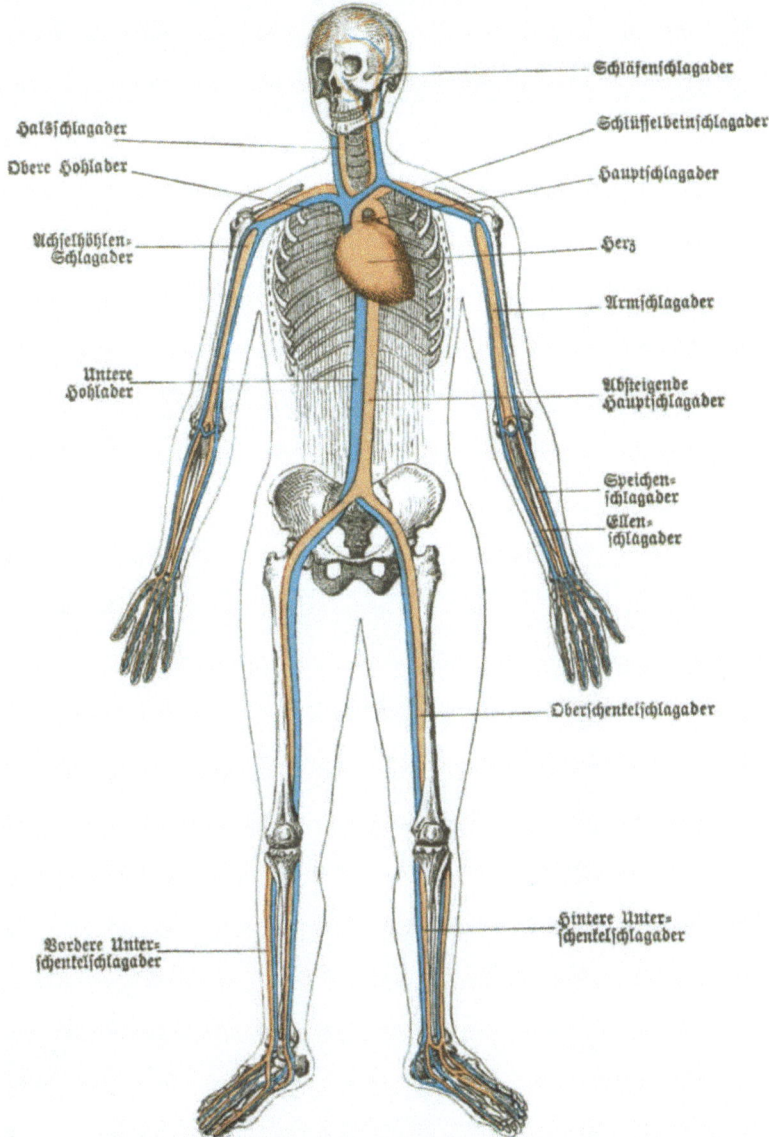

Abbildung 7. Gefäßbild.

Die roten Adern sind Schlagadern (Arterien), die blauen Blut=
adern (Venen).
Am Skelett des Brustkorbes sind die vorderen Teile der Schlüssel=
beine und der Rippen nebst dem Brustbein herausgeschnitten.

vorkammer zurückführt. Den bisher geschilderten Teil des Kreislaufs zwischen der linken Herzkammer und der rechten Herzvorkammer nennt man den **großen Kreislauf oder Körperkreislauf**. (Abbildungen 7 u. 8.)

Von der rechten Herzvorkammer gelangt das Blut in die rechte Kammer; sodann tritt es innerhalb der aus dieser hervorgehenden Lungenschlagader in den kleinen oder Lungenkreislauf ein. Die Lungenschlagader teilt sich in den Lungen ebenso wie die Schlagadern des übrigen Körpers in immer kleinere Äste; die Haargefäße der Lunge vereinigen sich zu den Lungenblutadern, von denen das Blut zur linken Herzvorkammer und damit zum großen Kreislauf zurückgeführt wird.

§ 16. Beziehungen des Blutkreislaufs zur Atmung. Der Kreislauf des Blutes wird durch die Zusammenziehungen des Herzens bewirkt; diese finden beim erwachsenen Menschen etwa 72 mal in der Minute, im höheren Alter seltener, beim Kinde häufiger statt und betreffen in regelmäßiger Abwechslung Kammern und Vorkammern. Sobald sich die Kammern zusammenziehen, strömt das Blut aus ihnen wie aus einem zusammengedrückten Gummiball in die Schlagadern; gleichzeitig erweitern sich die Vorkammern, indem sie das Blut aus den Blutadern gewissermaßen einsaugen. Sobald sich hierauf die Vorkammern zusammenziehen, strömt das von ihnen aufgenommene Blut in die Kammern und erweitert diese.

Während der Erweiterung der Vorkammern werden die zwischen ihnen und den Kammern befindlichen Öffnungen der queren Scheidewand durch klappenartige Vorrichtungen geschlossen, so daß das bereits in die Kammern gelangte Blut nicht zurückströmen kann. Andere Klappen verhindern ein Zurückfließen des Blutes aus der Körperschlagader und Lungenschlagader in die Herzkammern. Durch manche Krankheiten werden die Klappen in ihrer Gestalt derart verändert, daß sie nicht mehr schlußfähig sind; solche Herzklappenfehler können zu Störungen im Kreislauf führen, indem das Blut bei der Erweiterung der Kammern oder Vorkammern zum Teil in diese zurückströmt, sie übermäßig ausdehnt und sich in den Blutadern staut.

Jede Zusammenziehung des Herzens bewirkt eine leichte Bewegung der Brustwand besonders an der Herzspitze, den bei vielen Menschen äußerlich sichtbaren und fühlbaren Herzstoß. Dadurch, daß das einströmende Blut die Schlagadern erweitert, entsteht der Pulsschlag, welcher an den oberflächlichen Schlagadern, z. B. an der Speichenschlagader einwärts der Speiche und dicht oberhalb der Handwurzel, bei sanftem Auflegen der Fingerspitzen gefühlt werden kann. Die Stärke und Häufigkeit des Pulsschlags ändert sich bei

18 A. Bau des menschlichen Körpers.

geistigen Erregungen und bei vielen Erkrankungen, namentlich wird im Fieber gewöhnlich eine Vermehrung der Zahl der Pulsschläge beobachtet.

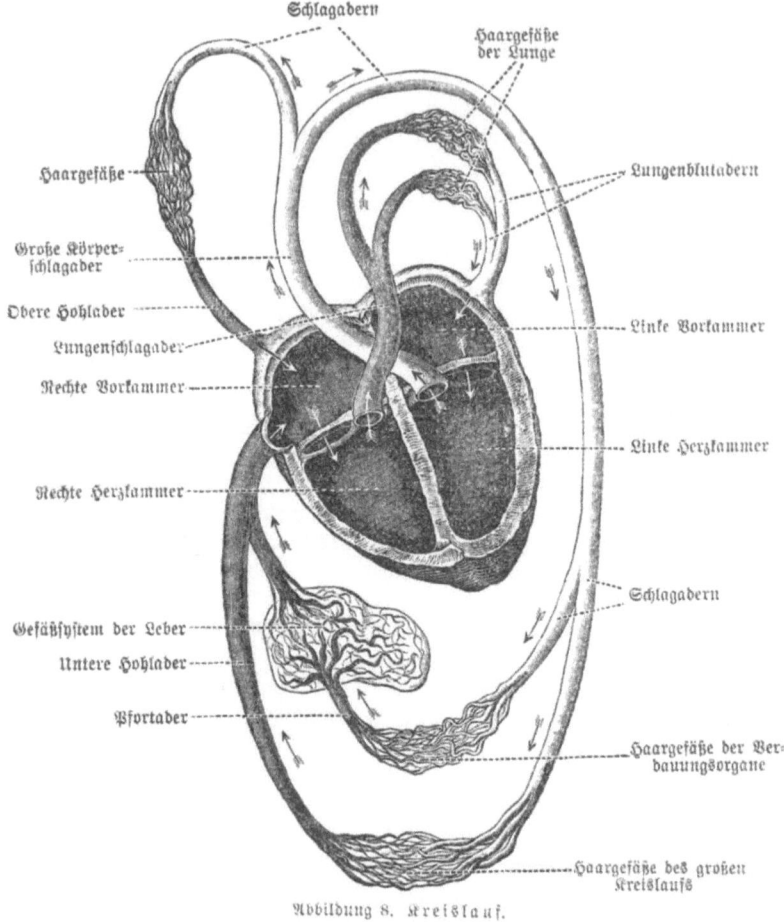

Abbildung 8. Kreislauf.

Während des Kreislaufs findet eine Veränderung in der Färbung des Blutes statt, welche mit der Atmung im Zusammenhang steht. Ein Teil des in der eingeatmeten Luft enthaltenen

Sauerstoffs (vgl. § 34) wird durch die mit luftdurchlässigen Wandungen versehenen Haargefäße der Lungenbläschen in das Blut aufgenommen, geht mit dem in den roten Körperchen enthaltenen Blutfarbstoff eine Verbindung ein und bewirkt dadurch ein hellscharlachrotes Aussehen des Blutes. Diese Färbung bleibt erhalten, während das Blut die linke Vorkammer, die linke Kammer und die Schlagadern des Körpers durchströmt; in den Haargefäßen des großen Kreislaufs wird jedoch der Sauerstoff von dem Blute an die umgebenden Gewebe abgegeben und statt seiner eine annähernd gleiche Menge Kohlensäure aufgenommen, durch welche das Blut ein schwärzlichrotes Aussehen gewinnt. So gefärbt durchfließt das Blut die Blutadern, die rechte Vorkammer und Herzkammer und die Lungenschlagadern, um in den Lungen die aufgenommene Kohlensäure wieder gegen neuen Sauerstoff einzutauschen. Die Kohlensäure, welche durch die Ausatmung aus dem Organismus entfernt wird, entsteht in den Geweben des Körpers durch einen der Verbrennung ähnlichen Vorgang. (Vgl. § 21.)

§ 17. Lymphe, Lymphgefäße, Lymphdrüsen. Außer den Blut führenden Adern verlaufen im menschlichen Körper noch andere Gefäße, welche eine fast farblose Flüssigkeit, die Lymphe, enthalten und Lymphgefäße oder Saugadern genannt werden. Ihre überall verbreiteten feinsten Endäste saugen ihren Inhalt aus dem Körpergewebe auf und leiten ihn durch Vermittelung eines in der Brusthöhle vor der Wirbelsäule aufwärts steigenden Hauptlymphgefäßes von ungefähr 1/2 cm Durchmesser in die obere Hohlader. In den Verlauf aller Lymphgefäße sind die Lymphdrüsen eingeschaltet. Diese erscheinen als stecknadelkopf- bis bohnengroße Gebilde und enthalten in ihrem Innern zahllose kleine, den weißen Blutkörperchen ähnliche Zellen, zwischen denen die hindurchfließende Lymphe ihre etwa mitgeführten Verunreinigungen wie in einem Filter zurückläßt. Solche Verunreinigungen führen, wenn sie gewisse, von erkrankten Körpergeweben oder Wunden aufgesaugte schädliche Stoffe sind, zu einer Anschwellung der Lymphdrüsen.

§ 18. Eingeweide der Bauchhöhle. (Abbildung 4.) Zu den Baucheingeweiden gehören hauptsächlich die Verdauungsorgane, die Organe zur Absonderung und Ableitung des Harns und die Milz.

Verdauungsorgane sind der Magen, der Darmkanal, die Leber und die Bauchspeicheldrüse.

§ 19. Magen, Speiseröhre, Darmkanal, Gekröse, Netz. Der Magen ist ein länglicher, von häutigen Wänden gebildeter Sack;

er liegt unmittelbar unter dem Zwerchfell in der Mitte der Bauchhöhle und berührt deren vordere Wand in der Gegend der Herz- oder Magengrube. Der geräumigere, nach links gelegene Teil des Magens verjüngt sich oben und hinten zu der **Speiseröhre**. Diese ist die Verbindung zwischen Mundhöhle und Magen; sie verläuft als ein ungefähr fingerdicker Schlauch mit elastischer Wandung vor der Wirbelsäule, am Halse hinter der Luftröhre, in der Brusthöhle zwischen den großen Blutgefäßen bis zum Zwerchfell hinab und mündet nach dessen Durchbohrung in den Magen. In seinem nach rechts gelegenen Teile verengert sich der Magen ähnlich wie ein Trichter, bis er sich nach hinten in den Darm fortsetzt. Die Übergangsstelle, welche durch einen sie ringförmig umgebenden Muskel zeitweise so fest zusammengeschnürt wird, daß der Hohlraum des Magens gegen das Innere des Darms wie durch eine Klappe abgeschlossen ist, wird **Pförtner** genannt.

Der **Darmkanal** stellt einen von häutigen Wänden gebildeten Schlauch dar, dessen Länge etwa das Sechsfache der Körperlänge beträgt. Man unterscheidet an ihm den engeren **Dünndarm** und den weiteren **Dickdarm**. Der Dünndarm, dessen oberstes, an den Magen grenzendes, etwa 12 Fingerbreiten langes Stück **Zwölffingerdarm** heißt, füllt mit vielen Windungen den größten Teil der Bauchhöhle aus. In der rechten Unterbauchgegend, dicht oberhalb des Hüftbeins, mündet er in den Dickdarm, dessen unmittelbar unter den weichen Bauchdecken gelegener Anfangsteil eine sackartige Ausstülpung nach unten, den **Blinddarm**, bildet. An diesem hängt der wurmförmige **Fortsatz**, ein ungefähr fingerlanges, an Dicke einen großen Regenwurm etwas übertreffendes Darmstück. Von dem Blinddarm aus steigt der Dickdarm zunächst aufwärts; dann wendet er sich vor der vorderen Magenwand zur linken Seite der Bauchhöhle, steigt hier in das Becken hinab und durchzieht dieses, auf dem Kreuzbein liegend, als **Mastdarm**, um schließlich in der **Afteröffnung** nach außen zu münden.

Der größte Teil des Magendarmkanals ist wie die meisten Baucheingeweide an der Außenfläche von einer feinen Haut, dem **Bauchfell** überzogen, welches auch die innere Bauchwand auskleidet. Zwischen dem Bauchfellüberzug der Eingeweide und der Wand der Bauchhöhle bestehen viele Verbindungen in Form von Bändern oder faltigen Häuten, welche die Eingeweide befestigen und in ihrer Lage erhalten; man nennt diese Verbindungen das **Gekröse**. Im vorderen Teile der Bauchhöhle, unmittelbar hinter der Bauchwand, befindet sich das **Netz**, ein vor den Därmen wie eine Schürze lose herabhängendes hautähnliches Gebilde, welches bei beleibten Personen stark von Fett durchsetzt ist.

§ 20. Leber, Galle, Bauchspeicheldrüse. Die Leber (welche auf Abbildung 4 zur Veranschaulichung der von ihr bedeckten Eingeweide in ihrer ganzen Breite nach oben umgeschlagen ist) füllt den rechts vom Magen unter dem Zwerchfell gelegenen oberen Teil der Bauchhöhle aus. Sie ist ein großes, braunrotes, aus mehreren Lappen zusammengesetztes Organ von ziemlich fester Beschaffenheit und besitzt eine gewölbte obere und eine mehr ebene untere Fläche. Von der Leber wird die Galle ausgeschieden, eine bittere gelbe oder braune Flüssigkeit, welche sich an der Luft grün färbt. Die Galle sammelt sich zunächst in der mit der Unterfläche der Leber verwachsenen birnenförmigen Gallenblase und wird dann durch einen feinen Ausführungsgang in den Zwölffingerdarm geleitet. An der gleichen Stelle tritt eine andere Flüssigkeit in das Darminnere ein, der dem Speichel ähnliche Saft der Bauchspeicheldrüse, eines länglichen, platten, dicht hinter dem Magen gelegenen Organs.

§ 21. Verdauung, Stoffwechsel. Die Verdauungswerkzeuge bestehen, wie sich aus der vorstehenden Beschreibung ergibt, einerseits aus einem Kanale, welcher mit der Mundöffnung beginnt, die Körperhöhlen des Rumpfes durchzieht und mit der Afteröffnung endigt, andererseits aus einigen Drüsen, deren Absonderungen sich in das Innere des Kanals ergießen. Die Speisen und Getränke, welche wir genießen, werden auf ihrem Wege durch jenen Kanal verdaut, d. h. die in ihnen befindlichen, zum Wachstum und zur Erhaltung des Körpers notwendigen Nährstoffe werden hier aus der Nahrung herausgezogen und aufgelöst, um durch Vermittelung der Lymphgefäße von der Blutflüssigkeit aufgenommen werden zu können, während die unbrauchbaren Stoffe der Nahrung als Kot den Körper durch die Afteröffnung verlassen.

Man unterscheidet unter den Nährstoffen 3 Gruppen, nämlich die zucker- oder stärkehaltigen Stoffe, die Eiweißstoffe und die Fette (vgl. § 54). Von diesen werden die Stärkestoffe vornehmlich durch den Mund- und Bauchspeichel, die Eiweißstoffe aber durch den von kleinen Drüsen der Magenschleimhaut abgesonderten, sauren Magensaft verdaut. Die Überführung der Fette in eine lösliche Form vollzieht sich unter Einwirkung der Galle.

Die Auflösung der Nährstoffe wird durch eine Zerkleinerung der Speisen befördert; diese beginnt bereits in der Mundhöhle, wo die Zähne den aufgenommenen Bissen zerkauen. Hierauf werden die Speisen durch die Bewegungen der Zunge, des weichen Gaumens und der im Nasenrachenraum befindlichen Schlundmuskeln in die Speiseröhre und den Magen hinabgeschluckt, während sich gleichzeitig der mit dem Grunde der Zunge verwachsene sog. Kehldeckel auf die Kehlkopföffnung legt und den Eintritt der Nahrung in den Kehlkopf und die Luftröhre (das „Verschlucken") verhindert. Sobald der Magen die Speise aufgenommen hat, beginnt er seinen Saft abzusondern und durch drehende Bewegungen seinen Inhalt durchzumengen und umzurühren; zugleich schließt sich der Pförtner, so daß ein Übertritt der Nahrung in den Darm zunächst nicht möglich wird. Erst nach Beendigung der Magenverdauung, welche je nach Beschaffenheit der Speisen 1 bis 6 Stunden dauert, läßt der Pförtner die nun zu einem dünnen Breie gewordene Nahrung in den Darm austreten. Hier bewirkt der Zutritt der Galle, des Bauchspeichels und des von kleinen Drüsen der Darmschleimhaut abgesonderten Darmsafts eine nahezu vollkommene Verflüssigung des Speisebreies. Die so entstandene, durch die Galle gelb gefärbte Flüssigkeit wird mit Hilfe der den Krümmungen eines Wurmes ähnlichen Darmbewegungen allmählich durch den langen Dünndarm befördert, erhält dabei nach und nach eine breiige, dann eine immer zähere Beschaffenheit und wandelt sich schließlich innerhalb des Dickdarms in den noch festeren Kot um.

Diese allmähliche Eindickung des Darminhalts ist die Folge eines Übertritts seiner flüssigen Bestandteile in die Lymph- und Blutbahn; namentlich im Dünndarm saugen die Lymphgefäße der Darmschleimhaut eine milchweiß aussehende Flüssigkeit auf, den Nährsaft oder Chylus, welchen sie in das Hauptlymphgefäß, somit in die Blutbahn leiten. Mit dem Blute wird der Nährsaft zu den Zellen, aus welchen die Gewebe des Körpers zusammengesetzt sind, geführt und von ihnen aufgenommen, um teils zur Bildung neuen Gewebes, teils zur Erhaltung der alten Zellen verwendet zu werden. Die allen Lebensäußerungen zugrunde liegende Tätigkeit der einzelnen Zellen bedingt nämlich einen unablässigen Verbrauch der chemischen Stoffe, aus welchen der Körper aufgebaut ist. Es vollzieht sich dabei ein der Verbrennung ähnlicher Vorgang; die chemischen Bestandteile des Zellenleibs werden mit Hilfe des vom Blute zugeführten Sauerstoffs unter Wärmeentwickelung in einfacher zusammengesetzte Verbindungen übergeführt, hauptsächlich in Kohlensäure, Wasser und einen der Asche verbrennbarer Körper entsprechenden Rest. Verbrennung und Zellentätigkeit unterscheiden sich insofern, als jene in der Regel unter

Lichtbildung, diese ohne solche zustande kommt; beiden gemeinsam ist indessen neben dem Verbrauche der verwendeten Stoffe die Wärmeerzeugung. Wie zur Fortsetzung jeder Verbrennung ein beständiger Ersatz der Brennstoffe erforderlich ist, so sind zur Erhaltung der Zellentätigkeit unseres Körpers, ohne welche das Leben nicht möglich sein würde, stets neue, vom Nährsaft zugeführte Zellstoffe unentbehrlich.

Den unaufhörlichen Verbrauch und den Wiederersatz der verbrauchten Nährstoffe — mit Hilfe der Zufuhr von Sauerstoff und Nahrung durch Atmung und Verdauung — nennt man den **Stoffwechsel** des lebenden Körpers.

§ 22. Körperwärme. Fieber. Die durch die Zellentätigkeit erzeugte Wärme verteilt sich durch Vermittelung des Blutes in ziemlich gleichmäßiger Weise über den ganzen Körper. Der Körper erhält hierdurch eine Eigenwärme, welche im Verlaufe des Tages nur um einige zehntel Grade schwankt und beim gesunden Menschen im Durchschnitt etwa 37° C. beträgt. Eine erhebliche Steigerung der Wärme wird dadurch vermieden, daß 1. von der Körperoberfläche, 2. mit der ausgeatmeten Luft, 3. mit den Ausscheidungen beständig ein Teil der Körperwärme an die umgebende Luft abgegeben wird. Erhöht wird diese Wärmeabgabe noch zeitweise durch die Schweißabsonderung, insofern die auf der Hautoberfläche stattfindende Verdunstung des Schweißes wärmeentziehend wirkt. Im Sommer, wenn die Luft so warm ist, daß der Körper durch Wärmeabgabe von seiner Oberfläche sich nicht genügend abkühlen kann, scheiden daher die Hautdrüsen mehr Schweiß ab als in den übrigen Jahreszeiten. Einer übermäßigen Abkühlung des Körpers wird durch die Kleidung vorgebeugt, welche die Hautoberfläche in unserem Klima vor der Einwirkung der kälteren Luft schützt.

Durch Krankheit kann die Körperwärme gesteigert werden, vorübergehend auch durch angestrengte Muskeltätigkeit (vgl. §§ 193 und 185); ihre Erhöhung auf 41,5° und mehr bedingt in der Regel den Tod des Menschen. Bei schwerer Erschöpfung und ähnlichen Zuständen sinkt die Körperwärme bis 36°, zuweilen auch tiefer; nach dem Tode verursacht das Aufhören der Zellentätigkeit ein rasches Erkalten des Körpers.

§ 23. Harn, Nieren und Harnwege. Bei der mit der Zellentätigkeit verbundenen Zersetzung der Körperbestandteile bleiben gewisse Abfallstoffe (§ 21) zurück, welche zunächst in das Blut über-

gehen, nämlich die Kohlensäure, das Wasser und die sog. Aschen=
bestandteile. Ein Teil des Wassers entweicht mit der Kohlensäure in
der Atmungsluft, das übrige im Körper entbehrliche Wasser verläßt
den Organismus in Gestalt des Schweißes (vgl. § 6) und des
Harns zugleich mit gewissen Aschenbestandteilen, denen es als
Auflösungsmittel dient.

Der Harn eines gesunden Menschen ist eine klare, je nach
seinem Wassergehalt bald heller, bald dunkler gelblich oder rötlich=
gelb gefärbte Flüssigkeit. An der Luft geht er unter Entwickelung
von Ammoniak, indem er sich zugleich trübt, bald in Fäulnis über.
Da bei gestörter Gesundheit nicht selten zellige und andere geformte
Bestandteile, auch Zucker oder gelöstes Eiweiß im Harn enthalten
sind, gibt seine chemische oder mikroskopische Untersuchung dem
Arzte oft Aufschluß über die Natur der vorliegenden Krankheit.

Der Harn wird in den beiden Nieren ausgeschieden, grau=
bis braunroten, bohnenförmigen, etwa 10 bis 15 cm langen Drüsen,
welche, in reichlichem Fettgewebe eingebettet, beiderseits neben der
Lendenwirbelsäule der Hinterwand der Bauchhöhle anliegen. Aus
dem Hohlraum jeder Niere, dem Nierenbecken, führt je ein, einem
dünnen Gummischlauch vergleichbarer Harnleiter zu der Harn=
blase, welche in der Beckenhöhle vor dem Mastdarm liegt. Aus
der Harnblase wird der Harn von Zeit zu Zeit durch die Harn=
röhre nach außen entleert.

§ 24. Milz. Außer den Verdauungs= und Harnwerkzeugen
enthält die Bauchhöhle noch die Milz, ein bei der Blutbildung
beteiligtes längliches, plattes Organ von bläulich=roter Farbe und
ziemlich festem Gewebe. Die Milz liegt links vom Magen zwischen
Zwerchfell und linker Niere; sie wird gewöhnlich von den unteren
Rippen vollkommen bedeckt, nimmt jedoch in manchen Krankheiten
derart an Umfang zu, daß ihr Rand in der linken Seite unterhalb
der letzten Rippen durch die Bauchdecken hindurch gefühlt werden
kann.

§ 25. Nerventätigkeit, Gehirn und Rückenmark. Während sich
der Kreislauf, die Atmung und die Verdauung im lebenden
Organismus regelmäßig und unbewußt vollziehen, ohne vom Willen
beeinflußt zu werden, gibt es andere Lebensäußerungen des Körpers,
welche das Vorhandensein des Bewußtseins zur Voraussetzung haben
und zum Teil Betätigungen des Willens darstellen. Es sind dies
die Empfindungen, mittels deren wir uns der Gegenstände und
Vorgänge in unserer Umgebung bewußt werden, und ein großer
Teil der Bewegungen.

Einzelne Körperteile und deren Verrichtungen.

Die Fähigkeit der Empfindung und willkürlichen Bewegung ist an den Besitz der Nerven und der dazu gehörigen Hauptorgane geknüpft. Den Mittelpunkt der Nerventätigkeit bildet das Gehirn mit dem Rückenmark.

Das Gehirn (Abbildung 9) bildet den Inhalt der Schädelhöhle; es wird von mehreren teils derben, teils zarten Häuten umgeben und besteht aus einer weichen Gewebsmasse, welche von vielen, meist engen

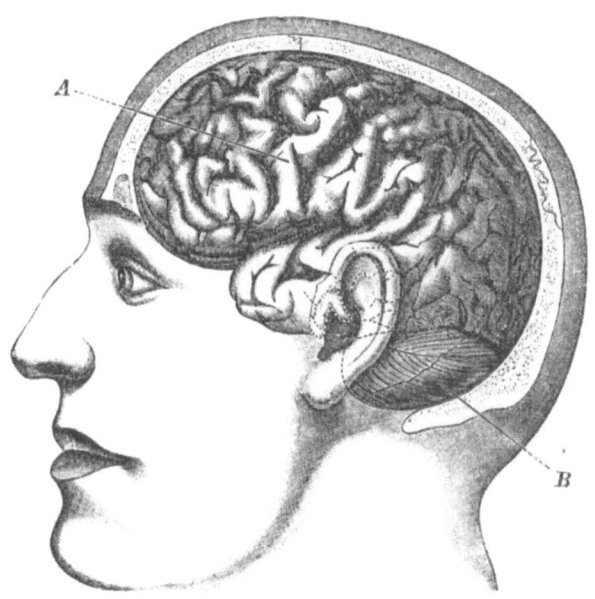

Abbildung 9. Lage des Gehirns.
A Großhirn, B Kleinhirn.

und zartwandigen Blutgefäßen durchzogen wird. Man unterscheidet an der Gehirnmasse die oberflächliche dünne, grau gefärbte Rinde und die umfangreichere hellere Markmasse; letztere enthält in ihrem Innern mehrere grau gefärbte Stellen und einige untereinander in Verbindung stehende Hohlräume, in denen sich eine wässerige Flüssigkeit befindet. Das ganze Organ wird durch eine Querfurche in einen vorderen Hauptteil, das Großhirn, und einen kleineren, den hinteren unteren Abschnitt der Schädelhöhle einnehmenden Teil, das Klein=

hirn, getrennt. Eine Längsfurche teilt das Großhirn und das Kleinhirn in rechte und linke Hälften. Außerdem unterscheidet man am Gehirne sog. Lappen, welche je nach ihrer Lage Stirn-, Mittel-, Schläfen-, Hinterhauptlappen genannt werden, und an den einzelnen Lappen Windungen. Zwischen den Lappen und Windungen verlaufen an der Hirnoberfläche unregelmäßige, eigentümlich gekrümmte Furchen, welche indessen weniger tief in die Organmasse einschneiden, als die große Längs- und Querfurche.

Das Rückenmark füllt den Wirbelkanal aus; es wird wie das Gehirn von Häuten umgeben, besitzt eine zylindrische Gestalt und ist aus einer weichen, an der Oberfläche weißen, im Innern grauen Gewebsmasse gebildet. Mit seinem oberen Ende, dem sog. verlängerten Rückenmarke, tritt es in die Schädelhöhle ein, um hier unmittelbar in das Gehirn überzugehen; die Hohlräume des Gehirns setzen sich in den feinen Rückenmarkskanal fort, welcher das ganze Rückenmark von oben nach unten durchzieht.

In der grauen Masse des Gehirns und des Rückenmarkes befinden sich zahllose, nur mit dem Mikroskope wahrnehmbare Gebilde, die sog. Ganglienzellen. Aus den eigentümlichen Zacken dieser Zellen gehen zarte Nervenfasern hervor, welche sich bald zu weißen Bündeln, den Nervenbahnen, vereinigen. Die Nervenbahnen setzen die weiße Masse des Gehirns und Rückenmarkes zusammen, sie durchkreuzen sich im Gehirn vielfach, verlaufen dagegen im Rückenmark als bündelförmige Stränge nebeneinander in der Längsrichtung des Organs. Aus den Nervenbahnen bilden sich die Nerven, welche als weiße, derbe, etwa stricknadel- bis federkieldicke Stränge das Gehirn und Rückenmark verlassen, sich durch vielfache Teilung und Verästelung wieder in ihre Einzelbündel und Fasern zerlegen und schließlich in Gestalt feiner, nur unter dem Mikroskope sichtbarer Gebilde an den verschiedensten Stellen des Körpers endigen.

Die Ganglienzellen des Gehirns sind der Sitz des Bewußtseins, in ihnen bilden sich unsere Vorstellungen, und in ihnen entsteht der Wille, welcher unsere Handlungen lenkt. Die Nerven übernehmen die Vermittelung zwischen den Ganglienzellen, von welchen sie ausgehen, und den verschiedenen Teilen des Körpers, welche die Empfindungen aufnehmen und die durch den Willen bedingten Handlungen ausführen. Die Zerstörung einzelner Gehirnteile, welche infolge äußerer Verletzungen oder infolge von Blutungen aus berstenden Gehirngefäßen (Gehirnschlag) eintreten kann, verursacht durch Unterbrechung von Nervenbahnen oder Vernichtung von Ganglienzellen den Verlust bestimmter, je nach dem

Einzelne Körperteile und deren Verrichtungen.

Orte der Schädigung verschiedener Fähigkeiten der Vorstellung oder Bewegung. So büßt der Mensch nach Zerstörung einer bestimmten Windung des linken Stirnlappens des Großhirns die Fähigkeit, Worte zu bilden, ein; Schädigungen anderer benachbarter Hirngegenden haben Lähmungen der Gliedmaßen zur Folge; auch kann das Seh= oder Hörvermögen nach Verletzung gewisser Gehirnteile verloren gehen. In ähnlicher Weise werden die Verrichtungen einzelner Körpergebiete durch eine Durchtrennung des sie mit dem Gehirn verbindenden Nerven unmöglich gemacht; so hat die Durchschneidung eines Sehnerven die sofortige Erblindung des betreffenden Auges zur Folge.

Von einzelnen Nerven sind zunächst die 12 Gehirnnerven=Paare hervorzuheben, welche die Schädelhöhle durch bestimmte Löcher der knöchernen Wand verlassen. Einige von ihnen, wie die Riech=, Seh=, Gehör= und Geschmacksnerven, übermitteln dem Gehirne Sinneswahrnehmungen; andere sind Bewegungsnerven, wie die Augenmuskelnerven, die beiden Gesichtsmuskelnerven und die beiden Zungennerven.

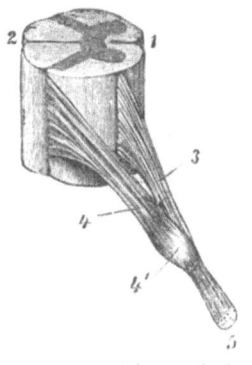

Abbildung 10. Ursprung eines Rückenmarksnerven.
1,2 Rückenmark, 3, 4 Nervenwurzeln, 4¹ Nervenknoten, 5 Nerv.

Aus dem Rückenmarke gehen 30 Paar Rückenmarksnerven hervor; jeder derselben hat eine vordere und eine hintere Wurzel (Abbildung 10). Durch die hintere Wurzel verlaufen diejenigen Nervenfasern, welche die Empfindungen zum Rückenmark und Gehirne leiten; die vordere Wurzel setzt sich aus den vom Gehirn und Rückenmarke zu den Bewegungsorganen ziehenden Nervenfasern zusammen. Bei Erkrankung oder Zerstörung der hinteren Wurzel eines Rückenmarksnerven verlieren daher bestimmte Gebiete ihre Empfindlichkeit, während ähnliche Störungen im Bereiche der Vorderwurzel die Lähmung bestimmter Muskeln zur Folge haben.

§ 26. Sinneswerkzeuge. Zur Aufnahme der Empfindungen, welche durch äußere Eindrücke erzeugt und von den Nerven zum Gehirne geleitet werden, besitzt der Körper besondere Sinneswerkzeuge des Gesichts, Gehörs, Geschmacks, Geruchs und Gefühls.

§ 27. Gesichtssinn, Augen. Die Organe des Gesichtssinns sind die beiden Augen. Man unterscheidet an jedem derselben den Augapfel und dessen Hilfs= und Schutzeinrichtungen.

Die beiden Augäpfel (Abbildung 11) liegen, in weiches Fettgewebe eingebettet, in den Augenhöhlen und besitzen ungefähr den Umfang und die Gestalt großer Kirschen. Sie sind mit dem Gehirne durch die beiden Sehnerven verbunden, von denen jeder aus dem Schädel durch eine Öffnung (§ 8) in die Augenhöhle gelangt und in die Hinterwand des Augapfels eintritt, um sich hier in die Nervenfasern aufzulösen. Man unterscheidet an jedem Augapfel eine derbe, der Schale einer Frucht vergleichbare Hülle und einen gallertartigen, durchsichtigen Inhalt, den Glaskörper. Die Hülle besteht aus drei Schichten: die äußere Schicht wird durch die porzellanweiße und festgefügte harte Haut gebildet und ist eine Schutzdecke für die inneren Teile des Augapfels. Einen Teil ihrer Vorderfläche erkennt man in dem „Weißen des Auges". Die mittlere Schicht ist die Aderhaut, ein zartes, an der Innenfläche schwarz gefärbtes Gewebe, in welchem sich die zum Augapfel verlaufenden Blutgefäße verästeln. Die innere Schicht ist die Netzhaut, ein feines, sehr zartes Geflecht aus den Fasern des Sehnerven.

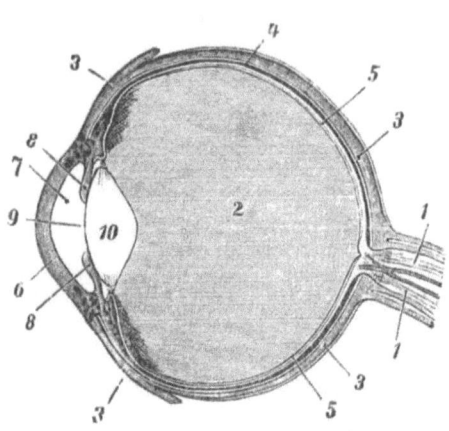

Abbildung 11. Durchschnitt des Augapfels (vergrößert).

1 Sehnerv, 2 Glaskörper, 3 harte Haut, 4 Aderhaut, 5 Netzhaut, 6 Hornhaut, 7 vordere Kammer, 8 Regenbogenhaut, 9 Pupille, 10 Kristallinse.

An der Vorderfläche der harten Haut befindet sich ein kreisrunder, etwas vorgewölbter, glasheller Abschnitt, die Hornhaut, durch welche das Licht wie durch ein Fenster in das Innere des Auges fällt. Der dahinter gelegene Abschnitt der Aderhaut legt sich der Hornhaut nicht an, sondern ist zwischen dem durch ihre Wölbung bedingten Raume, der vorderen Kammer, und dem Inneren des Auges wie ein Vorhang ausgespannt. Man nennt diesen Teil der Aderhaut die Regenbogenhaut, weil er bei den einzelnen Menschen verschieden gefärbt ist. Nach seiner Farbe spricht man von grauen, blauen, braunen oder schwarzen Augen. Die Regenbogenhaut besitzt in ihrer Mitte ein rundes Loch, das Sehloch oder die Pupille, welche als das „Schwarze im Auge" erscheint. Indem sich die Pupille erweitert und verengert, läßt sie bald mehr, bald weniger Licht in das Innere des Auges fallen; die Regenbogenhaut stellt daher eine Vorrichtung dar, welche durch Verengerung des Sehlochs zu starkes Licht abzublenden imstande ist. Hinter der Pupille liegt unmittelbar vor dem Glaskörper die Kristallinse, ein aus glashellem, derbem Gewebe gebildeter Körper, welcher ähnlich einem Vergrößerungsglase nach vorn und hinten gewölbt ist. Die Kristallinse vereinigt die durch die Hornhaut und die Pupille einfallenden Lichtstrahlen auf dem Augenhintergrunde zu einem Bilde, das von der Netzhaut aufgenommen wird.

Bei der gewöhnlichen Wölbung der Linse werden nur die parallel in das Auge einfallenden Lichtstrahlen auf dem Augenhintergrunde vereinigt, während sich die divergierend zum Auge gelangenden Strahlen erst hinter dem Augenhintergrunde treffen. Da nun allein die aus unendlich weiter Ferne kommenden Strahlen parallel in das Auge fallen, besitzt die Linse die Fähigkeit, durch Muskelwirkung ihre Wölbung zu vermehren, um auch die divergierenden Strahlen aus der Nähe im Augenhintergrunde vereinigen zu können. Es gibt indessen Augen, welche einen so geringen Längsdurchmesser haben, daß die Linse auch zur Vereinigung der parallelen Strahlen in der Netzhaut ihre Wölbung vermehren muß, divergierende Strahlen aber auf dem Augenhintergrunde nicht zu vereinigen vermag, so daß das auf der Netzhaut entstehende Bild verschwommen erscheint. Man nennt solche Augen übersichtig. Ihre Sehkraft kann mittels einer die Wirkung der Kristallinse erhöhenden künstlichen Linse in Gestalt eines vor das Auge gesetzten doppelt gewölbten (konvexen) Brillenglases verbessert werden. Andere Augen, welche so lang gebaut sind, daß die Vereinigung der parallelen Strahlen schon vor dem Augenhintergrunde stattfindet, vermögen nur die Bilder naher Gegenstände klar aufzunehmen, da die aus der Nähe kommenden Lichtstrahlen das Auge divergierend treffen und daher in weiterem Abstand von der Linse als die parallelen Strahlen vereinigt werden. Man nennt diese Augen kurzsichtig und verbessert ihre Sehfähigkeit durch Anwendung von Brillengläsern, welche auf beiden Seiten hohl geschliffen (konkav) sind und daher die Lichtstrahlen zerstreuen, ehe sie auf das Auge gelangen.

Mit der Zunahme des Lebensalters pflegt das Vermögen der Linse, sich für die aus der Nähe kommenden Strahlen einzustellen, allmählich abzunehmen. Der Nahepunkt, d. h. die geringste Entfernung, in welcher das Auge einen Gegenstand deutlich zu sehen vermag, rückt immer mehr hinaus; das Auge kann nur noch verhältnismäßig weit entfernte Dinge gut sehen; es wird weitsichtig. Im Volksmund wird diese Bezeichnung, nicht ganz zutreffend, auch auf die übersichtigen Augen angewendet.

Eine graue Trübung der Linse, wie sie nach Verletzungen des Auges oder sonst durch Krankheit, namentlich im höheren Lebensalter, entsteht und die Sehkraft des Auges herabsetzt oder aufhebt, nennt man den Star. Durch operative Entfernung der undurchsichtig gewordenen Linse können die vom Stare betroffenen Personen ihre Sehfähigkeit wiedererlangen; nur müssen sie dann zum Ersatze für die beseitigte Linse dauernd stark gewölbte Brillengläser tragen.

Die Augäpfel lassen sich durch die mit ihnen in den Augenhöhlen liegenden Muskeln nach mehreren Richtungen bewegen und können daher rasch hintereinander verschiedenen Gegenständen zugewendet werden. Ein weiterer Umblick der Augen wird durch die Drehung des Kopfes ermöglicht. Sobald beide Augen sich gleichzeitig auf einen nahen Gegenstand richten, erblicken sie ihn von verschiedenen Seiten, wodurch seine Körperform leichter zur Vorstellung gelangt. Bei geradeaus gerichtetem Blicke befinden sich die Augenmuskeln im Zustand einer Gegenwirkung, insofern z. B. die Wirkung der Muskeln, welche an der inneren Seite des Augapfels ansetzen, durch die der von außen angreifenden im Gleichgewichte gehalten wird. Eine aus mancherlei Ursachen eintretende Störung dieses Verhältnisses bedingt das Schielen. Befindet sich z. B. der äußere Augenmuskel in einem Schwächezustand, oder ist der innere verkürzt, so wird die Richtung des betreffenden Auges nach innen abgelenkt, es tritt Schielen nach innen ein.

Durch gewisse Schutzvorrichtungen werden die Augen vor äußeren Schädigungen bewahrt. Die Augenlider insbesondere schützen den Augapfel vor dem Eindringen von Fremdkörpern (Insekten) und verhindern mittels der an ihren Rändern befindlichen feinen Haare (Augenwimpern), daß Staub oder andere Fremdkörper in das Auge gelangen. Die dem Auge zugewandte Fläche der Lider ist von einer Schleimhaut, der sog. Bindehaut, bekleidet, welche sich unmittelbar auf die vordere Fläche des Augapfels fortsetzt. Zur Entfernung von Staubteilchen, welche trotz des Schutzes der Lider und Wimpern in den Raum zwischen Lider und Augapfel, den sog. Bindehautsack, gelangt sind, dient die Tränenflüssigkeit. Sie wird von den ebenfalls in den Augenhöhlen liegenden Tränendrüsen abgesondert und gelangt in den Bindehautsack, von wo sie durch den Tränennasenkanal gewöhnlich in die Nasenhöhle abfließt. Beim Weinen tritt eine vermehrte Absonderung

Einzelne Körperteile und deren Verrichtungen. 31

der Tränenflüssigkeit ein. Auch wenn bei Entzündungen des Auges die Bindehaut sich rötet, anschwillt und reichlich Schleim oder Eiter absondert, erfolgt ein „Tränen" der Augen, da die zum Tränennasenkanal führenden feinen Öffnungen dann mehr oder weniger unwegsam werden, und der Abfluß der Tränenflüssigkeit zur Nase dadurch behindert wird.

§ 28. Gehörsinn, Ohren. Die Organe des Gehörsinns sind die beiden Ohren (Abbildung 12). Durch ihre Vermittelung werden die Schallwellen zur Wahrnehmung gebracht. Man unter-

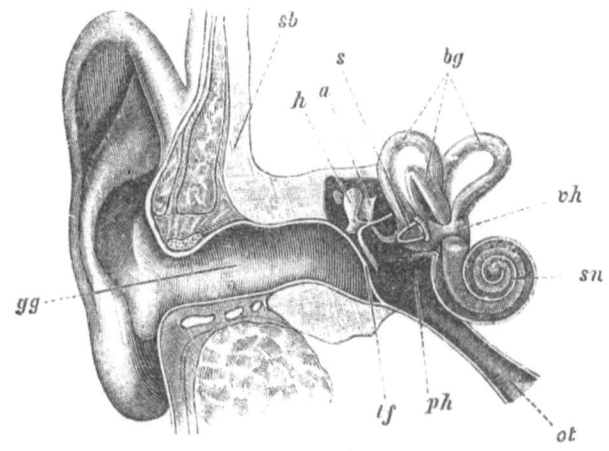

Abbildung 12. Durchschnitt des Ohres.
gg äußerer Gehörgang, tf Trommelfell, ph Paukenhöhle, ot Ohrtrompete, h Hammer, a Amboß, s Steigbügel, bg Bogengänge, vh Vorhof, sn Schnecke, sb Schläfenbein.

scheidet an jedem Ohre einen schallaufnehmenden Teil, das äußere Ohr, einen schalleitenden Teil, das mittlere Ohr, und einen schallempfindenden Teil, das innere Ohr.

Das äußere Ohr besteht aus der von Knorpel gebildeten Ohrmuschel und dem äußeren Gehörgang, welcher in den Schädel hineinführt. Von feinen, auf die Oberfläche des äußeren Gehörganges mündenden Drüsen wird das Ohrenschmalz abgesondert. An der Grenze zwischen äußerem Gehörgang und mittlerem Ohre ist eine zarte elastische Haut, das Trommelfell, so ausgespannt, daß es den Gehörgang gegen das mittlere Ohr abschließt. Das mittlere Ohr besteht aus der Paukenhöhle, der Ohrtrompete und den Gehörknöchelchen. Die Paukenhöhle ist ein kleiner, mit Luft gefüllter

Hohlraum, welcher mit einer zarten Schleimhaut überzogen ist; durch eine feine, ebenfalls mit einer Schleimhaut ausgekleidete Röhre, die Ohrtrompete, steht er mit dem Nasenrachenraum in Verbindung. Die Gehörknöchelchen, welche man nach ihrer Gestalt Hammer, Amboß und Steigbügel nennt, sind durch zarte Gelenke miteinander vereinigt. Das innere Ohr oder Labyrinth setzt sich aus den 3 Bogengängen, dem Vorhof und der Schnecke zusammen und stellt einen mit Flüssigkeit gefüllten Hohlraum dar. In der Schnecke teilt sich das Ende des Gehörnerven, welcher durch einen Kanal des knöchernen Schädels vom Gehirn aus zum Ohre tritt, in viele kleine, nach Art der Tasten eines Klaviers nebeneinander liegende Fasern.

Von der Ohrmuschel und dem äußeren Gehörgang werden die Schallwellen aufgenommen und auf das Trommelfell übertragen, welches dadurch in Schwingungen gerät. Die Schwingungen pflanzen sich durch Vermittelung der Gehörknöchelchen fort und setzen die Flüssigkeit des inneren Ohres in Bewegung, wodurch die Nervenfasern erregt und die Schallempfindungen zum Gehirne geleitet werden.

Durch übermäßig lauten Schall, namentlich bei oft wiederholter oder anhaltender Einwirkung, werden besonders die empfindlichen Endausbreitungen des Gehörnerven im innern Ohre gefährdet (bei Artilleristen, Kesselschmieden u. a.). Wer sich starken Schalleinwirkungen aussetzen muß, tut gut, sich zu ihrer Abschwächung beide Gehörgänge mit Watte zu verschließen.

Ähnliche Schädigungen des Gehörs werden nicht selten durch Schlag auf das Ohr herbeigeführt; hierdurch können sogar wie durch Fremdkörper, die in den äußeren Gehörgang eindringen, Verletzungen des Trommelfells hervorgerufen werden. Entzündungen der Paukenhöhlenschleimhaut mit schleimiger oder eitriger Absonderung kommen ziemlich häufig im Verlaufe von Masern- und Scharlacherkrankungen (s. §§ 195 und 196), bisweilen selbst beim gewöhnlichen Schnupfen vor; auch sie können zur Durchlöcherung des Trommelfells führen, so daß dann die abgesonderte Flüssigkeit aus der Paukenhöhle in den äußeren Gehörgang und durch diesen nach außen gelangt (Ohrenfluß). Tritt nicht frühzeitig eine sachgemäße ärztliche Behandlung ein, so kann der Ohrenfluß jahrelang anhalten und zu erheblicher Schwerhörigkeit oder sogar Taubheit auf dem erkrankten Ohre, mitunter auch zu lebensgefährlichen Folgekrankheiten Veranlassung geben.

§ 29. Geschmack, Geruch, Gefühl. Die Geschmacksempfindungen werden durch Stoffe hervorgerufen, welche in der

Einzelne Körperteile und deren Verrichtungen.

Mundflüssigkeit löslich sind. Sie teilen sich durch Vermittelung der Geschmacksnerven, deren Endigungen in kleinen, auf der Zungenoberfläche sichtbaren Wärzchen eingeschlossen sind, dem Gehirne mit.

Die Geruchsempfindungen werden von den beiden Geruchsnerven aufgenommen, welche vom Gehirn aus zu den Wandungen der Nasenhöhle treten und sich in der Nasenschleimhaut verästeln. Zur Wahrnehmung durch den Geruch gelangen nur flüchtige Stoffe, welche mit der Luft an der feuchten Nasenschleimhaut vorbeigeführt werden.

Die Gefühlswahrnehmungen werden durch die Empfindungsnerven vermittelt, welche in der Lederhaut endigen. Eine Reizung der Enden der Empfindungsnerven ruft bald Schmerz, bald Kälte- oder Hitzegefühl hervor, auch vermögen wir durch ihre Vermittelung jede Berührung der Haut wahrzunehmen und jeden Druck nach seiner Stärke abzuschätzen. Man spricht daher von Schmerzempfindungen, Temperaturempfindungen, Tastempfindungen und Druckempfindungen. Das Gewicht eines Gegenstandes schätzen wir einerseits nach der Anstrengung, welche die Muskeln beim Heben desselben machen, andererseits nach der Druckempfindung, welche er verursacht.

§ 30. Schlaf. Das durch die Fülle der Sinneseindrücke stetig in Anspruch genommene Hirn bedarf zeitweise derjenigen Ruhe und Erholung, welche uns der Schlaf gewährt. Im Schlafe nehmen Atmung, Blutkreislauf und Verdauung ununterbrochen ihren Fortgang, während das Bewußtsein schwindet und die willkürlichen Muskeln ihre Tätigkeit einstellen. Zugleich werden die durch die Arbeit des wachenden Körpers erzeugten, das Ermüdungsgefühl bedingenden Endprodukte des Stoffwechsels durch den Lymph- und Blutstrom aus den Organen fortgeführt und teils durch die Atmung teils durch die Tätigkeit der Nieren und Schweißdrüsen ausgeschieden.

Im gesunden, ruhigen Schlafe werden die Atemzüge seltener und tiefer als im Wachen. Die Dauer des Schlafes richtet sich nach dem Lebensalter; der Säugling schläft täglich bis zu 20 Stunden, das heranwachsende Kind allmählich immer kürzere Zeit, im 7. Lebensjahre bedarf es eines etwa 10stündigen Schlafes. Dem Erwachsenen genügen 6 bis 8 Stunden Schlaf.

Im allgemeinen richtet sich das Schlafbedürfnis nach der Arbeit, welche der Mensch zu leisten hat; doch bedürfen kräftige Menschen einer geringeren Ruhezeit als schwächliche Personen. Greise können oft wenig schlafen und suchen diese Einbuße durch längere Ruhe im Bette zu ersetzen.

§ 31. Fortpflanzung. Im Körper des Menschen entwickeln sich wie in jedem lebenden Geschöpfe die Keime zu neuen Wesen seiner Art. Wenn die Ausbildung des jugendlichen Körpers so weit vorgeschritten ist, daß das Individuum einen selbständigen Platz in der Schöpfung — mit der Fähigkeit des Selbsterwerbes — einnehmen kann, haben in der Regel die zur Fortpflanzung und Vermehrung des Menschengeschlechts bestimmten Organe sich fertig entwickelt. Rücksichten der Gesundheitspflege machen es erforderlich, daß eine Tätigkeit dieser Organe erst beim körperlich fertigen, d. h. vollkommen ausgewachsenen, in der Fülle der Kraft stehenden Menschen beginne.

B. Die Lebensbedürfnisse des einzelnen Menschen.

§ 32. Die Lebensbedürfnisse des Menschen im allgemeinen.
Die Bedingungen zur Erhaltung des Lebens des einzelnen Menschen sind durch den vollkommenen Bau und die gesunde Beschaffenheit seines Körpers noch nicht erfüllt. Die Verrichtungen seiner Organe, ohne welche das Leben nicht möglich ist, setzen vielmehr die Erfüllung gewisser Bedürfnisse voraus, welche nur von der umgebenden Welt gewährt werden kann. So bedarf der Mensch zur Atmung der Luft, zum Getränk und zur Reinigung des Wassers, zur Unterhaltung des Stoffwechsels der Nahrungs- und Genußmittel, zum Schutze seiner Eigenwärme gegen Witterungseinflüsse der Kleidung und Wohnung. Auch das Licht ist ein unentbehrliches Bedürfnis, und endlich wird geistige Anregung um so weniger fehlen dürfen, je höher die Entwickelungsstufe ist, zu welcher sich der Mensch durch Erziehung und Bildung emporgehoben hat.

Die Erkenntnis der zweckmäßigsten Art, jene Lebensbedürfnisse zu befriedigen, bildet eine Hauptaufgabe der hygienischen Wissenschaft.

I. Die Luft.

§ 33. Die Atmosphäre und deren Zusammensetzung. Die Luft, deren Menschen und Tiere zur Atmung bedürfen, umlagert den Erdball als Atmosphäre in einer etwa 75 bis 90 km hohen Schicht. Sie stellt ein Gemisch mehrerer Gase dar, derart, daß 100 l Luft etwa 78 l Stickstoff, 21 l Sauerstoff, $1/30$ l Kohlensäure und wechselnde Mengen Wasserdampf enthalten; neuerdings sind einige weitere, bis dahin unbekannt gebliebene, gasförmige Bestandteile entdeckt worden, deren wichtigster das Argon ist.

§ 34. Stickstoff, Sauerstoff und Kohlensäure der Luft. Der Stickstoff, welcher die Hauptmasse der Luft bildet, führt seinen Namen daher, weil er für sich das Leben nicht zu unterhalten vermag; ein Mensch, welcher sich in einem nur mit Stickstoff erfüllten Raume befände, müßte ersticken. Ein Einfluß auf die Vorgänge im Körper kommt dem Stickstoff nicht zu.

Der Sauerstoff ist nicht nur für das menschliche und tierische Leben (vgl. §§ 13, 16), sondern auch für die Vorgänge der Verbrennung und der Zersetzung aller dem Tier- und Pflanzenreich entstammenden Stoffe (Verwesung) unentbehrlich. Seine Wirkung, welche unter gewissen Bedingungen zustande kommt und Oxydation genannt wird, ist rein chemischer Natur; er zerlegt die organischen Stoffe und verbindet sich mit dem in diesen enthaltenen Kohlenstoff und Wasserstoffe zu Kohlensäure und Wasser. Trotz des unablässigen beträchtlichen Verbrauchs von Sauerstoff bleibt sein Anteil an der Zusammensetzung der Luft nahezu unverändert, da die verbrauchten Mengen von den Pflanzen ersetzt werden. Es findet nämlich eine beständige Wechselwirkung zwischen tierischem und pflanzlichem Leben statt, indem die von den Menschen und Tieren ausgeatmete Kohlensäure durch die Pflanzen wieder in ihre Bestandteile zerlegt wird und einerseits den zum Aufbau des Pflanzenkörpers notwendigen Kohlenstoff, andererseits den Sauerstoff für die Atmungsluft der Menschen und Tiere liefert. Außerdem ersetzen die Pflanzen den verbrauchten Sauerstoff der Luft auch durch Zerlegung des von ihren Wurzeln und Blättern aufgenommenen Wassers, dessen Wasserstoff mit dem der Kohlensäure entzogenen Kohlenstoffe chemische Verbindungen eingeht.

Unter dem Einfluß der elektrischen Entladungen im Gewitter oder der Wasserverdunstung bei Regen und Tau verdichtet sich ein Teil des in der Luft enthaltenen Sauerstoffs auf zwei Drittel des ursprünglich von ihm erfüllten Raumes. Auf diese Weise entsteht eine besondere Form des Sauerstoffs, das Ozon, welches bei reichlichem Vorhandensein in der Luft vermöge seines eigentümlichen Geruchs wahrgenommen werden kann und in noch höherem Maße als der gewöhnliche Sauerstoff die Fähigkeit besitzt, oxydierend zu wirken. Man hat die Bedeutung des Ozons für den Körper und die Gesundheit früher hoch veranschlagt; gegenwärtig schreibt man ihm im wesentlichen nur eine reinigende Wirkung auf die Luft und hierdurch einen mittelbaren Nutzen für den Menschen zu.

Die Kohlensäure gelangt durch alle Verbrennungsvorgänge sowie durch die Atmung der Menschen und Tiere unausgesetzt in bedeutenden Mengen in die Atmosphäre; die von einem erwachsenen Menschen innerhalb einer Stunde ausgeatmete Luft enthält davon 22 bis 23 l. Außerdem entsteht die Kohlensäure bei den zahllosen Fäulnisvorgängen auf der Erdoberfläche, auch entströmt sie einigen Quellen, Bergwerken, Erdspalten und feuerspeienden Bergen.

Für Menschen und Tiere ist die Kohlensäure ein Gift. Allerdings werden die geringen, 0,3 bis 0,4 Teile Kohlensäure auf 1000 Teile Luft meist nicht überschreitenden Mengen des Gases, welche die gewöhnliche reine Außenluft enthält, in ihrer Mischung mit Sauer-

I. Die Luft.

stoff und Stickstoff ohne Nachteil eingeatmet. Doch zeigen sich schädliche Wirkungen, sobald der Kohlensäuregehalt der Luft so stark zunimmt, daß er, wie z. B. in der Nähe kohlensäurereicher Quellen oder in Gärkellern von Bierbrauereien, 1 Teil Kohlensäure und mehr auf 100 Teile Luft beträgt. In einer Luft, welche zu $^3/_{10}$ aus Kohlensäure besteht, sterben Menschen nach kurzer Zeit. Der Kohlensäuregehalt der Luft von Menschen bewohnter Räume wird als Maßstab für die Güte der Luft in diesen Räumen benutzt. Das Einatmen einer Luft bewohnter Räume, welche in 1000 Teilen 1 Teil Kohlensäure oder mehr enthält, verursacht Unbehagen, Schwindel, Kopfweh und Übelkeit. Diese Erscheinungen werden eigentlich nicht durch den Kohlensäuregehalt der Luft hervorgerufen, vielmehr durch anderweitige, aus der Haut, Lunge usw. stammende, gleichzeitig mit der Kohlensäure ausgeschiedene Ausdünstungen zum Teil unbekannter Art. Die Luft bewohnter Räume wirkt infolge der Beimengung dieser Ausdünstungen bereits dann nachteilig auf die Gesundheit ein, wenn die gleichzeitig ausgeschiedene Kohlensäure die Menge von 1 Teil auf 1000 Teile Luft erreicht oder übersteigt.

§ 35. Wassergehalt und Temperatur der Luft. Von Bedeutung für unser Wohlbefinden ist auch der Feuchtigkeitsgrad der Luft, d. h. ihr Gehalt an Wasser, welches sich durch Verdunsten in unsichtbarer Form der Atmosphäre beimengt. Trockene Luft entzieht dem Körper Wasser, wobei die Haut spröde und rissig, die Schleimhaut der Luftwege trocken, die Stimme heiser wird und Durstgefühl sich einstellt. In zu feuchter Luft kann das von der Körperoberfläche abgeschiedene Wasser nicht genügend verdunsten, die Abkühlung der Haut wird vermindert, und es entsteht ein drückendes Unbehagen; wir empfinden geringe Temperaturerhöhungen solcher Luft als lästige „Schwüle".

Der Wassergehalt der Atmosphäre ist beträchtlichen Schwankungen unterworfen.

Man mißt ihn vermittels der sogenannten Hygrometer oder Feuchtigkeitsmesser (Abbildung 13), deren einfachste Arten auf der Beobachtung beruhen, daß ein

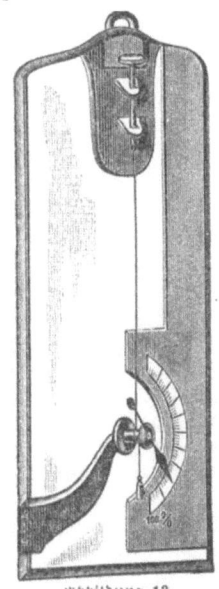

Abbildung 13.
Hygrometer.*)

---

*) Die Abbildung ist behufs leichteren Verständnisses perspektivisch nicht ganz richtig gezeichnet.

menschliches Haar in feuchter Luft länger, in trockener Luft wieder kürzer wird, oder daß eine Holzfaser sich in trockener Luft krümmt und in feuchter Luft wieder streckt.

An Orten, wo Gelegenheit zu reichlicher Wasserverdunstung vorhanden ist, also am Meeresstrand, an Seen, Flüssen und anderen Gewässern, über Wiesen und Wäldern pflegt die Luft feuchter zu sein als über Sandboden, trockenen Steppen und Wüstengegenden. Überall gibt es indessen eine Grenze, über welche hinaus die Luft Wasser aufzunehmen nicht imstande ist. Man nennt diese Grenze die maximale Feuchtigkeit und bezeichnet sie durch Zahlen, welche angeben, wieviel Gramm Wasser ein Kubikmeter Luft in Gasform zu halten imstande ist. Der Wert der maximalen Feuchtigkeit ist von der Lufttemperatur abhängig, die um so höher ist, je mehr Wärme der Luft von der Erdoberfläche und den darauf befindlichen Lebewesen mitgeteilt wird. So beträgt die maximale Feuchtigkeit bei einer

Lufttemperatur von	— 20 Grad Celsius	1,0
"	" — 10 " "	2,2
"	" 0 " "	4,8
"	" + 10 " "	9,2
"	" + 20 " "	17,0
"	" + 30 " "	30,1

Infolge dieser Wechselbeziehungen zwischen der maximalen Feuchtigkeit der Atmosphäre und ihrer Temperatur ist warme Luft in der Regel feuchter als kalte. Im allgemeinen ist jedoch die Luft nicht mit Wasserdampf gesättigt; der Bruchteil der maximalen Feuchtigkeit, der jeweils vorhanden ist, wird als relative Feuchtigkeit bezeichnet.

Man mißt die Lufttemperatur mit dem Thermometer. Es besteht gewöhnlich aus einer feinen, luftleeren, zum Teil mit Weingeist oder Quecksilber gefüllten, am unteren Ende meist kugelförmig erweiterten und am oberen Ende zugeschmolzenen Glasröhre und zeigt durch Steigen und Fallen jener Flüssigkeiten Veränderungen der Temperatur an, da der Weingeist und das Quecksilber in besonders leicht sichtbarer Weise durch Erwärmung ausgedehnt und durch Abkühlung wieder zusammengezogen werden. Zur einheitlichen Bezeichnung der verschiedenen Temperaturen ist das Thermometer mit einer Gradeinteilung versehen, als deren Ausgangspunkte man den Gefrierpunkt und den Siedepunkt gewählt hat, d. h. diejenigen Stellen, bis zu welchen der Weingeist oder das Quecksilber in der Glasröhre hinaufreicht, wenn man das Thermometer in schmelzenden Schnee und in den Dampf kochenden Wassers bringt. Der zwischen beiden Punkten liegende Abschnitt der Glasröhre ist an dem Thermometer von Celsius, welches bei uns neuerdings allgemein verwendet wird, in 100, an dem früher in Deutschland gebräuchlichen Thermometer von

I. Die Luft.

Réaumur in 80 und an dem vornehmlich in England verbreiteten Thermometer von Fahrenheit in 180 gleiche Abschnitte („Grade") eingeteilt. Eine Zunahme der Temperatur um 10 Grad Celsius ist gleichbedeutend mit einer Zunahme um 8 Grad Réaumur oder 18 Grad Fahrenheit. Mittels gleichmäßiger Fortsetzung der Gradeinteilung über den Gefrierpunkt und Siedepunkt hinaus wird die Angabe noch niedrigerer oder höherer Temperaturgrade ermöglicht. Die Thermometer von Celsius und Réaumur bezeichnen den Gefrierpunkt als Nullpunkt (0), die darüber gelegenen Grade als Wärme- (+) und die darunter gelegenen als Kälte- (—) Grade. Dagegen entspricht bei Fahrenheit der Gefrierpunkt schon dem 32. Grade, so daß hier der Siedepunkt bei 212 Grad liegt. Bei der Angabe einer bestimmten Temperatur verwendet man für das Wort Grad die Abkürzung ^{0} und fügt den Anfangsbuchstaben des benutzten Thermometers hinzu, also z. B. 11 Grad Wärme nach dem Celsiusschen Thermometer schreibt man $+11^0$ C., 14 Grad Kälte nach Réaumur -14^0 R. In nachstehender Tafel ist die verschiedene Gradeinteilung der Thermometer ersichtlich gemacht.

Es entsprechen einander:

C.	R.	F.	C.	R.	F.
$-17,8^0$	$-14,2^0$	0^0	$+50^0$	$+40^0$	$+122^0$
-10^0	-8^0	$+14^0$	$+60^0$	$+48^0$	$+140^0$
0^0	0^0	$+32^0$	$+70^0$	$+56^0$	$+158^0$
$+10^0$	$+8^0$	$+50^0$	$+80^0$	$+64^0$	$+176^0$
$+20^0$	$+16^0$	$+68^0$	$+90^0$	$+72^0$	$+194^0$
$+30^0$	$+24^0$	$+86^0$	$+100^0$	$+80^0$	$+212^0$
$+40^0$	$+32^0$	$+104^0$			

Der allmähliche Übergang zu einer einheitlichen Temperaturmessung ist für das Deutsche Reich durch das Rundschreiben des Reichskanzlers, betreffend die Verwendung des 100teiligen Thermometers, vom 9. März 1901 in die Wege geleitet worden. Seit dem 1. Januar 1901 sind alle mit Réaumur-Einteilung versehenen Thermometer von der amtlichen Prüfung und Beglaubigung ausgeschlossen.

§ 36. Luftbewegung. Niederschläge. Durch die Erwärmung wird die Luft nicht nur in der Regel reicher an Wassergehalt, sondern auch auf einen größeren Raum ausgedehnt und somit verdünnt. Infolgedessen ist warme Luft feuchter als kalte, d. h. ein Kubikmeter dünne, warme Luft wiegt weniger als ein Kubikmeter dichte, kalte Luft. Die warme Luft zeigt daher das Bestreben, aufwärts zu steigen, während die kalte Luft sich abwärts senkt. Da nun die der warmen Erdoberfläche zunächst gelegenen Schichten der Atmosphäre vorzugsweise erwärmt werden, und da auch diese Schichten an den verschiedenen Teilen der Erdkugel nicht gleichmäßige Temperatur besitzen, findet unablässig ein Ausgleich zwischen den kalten und warmen Luftschichten statt; diese Vorgänge sind die

Hauptursache der Witterungsänderungen. Einerseits werden die durch den Ausgleich verursachten Luftströmungen unter Umständen so stark, daß sie als **Wind** empfunden werden, andererseits vermag die ursprünglich warme Luft, sobald sie abgekühlt wird, nicht mehr alles Wasser in Gasform zu halten; vielmehr wird ein Teil in kleinen Wasserbläschen ausgeschieden und unseren Augen in Gestalt von **Nebel** oder **Wolken** sichtbar; bei noch bedeutenderer Abkühlung entstehen die als **Regen**, **Schnee** und **Hagel** bekannten atmosphärischen **Niederschläge**. Da die Erwärmung der Luft in der Gegend des Äquators, die Abkühlung über den Polen am bedeutendsten ist, werden jene Witterungserscheinungen insbesondere durch den Einfluß von 2 entgegengesetzten Luftströmungen hervorgebracht, deren eine die warme Luft vom Äquator zu den Polen führt (**Äquatorialstrom**), und deren andere die kalte Polarluft zum Äquator bewegt (**Polarstrom**). Beide Strömungen erleiden infolge der Erdumdrehung bestimmte Ablenkungen ihrer Richtung.

Eine Luftbewegung empfindet der menschliche Körper erst, wenn der Luftstrom in der Sekunde einen Weg von mindestens $1/2$ m zurücklegt; die durchschnittliche Geschwindigkeit der Luftbewegung (**Windstärke**) wird auf 3 m in der Sekunde geschätzt. Wechselt infolge rascher Luftbewegung die den menschlichen Körper berührende Luftschicht so schnell, daß die Abgabe von Wärme und Feuchtigkeit des Körpers erheblich gesteigert wird, so empfinden wir ein Kältegefühl.

§ 37. Luftdruck. Mit der Wärme und der Bewegung der Atmosphäre steht der **Luftdruck** in engem Zusammenhange. Der Luftdruck ist die Belastung, welche die Atmosphäre durch ihr Gewicht ausübt. Wir empfinden zwar den Druck dieser unablässig auf unserer Körperoberfläche ruhenden Last nicht, können uns indessen von ihrem Vorhandensein überzeugen, wenn wir sie beim Besteigen hoher Berggipfel um das Gewicht der durchschrittenen Luftschichten vermindern. Da die Luft infolge der Abnahme des von oben lastenden Druckes in höheren Schichten weniger dicht ist, vermehren wir unwillkürlich die Zahl der Atemzüge, um genügend Sauerstoff aufzunehmen. Trotzdem wird eine genügende Sauerstoffaufnahme nicht erreicht, wir fühlen uns ermüdet, schlaff und schläfrig. Es kommt durch Bersten kleinerer Gefäße, auf deren Wandungen nicht mehr ein dem Drucke der Blutwelle entsprechender atmosphärischer Druck lastet, zu Blutungen aus Mund und Nase, wir vermissen in den Gelenken die gewohnte Festigkeit, da die Knochenenden in ihren Gelenkkapseln durch den verminderten Luftdruck nicht mit der gleichen

I. Die Luft.

Kraft wie gewöhnlich aneinander gedrückt werden. Solche Beschwerden, welche die Bewohner des Tieflandes auf hohen Bergen nicht selten empfinden, faßt man unter dem Namen „Bergkrankheit" zusammen.

Der Luftdruck unterliegt einem häufigen Wechsel; bei Erhöhung der Temperatur und der Luftfeuchtigkeit nimmt er entsprechend der dadurch bedingten Gewichtsverminderung der Luft ab, bei Kälte und Trockenheit der Luft zu.

Die Größe des Luftdrucks mißt man mit dem Barometer (Abbildung 14). Am gebräuchlichsten ist das Quecksilberbarometer; es besteht aus einer U-förmig gebogenen Glasröhre. In dem einen, oben geschlossenen, luftleeren Arme befindet sich eine Quecksilbersäule, welche durch das von dem anderen, oben offenen Arme aus einwirkende Gewicht der Atmosphäre im Gleichgewicht gehalten wird, so daß die Kuppe des Quecksilbers entsprechend dem größeren oder geringeren Luftdruck höher oder tiefer steht. An der Meeresküste vermag der durchschnittliche Luftdruck eine Quecksilbersäule von 760 mm Höhe im Gleichgewichte zu halten, an höheren Punkten der Erdoberfläche, welche sich unter einem geringeren Luftdruck befinden, steht das Barometer niedriger.

Eine andere Art des Barometers, das Kapsel- oder Aneroïdbarometer, beruht darauf, daß eine möglichst luftleer gemachte Metallkapsel durch Steigerung des Luftdrucks zusammengedrückt wird und bei Abnahme desselben sich wieder ausdehnt. Die dadurch hervorgerufenen Bewegungen der Kapselwand werden durch eine besondere Vorrichtung auf einen Zeiger übertragen und von diesem auf einer mit Gradeinteilung versehenen Fläche sichtbar und meßbar gemacht.

Die Schwankungen des Luftdrucks stehen in nahen Beziehungen zu den Veränderungen der Witterung. Bei schwüler Luft pflegt der Luftdruck niedrig zu sein, so in der Regel vor Gewittern; Winde vermehren oder vermindern ihn, je nachdem sie trockene und kalte oder feuchte und warme Luft zuführen.

§ 38. Verunreinigungen der Luft. Die Luft pflegt eine mehr oder minder große Menge von Verunreinigungen zu enthalten. Hierher gehören die Ausdünstungen der Menschen, welche sich namentlich in Schlafräumen oder dicht belegten Wohnungen (vgl. § 34) bemerkbar machen, ferner die aus manchen gewerblichen Betrieben sich entwickelnden Gase, welche schon durch ihren unangenehmen Geruch lästig empfunden werden. Ansehnliche Mengen von feinen Körperchen können in der Luft als Sonnenstäubchen wahrge-

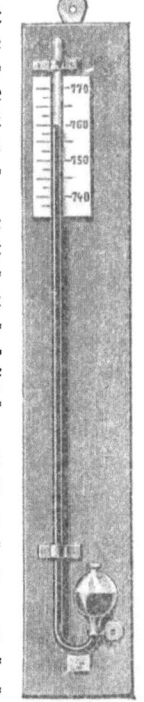

Abbildung 14.
Barometer.

nommen werden, sobald ein Sonnenstrahl durch eine Spalte in einen dunklen Raum fällt. Zu diesen in der Luft enthaltenen festen Bestandteilen gehört auch der durch den Verkehr in den menschlichen Wohnplätzen oder der durch den Gewerbebetrieb gelieferte Staub und der aus den Schornsteinen der Feuerungsanlagen emporgewirbelte Ruß. Derartige Luftverunreinigungen können durch ihre Menge oder Beschaffenheit nicht nur lästig für unsere Atmungswerkzeuge, sondern sogar gesundheitsschädlich werden, zumal da solcher Luftstaub Träger von Krankheitserregern (vgl. § 188) sein und uns unmittelbar ansteckende Krankheiten zuführen kann. Einen Schutz gegen das Eindringen der schädlichen Staubteile in den Körper bildet die feuchte Oberfläche der Atmungswege und deren namentlich in der Nasenhöhle vielfach gewundener Verlauf; denn hierdurch wird erreicht, daß viele Staubteile bereits an den Wänden der Nasenhöhle haften bleiben; es ist daher ratsam, in staubreicher Luft mit geschlossenen Lippen durch die Nase zu atmen. Gleichwohl werden nicht alle Gefahren dadurch beseitigt, vielmehr beobachtet man an Orten, deren Luft vielen Verunreinigungen ausgesetzt ist, besonders häufig gewisse Erkrankungen der Atmungswerkzeuge (vgl. § 142).

In den Städten pflegt die Luft im allgemeinen infolge des bedeutenden Verkehrs und der großen Zahl gewerblicher Betriebe am meisten verunreinigt zu sein; am reinsten und daher unserer Gesundheit am zuträglichsten ist sie da, wo sich wenig Staub erhebt, z. B. in Wäldern und am Meeresstrande.

§ 39. Klima. Jeder Ort auf der Erdoberfläche steht unter dem Einfluß der ihm eigentümlichen Witterungsverhältnisse, welche auch für die Gesundheit der Menschen von Bedeutung sind. Die Gesamtheit dieser Witterungsverhältnisse nennt man das Klima des Ortes. Es wird einerseits nach der durchschnittlichen Lufttemperatur beurteilt, andererseits kommen Luftdruck, Luftfeuchtigkeit, Windbewegung und Niederschläge in Betracht. Ferner ist die Häufigkeit einer Wolkenbedeckung des Himmels insofern von Wichtigkeit, als ein bewölkter Himmel die Sonnenstrahlen abhält und die Abgabe der Erdwärme an die höheren Schichten der Atmosphäre beeinträchtigt.

Im allgemeinen bestimmt sich das Klima nach der geographischen Lage eines Ortes, da die durchschnittliche Lufttemperatur vom Äquator nach den Polen zu abnimmt. Man unterscheidet das Tropenklima von dem gemäßigten Klima und dem Polarklima. Die Höhenlage eines Ortes verleiht durch die Verschiedenheit des Luftdrucks dem Höhen- oder Gebirgsklima, wie dem Talklima seine Eigentümlichkeit; eine verhältnismäßig wenig wechselnde Lufttemperatur und eine beträchtliche Feuchtigkeit der Luft neben häufigen Niederschlägen kennzeichnen das See= oder Küstenklima gegenüber dem Land= oder kontinentalen Klima. Endlich kann das Klima eines Ortes von dem seiner Nachbarschaft wesentlich verschieden sein, wenn große Wälder oder Bergketten einen Schutz gegen Wind gewähren, welcher der Nachbarschaft nicht zuteil wird.

II. Das Wasser.

§ 40. Bedeutung des Wassers. Wie die Luft, so gehört auch das Wasser zu unseren unentbehrlichen Lebensbedürfnissen. Wir bedürfen seiner als Trinkwasser, ferner zur Herstellung anderer Getränke, zur Zubereitung vieler Speisen, zur Reinigung unseres Körpers, unserer Gebrauchsgegenstände, Wohnungen und öffentlichen Anlagen und zu mannigfachen gewerblichen Betrieben. Es ist ein wesentlicher Bestandteil der Gewebe unseres Körpers; die Verluste an Wasser, welche dieser beständig durch seine Ausscheidungen von der Haut, den Nieren, den Verdauungswegen und mit der Atmungsluft erleidet, erfordern einen regelmäßigen Ersatz.

Wir befriedigen unsern Bedarf an Wasser zum Teil mit den Speisen, welche wasserhaltig sind, zum größten Teil aber durch Getränke, zu deren Aufnahme uns das Durstgefühl veranlaßt.

§ 41. Trinkwasser. Die von ihm zu fordernden Eigenschaften. Als einfachstes und wohlfeilstes Getränk bietet uns die Natur das Trinkwasser unmittelbar dar, jedoch ist dazu keineswegs jedes Wasser geeignet. Im allgemeinen sehen wir mit Recht nur solches Wasser als gutes Trinkwasser an, welches klar, farblos, von ungelösten, schwimmenden Bestandteilen frei ist, einen fremdartigen Geruch oder Geschmack nicht besitzt, kühl ist und erfrischend schmeckt.

Man bezeichnet als hart ein Wasser, welches reichlich Kalk= und Magnesiasalze enthält, als weich im Gegensatze dazu ein an diesen Salzen armes Wasser. Hartes Wasser, das unserem Geschmacke besser als weiches zusagt, eignet sich aber weniger gut zum Waschen, da es Seife und manche Schmutzstoffe schlecht löst, wird auch nicht gern zum Kochen verwendet, weil es dabei an den Kochgefäßen seine Salze als sog. Kesselstein absetzt und aus manchen Nahrungsmitteln die Nährstoffe nicht so gut wie weiches Wasser zu erschließen vermag (s. § 65).

Vom Standpunkt der Gesundheitspflege muß als wichtigste Eigenschaft eines Trinkwassers gefordert werden, daß es gesundheitsschädliche Verunreinigungen nicht enthält. Die vorher ange=

führten Eigenschaften eines guten Trinkwassers werden meistens bereits einige Gewähr für dessen Reinheit geben, indessen kann auch ein Wasser, welches weder seinem Aussehen noch seinem Geschmack oder Geruche nach zu beanstanden ist, Träger gesundheitsschädlicher Beimengungen sein. Insbesondere enthält fast jedes Wasser in größerer oder geringerer Anzahl winzig kleine, nur mit dem Mikroskope wahrnehmbare Lebewesen, welche man **Mikroorganismen** nennt. Zwar handelt es sich meistens nur um harmlose Arten derselben, doch hat die Erfahrung gelehrt, daß auch krankheitserregende Mikroorganismen zuweilen in das zum Trinken benutzte Wasser gelangen und durch seine Vermittelung zur Verbreitung von Seuchen Anlaß geben können. Um daher über die Brauchbarkeit und Unschädlichkeit eines Wassers ein zutreffendes Urteil zu gewinnen, muß man seinen Gehalt an gelösten Stoffen und an Mikroorganismen, insbesondere an sog. Bakterien (vgl. § 188), sowie die Art der letzteren von Sachverständigen feststellen lassen.

§ 42. Die Herkunft des Wassers. Niederschlagswasser. Zisternen. Im allgemeinen gewinnt man bereits durch die Kenntnis der Herkunft eines Wassers Anhaltspunkte für die Beurteilung seiner Brauchbarkeit zu Genußzwecken. Wir unterscheiden in dieser Beziehung Niederschlags-, Quell-, Grund- und Oberflächenwasser.

Das Niederschlags- oder meteorische Wasser (vgl. § 36) erreicht den Erdboden zumeist als Regen, ist arm an Salzen und dabei sehr weich. Da die Niederschläge die Luft gleichsam auswaschen, enthält das erste mit einem Regenguß oder Schneefall herabkommende Wasser häufig Verunreinigungen mannigfacher Art, welche je nach ihrer Beschaffenheit unter dem Einfluß von Mikroorganismen in Fäulnis übergehen; das später fallende Wasser ist reiner. Obwohl das Niederschlagswasser seiner weichen Beschaffenheit wegen wenig schmackhaft ist und bei reichlichem Genusse sogar Verdauungsstörungen hervorrufen kann, sind doch die Bewohner wasserarmer Gegenden darauf angewiesen, es in Gefäßen oder gemauerten Gruben (Zisternen) aufzufangen und als Trinkwasser zu verwenden; solche Zisternen sind aber leicht Verunreinigungen von der Erdoberfläche her ausgesetzt.

§ 43. Grundwasser und Quellen. Fällt das Niederschlagswasser auf durchlässigen Boden, z. B. Kies oder Sand, so sickert es ein und läßt die aus der Luft oder von der Erdoberfläche aus mitgeführten ungelösten Verunreinigungen in der oberen Bodenschicht wie in einem Filter zurück. Hier nimmt das Wasser zugleich gewisse lösliche Bestandteile des Bodens auf, sowie Kohlensäure aus der Grundluft, welche sich in den Poren des Bodens vorfindet. Das nun freie Kohlensäure ent-

II. Das Wasser.

haltende Wasser vermag weitere, aus Kalk- und Magnesiaverbindungen bestehende Bodenmineralien teilweise zu lösen und gewinnt allmählich eine der Menge der aufgenommenen Mineralstoffe entsprechende Härte. Sobald es beim Durchsickern eine undurchlässige Bodenschicht (Fels, Ton, Lehm) erreicht hat, bewegt es sich auf dieser, ihrer Neigung folgend, als Grundwasser. Bei welliger Anordnung der undurchlässigen Schicht sammelt es sich an deren tiefsten Stellen als unterirdischer Teich oder See, und wenn es auf der Oberfläche eines Hügels oder Berges eingesickert ist, kann es, auf der undurchlässigen Schicht weiterfließend, den Rand des Bergabhanges erreichen und als Quelle zutage treten. Gelangt es auf seinem Wege unter Druck in einen von einer oberen und einer unteren undurchlässigen Schicht begrenzten Raum, so sehen wir es, wenn man die obere Schicht von der Erdoberfläche aus durchbohrt, oft mit großer Gewalt, bisweilen im Strahl, aus der Bohröffnung hervorquellen (Abb. 15).

Infolge der filtrierenden Wirkung des Erdbodens ist das Grundwasser in der Regel frei von Bakterien. Es enthält Kohlensäure und Mineralbestandteile, schmeckt deshalb erfrischend und wird wegen seiner Reinheit zur Versorgung ganzer Orte mit Trinkwasser, wo es irgend möglich ist, herangezogen. Aus-

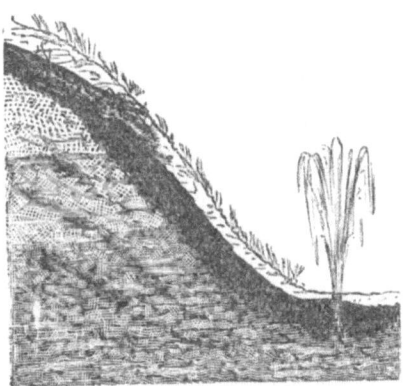

Abbildung 15. Unter Druck stehendes Grundwasser dringt im Strahl durch die erbohrte Öffnung der undurchlässigen Bodenschicht.

zunehmen ist das Wasser der sog. Rasenquellen, welches sich so nahe unter der Erdoberfläche sammelt, daß es weder zuverlässig durch den Boden filtriert, noch hinreichend mit Kohlensäure und Mineralstoffen gesättigt wird, auch den Einwirkungen der Sonnen- und Luftwärme nicht genügend entzogen ist. Das aus mäßiger Tiefe stammende Wasser der Bodenquellen nimmt nur in der Sommerhitze etwas an Wärme zu, ist aber meist zu Genußzwecken brauchbar; das Wasser der aus großer Tiefe kommenden Gesteinquellen bleibt immer gleichmäßig kühl, besitzt erfrischenden Wohlgeschmack und ist bakterienfrei. Gesundheitsschädliche Eigenschaften kann letzteres in der Regel nur dadurch gewinnen, daß es da, wo es als Quelle zutage tritt, oder wo es durch Brunnenanlagen dem Gebrauch erschlossen wird, Verunreinigungen erfährt.

§ 44. Quellwasserleitungen. Brunnenanlagen.

Verunreinigungen von Quellwasser können eintreten, wenn das Wasser zunächst in Sammelbecken oder Brunnenstuben geleitet wird, um entweder aus diesen zum Gebrauch entnommen oder mit Hilfe von Röhrenleitungen den menschlichen Ansiedelungen zugeführt zu werden. Zur Verhütung von Verunreinigungen ihres Inhalts sollten die Sammelbecken möglichst entfernt von menschlichen Wohnstätten angelegt werden und zur Abhaltung seitlicher Zuflüsse undurchlässige, die Erdoberfläche überragende Wände, sowie auch eine dichte Abdeckung erhalten. Eine Röhrenleitung muß undurchlässige Wandungen haben und an den Verbindungsstellen der einzelnen Röhren wohl gedichtet sein.

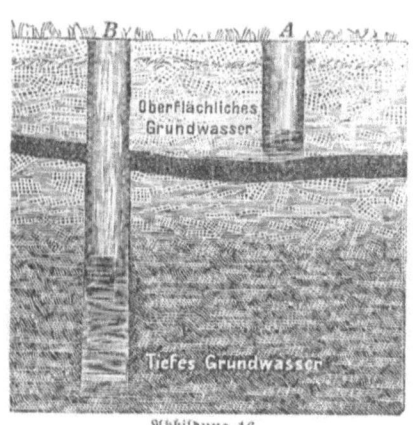

Abbildung 16.
A. Flachbrunnen, B. Tiefbrunnen.

Unter den Brunnenanlagen unterscheidet man Flachbrunnen und Tiefbrunnen (Abbildung 16). Das Wasser der Flachbrunnen entstammt dem Grundwasser der obersten Bodenschichten und enthält daher in bewohnten Orten, deren Untergrund durch die Abfälle des menschlichen Haushalts verunreinigt ist, leicht gesundheitsschädliche Beimengungen. Das Wasser der Tiefbrunnen pflegt von Bakterien und Zersetzungsstoffen aus der belebten Natur zwar frei zu sein, doch wird seine Genießbarkeit — namentlich in Norddeutschland — häufiger als bei Flachbrunnen durch einen Gehalt an Eisen- oder Mangansalzen beeinträchtigt, welche dem Wasser einen tinteähnlichen Geschmack geben und an der Luft allmählich das Absetzen eines bräunlichen oder schwärzlichen Schlammes verursachen. Man hat jedoch Verfahren ersonnen, durch welche das tiefe Grundwasser von den Eisensalzen befreit wird.

Infolge ungeeigneter Bauart eines Brunnens erhält dessen Wasser nicht selten eine schlechte Beschaffenheit; besonders müssen die sog. Kessel- oder Schachtbrunnen oft beanstandet werden. Diese werden in der Weise angelegt, daß man die Erde bis auf die Grundwasser führende Schicht aushebt und die Wände des ausgegrabenen Loches durch Balken oder Mauerwerk stützt. In dem auf solche Weise

II. Das Wasser.

hergestellten Kessel oder Schacht sammelt sich das Grundwasser an dem Boden, der „Sohle", an, um dann mit Schöpfgefäßen (**Ziehbrunnen**) oder Pumpeneinrichtungen (**Pumpbrunnen**) gehoben zu werden. Bei mangelhafter Dichtigkeit der Wände oder bei ungeeigneter (mitunter ganz fehlender) Abdeckung sind diese Brunnen der Verunreinigung von der Oberfläche oder den seitlichen Bodenschichten her in hohem Grade ausgesetzt. Es

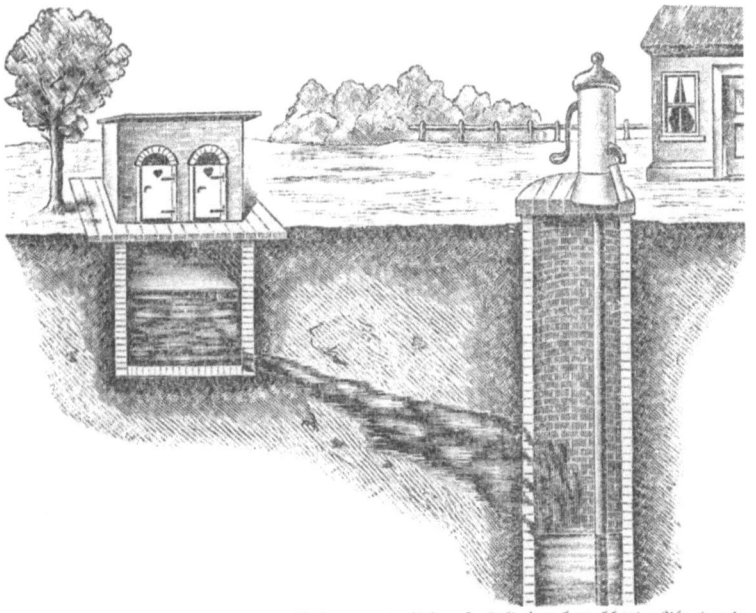

Abbildung 17. Verunreinigung eines Kesselbrunnens mit dem Inhalt einer benachbarten Abortgrube.

trifft dies namentlich dann zu, wenn die Kesselbrunnen, wie man das auf dem Lande häufig findet, in der Nähe undichter Dungstätten oder Abortgruben angelegt sind, so daß deren Inhalt seinen Weg in das Brunnenwasser nimmt (Abbildung 17); hiergegen gewähren selbst gut gedichtete Wände des Brunnens auf die Dauer nicht zuverlässigen Schutz, weil die zum Dichten benutzte Masse bald Sprünge erhält, und diese gewöhnlich erst gefunden werden, nachdem die Verunreinigung des Brunnens bereits erfolgt ist.

Eine größere Sicherheit gewähren die **Röhrenbrunnen**: artesische und abessynische Brunnen (Abbildung 18); sie bestehen aus einem eisernen Rohre, welches bis zu der das gesuchte Wasser führenden Schicht in die Erde eingetrieben und am oberen Ende mit einer Pumpvorrichtung versehen wird. Bei manchen artesischen Brunnen steht das Wasser unter solchem Drucke, daß es freiwillig aus dem Rohre austritt und eine Pumpvorrichtung überflüssig macht (vgl. Abbildung 15). Die Undurchlässigkeit der metallenen Wandung schließt jeden seitlichen Zufluß zum Wasser aus.

§ 45. Oberflächenwasser. An manchen Orten ist die Erschließung des Grundwassers unmöglich oder sehr schwierig; entweder weil sein Spiegel zu tief unter der Erdoberfläche liegt, oder weil der Untergrund aus Fels besteht und nicht ohne große Mühe und Kosten zu durchbohren ist; auch kann das Grundwasser infolge seines Gehalts an gelösten Salzen zum Genuß ungeeignet sein. Wenn an derartigen Orten Quellen nicht zur Verfügung stehen, so sind die Bewohner auf die Verwendung des Oberflächenwassers angewiesen. Als Oberflächenwasser bezeichnet man das Wasser der Flüsse, Bäche, Seen, Teiche, wie überhaupt aller Gewässer, deren Spiegel sich an der Erdoberfläche befindet. In seiner Verwertbarkeit als Trinkwasser steht dieses Wasser dem Quellwasser und Grundwasser erheblich nach; auch entbehrt es, da es dem Einfluß der Luft und der Sonnenstrahlen unmittelbar ausgesetzt ist, im Sommer der erfrischenden Kühle, ist arm an Kohlensäure und Mineralstoffen und führt in der Regel Verunreinigungen mit sich. Zu den letzteren gehören u. a. die Ausscheidungen und Überreste der zahlreichen Wassertiere und Wasserpflanzen, namentlich aber die von den Ufern hineingelangenden Abfälle der belebten Welt. Nicht selten werden dem Wasser unter den wirtschaftlichen Abfällen auch Ausleerungen von Kranken mit Keimen von ansteckenden Krankheiten zugeführt. Unter Umständen können daher Gesundheitsschädigungen mancherlei Art, Typhus- und Choleraerkrankungen, durch die Verwendung von Oberflächenwasser verursacht werden; so z. B. ist die verheerende Choleraepidemie, welche im Jahre 1892 die Stadt Hamburg heim-

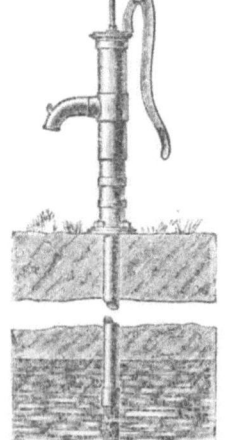

Abbildung 18.
Röhrenbrunnen.

II. Das Wasser.

suchte, auf das unfiltriert der Elbe entnommene Trinkwasser dieser Stadt zurückgeführt worden.

An manchen stehenden oder langsam fließenden Gewässern, wie Teichen, Gräben, Kanälen oder kleinen Flüssen, zeigt sich die erfolgte Verunreinigung oft schon in dem trüben Aussehen, dem fauligen Geruch und Geschmacke des Wassers; durch die Untersuchung gelingt es dann meist, Mikroorganismen in Mengen bis zu 100000 und mehr im Kubikzentimeter darin nachzuweisen. Der Einfluß der Verunreinigungen wird übrigens geringer, je größer das stehende Gewässer oder die Wasserführung des Baches oder Flusses ist. Da man in einiger Entfernung von schmutzführenden Zuflüssen das Wasser wieder rein zu finden pflegt, nimmt man an, daß es sich seiner Verunreinigungen zu entledigen vermag, und zwar mittels der sog. Selbstreinigung. Dieser Vorgang kommt wahrscheinlich einerseits durch die Ablagerung der Schmutzstoffe am Grunde und an den Ufern des Gewässers, andererseits durch die Zersetzung der zugeführten fremden Beimengungen zustande. Einzelne schädliche Bakterienarten können sich jedoch vermutlich unter gewissen, bisher noch nicht genügend aufgeklärten Verhältnissen längere Zeit im Wasser halten und Krankheiten mit ihm von Ort zu Ort verschleppen; insbesondere hat man die in vielen Epidemien beobachtete Verbreitung der Cholera an den Wasserläufen mit einer Verschleppung des Cholerakeims durch das Wasser in Zusammenhang gebracht.

§ 46. Künstliche Reinigung des Oberflächenwassers. Wasserfilter. Die Verwendung des natürlichen Oberflächenwassers zu Genußzwecken muß nach dem Vorstehenden als bedenklich angesehen werden, indessen gelingt es, durch bestimmte Verfahren die gesundheitsschädlichen Eigenschaften des Wassers mehr oder weniger zu beseitigen.

Am sichersten werden die Krankheitskeime im Wasser durch gründliches Abkochen vernichtet, jedoch verliert das Wasser dabei die Kohlensäure und mit ihr den erfrischenden Geschmack. Geringeren Erfolg gegenüber den Krankheitskeimen haben die meisten chemischen Mittel, welche man zur Reinigung des Wassers benutzt; auch wird durch solche Mittel ebenfalls sein Geschmack beeinträchtigt. Durch eine Behandlung des Wassers mit Ozon, wie sie im großen z. B. in Paderborn stattfindet, kann indes das Oberflächenwasser nicht nur gereinigt, sondern auch von Krankheitskeimen befreit werden.

Diejenigen Verfahren, welche darauf beruhen, daß man das Wasser seine Verunreinigungen beim längeren Stehen in Klärbecken absetzen läßt, beseitigen nur die gröberen Verunreinigungen und

50   B. Die Lebensbedürfnisse des einzelnen Menschen.

genügen daher nicht, hingegen verdienen die Filter eine größere Wertschätzung. Kleine Filter, sog. Hausfilter (Abbildung 19), zu deren Herstellung man Kohle, Asbest und poröse Steine, gebrannten Ton, Porzellan oder Kieselgur (Abbildung 20) verwendet, vermögen das Wasser wohl zu klären, von den darin enthaltenen Keimen indessen nicht zuverlässig oder doch nur vorübergehend zu befreien. Da nämlich in der Filterwand eine Vermehrung der Mikroorganismen

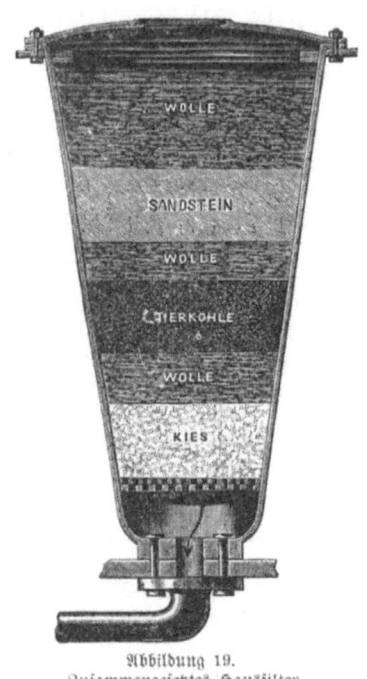

Abbildung 19.
Zusammengesetztes Hausfilter.

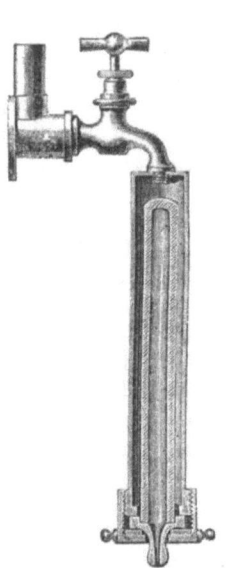

Abbildung 20.
Kieselgurfilter nach Berkefeld

stattfindet, so nimmt der Keimgehalt des filtrierten Wassers bald zu, ja er kann schließlich sogar den Gehalt vor der Filtration übertreffen.

Erfolgreicher sind die Sandfilter (Abbildung 21), deren sich manche Städte für die Wasserversorgung bedienen. Diese Sandfilteranlagen erstrecken sich über große Flächen, auf welchen zunächst Feldsteine, dann immer kleinere Steine, schließlich Kies und feiner Sand geschichtet sind. Das zur Reinigung bestimmte Wasser durchsickert alle diese Schichten von oben her und gelangt hierauf durch Kanäle in

II. Das Wasser. 51

Reinwasserbehälter und von diesen in die Röhren der Wasserleitung. Weil der eigentlich filtrierende Teil der Anlage sich in Gestalt eines feinen Schlammüberzugs erst aus dem Wasser selbst auf der Oberfläche absetzen muß, läßt man das erste, nach der Ingebrauchnahme eines neuhergestellten oder gereinigten Filters durchfließende Wasser unbenutzt ablaufen. Die Sandfilter halten bei zweckmäßiger Anlage und gewissenhaftem Betriebe die gröberen Verunreinigungen des Wassers vollständig, die Bakterien größtenteils zurück, bei ungeeigneter Anlage und bei mangelhafter Sorgfalt des Betriebs kann aber ein Erfolg der Filtration gänzlich ausbleiben. Daher wird im Deutschen Reiche der Einrichtung und dem Betriebe von Sand=

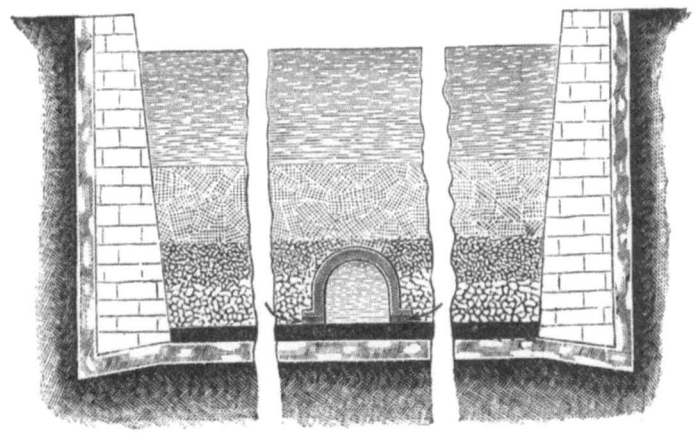

Abbildung 21. Schema eines großen Sandfilters zur Reinigung von Oberflächenwasser.

filtern, welche zur Reinigung des Oberflächenwassers dienen, seitens der Behörden die gebührende Aufmerksamkeit zuteil. Andererseits wird von vielen Sachverständigen gewünscht, daß, wo es irgend angängig ist, unter gänzlichem Verzicht auf das Oberflächenwasser lediglich tiefes Grundwasser oder Quellwasser für die Trinkwasserversorgung benutzt werden soll.

§ 47. Seewasser. Die am weitesten auf der Erde verbreitete Art des Oberflächenwassers ist das Wasser der Meere, das Seewasser. Es ist seines hohen Salzgehalts wegen zum Trinken nicht geeignet. Will man es dennoch als Trinkwasser verwenden, so unterwirft man es vorher der Destillation, indem man es kocht und den aufsteigenden Wasserdampf durch ein abgekühltes

4*

Rohr leitet. Hierbei verdichtet sich der Dampf wieder zu Wasser, während die Salze im Kochgefäße zurückbleiben. Man trinkt derartig destilliertes Wasser indessen nur in Notfällen und mit Zusätzen, weil es ohne solche infolge seines Mangels an Gasen und mineralischen Bestandteilen fade schmeckt und nicht gut vertragen wird.

§ 48. Mineralwasser. Auf seinem Wege durch den Boden (§ 43) hat das Wasser bisweilen Gelegenheit, gewisse Mineralbestandteile, namentlich Salze, sowie Gase in größerer Menge aufzunehmen, welche ihm heilkräftige Eigenschaften verleihen; solches Wasser nennt man Mineralwasser. Manche Mineralwässer welche als erfrischende Getränke vielen gesunden und kranken Menschen zuträglich und allgemein beliebt sind, werden (wie das zu den kohlensäurereichen Säuerlingen gehörende Selterswasser) in großem Umfange künstlich nachgeahmt, indem man Kohlensäure in gewöhnliches Wasser einpreßt. Diese Nachahmungen können gesundheitsschädlich wirken, wenn bei ihrer Zubereitung schlechtes Wasser verwendet wird.

§ 49. Verwendung des Wassers zur Beseitigung der Schmutzstoffe. Mit der Verwendung als Trinkwasser ist die Bedeutung des Wassers für unsere Gesundheit keineswegs erschöpft; vielmehr werden von unserem Wasserbedarfe, welchen man für die deutschen Städte auf den Kopf der Bevölkerung auf 50 bis 150 l täglich veranschlagen darf, nur 3 bis 4 l, einschließlich des für die Zubereitung der Nahrungsmittel unentbehrlichen Teiles, zum Genusse verbraucht. Die übrige Menge soll vorwiegend den Zwecken der Reinlichkeit dienen und zur Entfernung der Schmutzstoffe verwendet werden.

Alle Schmutzstoffe, welche sich in unserer Umgebung befinden oder an unserem Körper, unserer Wäsche und Kleidung haften, können die Gesundheit gefährden. Da sie neben erdigen Teilen stets Abfälle der belebten Welt, Überreste von Tieren und Pflanzen enthalten, so pflegen sie leicht in Zersetzung überzugehen und uns durch ihren üblen Geruch zu belästigen; daneben enthalten sie aber auch zuweilen die zerstäubten Massen eingetrockneten Auswurfs und anderer Ausscheidungen kranker Menschen, welche Krankheitskeime einschließen können. Solcher Schmutz verunreinigt leicht unsere Nahrungsmittel oder gelangt, als Staub aufgewirbelt, durch die Verdauungs- oder Atmungswege in den Körper (vgl. § 192). Auch unsere Körperoberfläche bietet den Schmutzstoffen ein Feld für ihre schädlichen Einwirkungen; denn sie bringen durch die Poren in die kleinen Drüsen ein oder durch kleine Verletzungen unter die

II. Das Wasser.

Haut und finden so ihren Weg in die Tiefe. Auf diese Weise erklärt sich die Entstehung vieler Hautleiden, welche bald als Ausschläge oder oberflächliche kleine Geschwüre, bald, wenn den Schmutzstoffen besonders gefährliche Keime anhaften, als Rose, Zellgewebs-Entzündung und -Eiterung auftreten (vgl. §§ 215 bis 217).

Für die Entfernung des Schmutzes gewährt uns das Wasser die beste Hilfe. Wir spülen damit die Straßen, scheuern damit unsere Wohnräume und benutzen es zur Reinigung unserer Wäsche, vieler Gebrauchsgegenstände und unseres Körpers. Auch hierbei ist es nicht gleichgültig, was für Wasser verwendet wird. Da die Reinigung nicht nur im Fortschwemmen des Schmutzes besteht, sondern auch durch die Fähigkeit des Wassers, andere Stoffe aufzulösen, unterstützt wird, so geht sie bei Verwendung weichen Wassers am besten von statten. Besonders wird zur Reinigung des Körpers und der Wäsche das Regenwasser und in dessen Ermangelung das Oberflächenwasser geschätzt; man darf jedoch nicht vergessen, daß verunreinigtes Oberflächenwasser, z. B. Wasser aus Gewässern, welche Zuflüsse von Haus- und Wirtschaftsabwässern enthalten oder zum Auswaschen von Krankenwäsche benutzt worden sind, bei den Personen, welche damit unvorsichtig in Berührung kommen, Krankheiten hervorrufen kann. In Fällen, wo man für Reinigungszwecke aus Mangel an weichem Wasser auf hartes Wasser angewiesen ist, empfiehlt es sich, letzteres vor dem Gebrauch abzukochen, weil in der Regel dabei ein Teil der die Härte bedingenden Mineralstoffe ausgeschieden, und seine Fähigkeit, Schmutzstoffe aufzulösen, gesteigert wird.

§ 50. Hilfsmittel des Wassers bei der Reinigung. Reinigung des Körpers, Haut- und Haarpflege. Man erleichtert das Reinigungsverfahren mit Wasser durch Anwendung von mancherlei Geräten (Besen, Bürsten, Schwämmen, Scheuerlappen) oder durch Zusätze wie Soda und Sand, welche den Schmutz auflockern und lichter löslich machen. Für die Entfernung fetthaltiger Schmutzstoffe leistet uns vor allem die Seife, d. h. eine Verbindung von Fettsäuren und Laugen, welche allen Kulturvölkern ein unentbehrliches Bedürfnis ist, vorzügliche Dienste.

Reinhaltung des Körpers fördert die Gesundheit. Bei kleinen Kindern und Kranken, welche sich mit den eigenen Ausleerungen beschmutzen, ist sie besonders unerläßlich, aber auch bei anderen Menschen räumt sie viele gefährliche Krankheitsstoffe hinweg, hält Ungeziefer von dem Körper fern, kräftigt die Haut, regt deren Tätigkeit an (vgl. §§ 6 und 23) und verleiht ihr ein gefälliges Aussehen.

Für die Körperreinigung genügt in der Regel die Anwendung von Wasser und Seife; beim Waschen der Hände wendet man zweckmäßig eine Bürste an; zum Waschen einer zarten Haut empfiehlt es sich, nicht zu kaltes Wasser und nicht scharfe Seife zu nehmen. Die vielfach in der Seife beliebten wohlriechenden Stoffe sind unschädlich, aber für die Gesundheit gleichgültig.

Von Wichtigkeit ist auch die regelmäßige Reinigung der Haare, damit die leicht zersetzlichen und dadurch dem Haarwuchse schädlichen Absonderungen der Hautdrüsen und die sich beständig von der Oberhaut abstoßenden Schuppen entfernt werden. Trockene Haare werden hiernach mit Vorteil durch milde Pomaden oder Haaröle geschmeidig erhalten und vor dem Abbrechen oder Ausgehen geschützt. Alle anderen zur Haut- und Haarpflege empfohlenen Wässer, Tinkturen, Essenzen, Puder, Schminken, auch Desinfektionsmittel (z. B. Teer- oder Thymolseife) sollten nur auf ärztliche Anordnung verwendet werden, da derartige im Handel vielfach in marktschreierischer Weise angebotene Mittel zuweilen schädliche Stoffe, z. B. giftige Metallverbindungen oder Farben, enthalten und überdies nicht für jedermann zuträglich sind. Ganz besonders gilt das für die Mittel zum Färben der Haut und der Haare, welche nicht selten durch einen Gehalt an Blei schädlich wirken.

§ 51. Bäder und Wasserkuren. Neben gründlichen Waschungen bilden die Bäder das vollkommenste Verfahren zur Reinigung des Körpers; sie besitzen daneben noch den weiteren Vorzug, erfrischend, kräftigend und zuweilen heilend zu wirken. Kalte Bäder, insbesondere Schwimmbäder in unverdächtigem Fluß- oder Seewasser und im Meere, regen Körper und Geist an und fördern die Kräfte; warme Bäder müssen bei kleinen Kindern, kränklichen und oft auch bei alten Personen die kalten Bäder ersetzen, überdies wirken sie schmerzlindernd und schweißtreibend; Bäder in warmen und kalten Mineralwässern werden zu Heilzwecken in Anwendung gezogen. Dringend ratsam ist es, nicht bald nach dem Essen, auch nicht eher in das kalte Wasser zu steigen, als bis man sich abgekühlt hat; auch soll man sich nach beendetem Bade rasch abtrocknen und ankleiden, um Erkältungen zu vermeiden. Die Benutzung verunreinigten Wassers zu Badezwecken ist in ähnlicher Weise gefährlich, wie die Verwendung derartigen Wassers zum Getränke.

Die Heilwirkungen, welche wir dem Wasser verdanken, beschränken sich nicht auf die Bäder. Auch in Form von Umschlägen, Übergießungen und Duschen kann es wohltätigen Einfluß ausüben und dazu beitragen, die Gesundheit wiederherzustellen.

III. Die Nahrung.

§ 52. Nahrungsbedürfnis. Die Nahrung liefert dem Körper die Stoffe, deren er zu seiner Erhaltung und seiner Entwicklung (Wachstum) sowie zur Aufrechterhaltung derjenigen Zellentätigkeit (vgl. § 21) bedarf, welche sich in der Erzeugung von Wärme und in der Leistung von Arbeit äußert. Die im Organismus unter Mitwirkung des aus der Luft aufgenommenen Sauerstoffs erfolgende chemische Umwandlung der Nahrungsstoffe ist die Grundbedingung für das Leben. Zur Aufnahme der Nahrung veranlaßt uns das Nahrungsbedürfnis, welches wir als Hunger und Durst empfinden.

Das Nahrungsbedürfnis ist entsprechend dem Zwecke, welchen die Nahrung erfüllen soll, nach Größe und Art verschieden; durch eine Erhöhung des Stoffwechsels (§ 21) wird es in der Regel gesteigert. Deshalb bedarf der Mensch bei angestrengter Muskeltätigkeit einer bedeutenderen Nahrungszufuhr als bei ruhiger Beschäftigung und mehr sitzender Lebensweise, und im Winter nehmen wir unwillkürlich mehr Nahrung auf, weil die Kälte der umgebenden Luft unseren Körper zu einer vermehrten Wärmebildung nötigt, welche nur durch gesteigerte Tätigkeit der Zellen erreicht werden kann (vgl. auch § 181).

Heranwachsende Menschen bedürfen wegen der erforderlichen Neubildung von Körpergewebe einer etwas anders zusammengesetzten Nahrung, als zur Erhaltung des erwachsenen Menschen nötig ist. Das gleiche gilt für die Kräftigung des Körpers in der Genesung nach erschöpfenden Krankheiten; hier sind diejenigen Nahrungsmittel vor allem geeignet, welche von den Verdauungswerkzeugen am leichtesten und besten ausgenutzt werden.

§ 53. Zusammensetzung der Nahrung. Ihrer Bestimmung gemäß muß sich unsere Nahrung aus allen denjenigen chemischen Grundstoffen zusammensetzen, welche für den Aufbau und die Lebenstätigkeit der Zellen unseres Körpers nötig sind. Unter ihnen ist der Stickstoff besonders wichtig; denn er nimmt als ein wesentlicher Bestandteil der sog. Eiweißstoffe einen hervorragenden Platz bei dem chemischen Aufbau des Körpers ein. Demnächst bedürfen wir des Kohlenstoffs, des Wasserstoffs und des Sauerstoffs. Diese letzteren drei Grundstoffe sind die Hauptbestandteile einer Reihe von stickstofffreien Körpern, welche vorwiegend das Verbrauchsmaterial für die Zellentätigkeit liefern, außerdem aber die Bildung des gleichsam einen Nahrungsvorrat darstellenden Körperfetts ermöglichen. Dieser Vorrat gibt in Zeiten, in denen die Nahrungsaufnahme, z. B. durch Krankheit, beeinträchtigt ist, Material für die Zellentätigkeit ab, schützt auf diese Weise die Eiweißstoffe der Gewebe vor dem Verbrauch und bewahrt somit den Organismus vor einem zu raschen Untergange. Wasserstoff und Sauerstoff nehmen außerdem in ihrer Vereinigung als Wasser an der Zusammensetzung des Körpers einen bedeutenden Anteil, da dessen Wassergehalt etwa $^{59}/_{100}$ seines Gewichts beträgt. Weitere am Aufbau des Körpers beteiligte Grundstoffe sind das **Chlor**, der **Schwefel**, der **Phosphor**, ferner das **Kalzium**, das **Magnesium** und verschiedene andere **Metalle**, namentlich das **Eisen**. Das Chlor stellt unter anderem in seiner Verbindung mit Natrium (als Kochsalz) einen wichtigen Bestandteil des Blutes, in seiner Verbindung mit Wasserstoff (als Salzsäure) einen wirksamen Bestandteil des Magensafts dar; Schwefel findet sich in allen Eiweißstoffen, Phosphor und Kalzium bilden die Grundmasse der Knochen, Eisen ist in den roten Blutkörperchen enthalten.

§ 54. Nahrungsmittel und Nährstoffe. Die vorstehend angeführten Grundstoffe werden bei der Ernährung nicht in reinem Zustand von unserem Körper aufgenommen, vielmehr setzen sich die Nahrungsmittel, welche wir genießen, aus einer Reihe von Nährstoffen zusammen, und diese sind aus jenen Grundstoffen gebildet. Nach ihrer chemischen Gestaltung unterscheidet man unter den Nährstoffen neben dem Wasser und einigen Salzen eine stickstoffhaltige Gruppe, die **Eiweißstoffe**, und zwei stickstofffreie Gruppen, die **Kohlenhydrate** und die **Fette** (vgl. § 21).

Die Eiweißstoffe haben ihren Namen von dem **Hühnereiweiß** erhalten, welches die gesättigte Lösung eines derartigen Eiweißstoffs, des Albumins, darstellt und sich durch die in der Hitze eintretende Gerinnung kennzeichnet. Eiweißstoffe bilden ferner den wesentlichen Nährstoff des **Fleisches**, finden sich als Käsestoff oder Kasein in der **Milch** und werden aus ihr beim Sauerwerden durch Gerinnung abgeschieden. Von Nahrungsmitteln, welche dem Pflanzenreich angehören, enthalten besonders die **Hülsenfrüchte** Eiweißstoffe in Gestalt des Legumins; der Eiweißstoff des Getreides, der sog. Kleber, bildet einen wichtigen Bestandteil des Brotes.

Die Kohlenhydrate setzen sich aus Kohlenstoff und den beiden Grundstoffen des Wassers zusammen und sind vornehmlich in den Nahrungsmitteln aus dem Pflanzenreich enthalten. Wir genießen sie am häufigsten in Gestalt der **Stärke**, welche den wesentlichen Nährstoff der Kartoffel und aller mehlgebenden Früchte bildet; andere Kohlenhydrate sind die Zuckerarten und die Zellulose (Zell-

III. Die Nahrung.

stoff oder Holzfaser). Erstere finden sich hauptsächlich in pflanzlichen Nahrungsmitteln (als Traubenzucker, Fruchtzucker, Rohr- oder Rübenzucker), ferner in der Milch als Milchzucker. Zuckerähnliche Stoffe sind in einigen Geweben des menschlichen oder tierischen Körpers enthalten, z. B. im Muskelgewebe und im Drüsengewebe der Leber. Die Zellulose stellt einen wichtigen Bestandteil der Pflanzenzellen dar und verleiht dem Holze seine Festigkeit; sie ist in den menschlichen Verdauungssäften fast unlöslich und daher für unsere Ernährung nicht von Bedeutung.

Die Fette sind sowohl in tierischen wie in pflanzlichen Nahrungsmitteln enthalten; zu ihnen gehören Schmalz, Butter und Speiseöle.

Das Wasser genießen wir nicht nur in reinem Zustand (vgl. § 41) und als Lösungsmittel verschiedener Stoffe in Form des Getränkes, sondern auch mit der festen Kost, da es auch in den nicht flüssigen Nahrungsmitteln in mehr oder weniger bedeutender Menge enthalten ist. Fleisch besteht zu etwa $^3/_4$ seines Gewichts aus Wasser; von jungen Gemüsen und frischen Früchten beträgt der Wassergehalt bis zu mehr als $^{99}/_{100}$ ihres Gewichts.

Die Salze, welche dem Körper das Chlor, den Phosphor, einen Teil des Schwefels und die zu seinem Aufbau nötigen Metalle zuführen, sind Bestandteile vieler Nahrungsmittel. Chlornatrium pflegen wir als Kochsalz den meisten Speisen zur Würze zuzusetzen.

Unter den Nährstoffen sind die Eiweißstoffe insofern am wichtigsten, weil sie den zum Stoffersatze, d. h. zur Ergänzung und Neubildung der Gewebe notwendigen Stickstoff liefern. Die stickstofffreien Nährstoffe geben vornehmlich den für die Kraft- und Wärmeentwicklung (Kraftwechsel) erforderlichen Verbrauchsstoff ab und führen außerdem, wenn sie im Übermaße genossen werden, zu einer Vermehrung des Fettansatzes im Körper.

Während der Stoffersatz nur möglich ist, wenn dem Organismus Eiweißstoffe in bestimmter Menge zugeführt werden, ist es für den Kraftwechsel von wenig Belang, ob von den drei Nährstoffen (Eiweiß, Kohlenhydrate und Fett) einer oder der andere vermindert oder ausgelassen und dafür von den anderen um so mehr aufgenommen und verarbeitet wird.

Bei einer derartigen gegenseitigen Vertretung dieser Nährstoffe muß jedoch zur Erzielung des gleichen Erfolges die Menge des stellvertretenden Stoffes in einem bestimmten Verhältnis zu der Menge des ausgefallenen Nährstoffs stehen.

Versuche haben ergeben, daß bei der Ernährung im Organismus

aus den Nährstoffen ebensoviel Wärme entsteht wie bei ihrer Verbrennung im Laboratorium; es ist daher möglich gewesen, die aus einer bestimmten Menge eines Nährstoffs nutzbar werdende Wärmemenge nach Wärmeeinheiten (Kalorien)*) zu messen. Hierbei hat sich ergeben, daß von 1 g Eiweiß und von 1 g Kohlenhydraten je 4,1 Wärmeeinheiten, von 1 g Fett 9,3 Wärmeeinheiten geliefert werden. Da sich nun diese 3 Nährstoffe für den Zweck der Ernährung im Verhältnis ihrer Verbrennungswärmen vertreten können, so sind 100 g Fett ungefähr gleichwertig 227 g Eiweiß oder Kohlenhydraten (Rubner).

§ 55. Auswahl der Kost. Der Gehalt eines Nahrungsmittels an den verschiedenen Arten von Nährstoffen ist im allgemeinen für das Gefühl der Sättigung, welches damit erreicht werden kann, belanglos, da es wesentlich von dem Füllungsstande des Magens abhängt. Dagegen ist die Zusammensetzung unserer Nahrung für unser Wohlbefinden keineswegs gleichgültig; falls unser Körper nicht Schaden leiden soll, müssen wir ihm die einzelnen Nährstoffe regelmäßig in bestimmtem Verhältnis und ausreichender Menge zuführen.

Unter den gewöhnlichen Umständen entspricht diejenige Kost, an welche wir uns unter der Leitung des Naturtriebs gewöhnt haben, den Anforderungen des Körpers. Ist es erforderlich, den täglichen Kostbedarf für eine größere Anzahl von Menschen zu bestimmen, wo die Wahl des einzelnen nicht ausschlaggebend sein kann, z. B. für die Massenverpflegung in Lehranstalten, Kasernen, Gefängnissen u. dgl., so legt man der Kostberechnung diejenigen Mengen an Stickstoff und Kohlenstoff zugrunde, welche der Körper durchschnittlich im Laufe eines Tages durch Lunge und Haut sowie mit den Darmausleerungen und dem Harne ausscheidet. Eine zweckmäßige Ernährung muß als Ersatz für diese Verluste täglich mindestens die gleichen Mengen jener Grundstoffe dem Körper zuführen.

Durch mühsame Untersuchungen hat man ermittelt, daß ein erwachsener, wohlgenährter Mensch in unserem Klima bei mittlerer körperlicher Arbeitsleistung durchschnittlich 18,8 g Stickstoff und 281,2 g Kohlenstoff auf dem angegebenen Wege an jedem Tage verliert. Durch die Zufuhr von annähernd 120 g trockener Eiweißstoffe würde dem Körper die bezeichnete Stickstoffmenge und etwa 64 g des Kohlenstoffs ersetzt werden. Zur Lieferung der dann noch fehlenden 217 g des verbrauchten Kohlenstoffs würden ungefähr noch 280 g Fett oder 475 g Kohlenhydrate erforderlich sein.

---

*) Unter Wärmeeinheit ist diejenige Wärmemenge verstanden, welche notwendig ist, um 1 kg Wasser von 0° auf 1° zu erwärmen.

III. Die Nahrung.

Bei der Kostberechnung ist zu berücksichtigen, daß die einzelnen Nahrungsmittel je nach ihrer Art in verschiedener Weise durch den Körper ausgenutzt werden. Die aus dem Tierreich entnommenen Nahrungsmittel (Fleisch, Eier, Milch) enthalten das Eiweiß in einer für uns leichter verdaulichen Form als die Nahrungsmittel aus dem Pflanzenreiche (Hülsenfrüchte, Mehl); wenn wir daher unseren Stickstoffbedarf nur mit pflanzlichen Nahrungsmitteln decken wollen, so müssen wir größere Mengen von Speisen zu uns nehmen. Dagegen wird der Kohlenstoffbedarf ebenso leicht aus pflanzlichen Nahrungsmitteln wie aus dem tierischen Fette entnommen. Eine nur aus pflanzlichen Nahrungsmitteln zusammengesetzte (vegetarische) Kost kann hiernach dem Bedarfe des Körpers an Nährstoffen nur unter der Voraussetzung, daß sehr reichliche Mengen von Nahrung verwendet werden, genügen; eine derartige einseitige Ernährung führt aber dazu, daß die Verdauungswerkzeuge, entsprechend der erheblichen Nahrungszufuhr, ihre Leistungen auf Kosten der Kraftentwicklung des Gesamtkörpers vermehren müssen. Es empfiehlt sich daher, von dem notwendigen Stickstoff einen Teil, erfahrungsgemäß mindestens ein Drittel, in Form von Nahrungsmitteln aus dem Tierreich dem Körper zuzuführen.

Für die Auswahl der Kost ist übrigens auch der Geldwert der Nahrungsmittel in Betracht zu ziehen, welcher im allgemeinen für Nahrungsmittel aus dem Tierreich am höchsten ist.

§ 56. Berechnung der täglichen Kost. Die im vorstehenden angeführten Tatsachen und Erwägungen bilden die allgemeinen Grundlagen, mit Hilfe deren der Kostbedarf für größere Gemeinschaften von Menschen berechnet zu werden pflegt. Für den Kostbedarf des einzelnen fallen der körperliche Zustand und die äußeren Lebensbedingungen ins Gewicht. Alter, Geschlecht, Körpergröße, selbst das lebhaftere oder trägere Temperament sowie vorübergehende Gemütsstimmungen sind für die Menge der aufzunehmenden Nährstoffe von Bedeutung; besonders zu berücksichtigen ist aber die Arbeitsleistung, deren Maß und Art (körperliche — geistige Arbeit, im Freien — im geschlossenen Raume) schon deshalb ein verschiedenes Kostmaß verlangt, weil sie auf die Größe des Stoffumsatzes und die Tätigkeit der Verdauungsorgane und somit auf die Ausnutzung der Nahrungsmittel von erheblichem Einfluß ist.

Der tägliche Nährstoffbedarf eines erwachsenen Mannes ist auf 3000 Wärmeeinheiten berechnet worden, welche durch die Aufnahme von 118 g Eiweiß, 56 g Fett und 500 g Kohlenhydraten gedeckt werden können (Voit). Dieses Kostmaß ist insofern veränderlich, als (mit Ausnahme einer bestimmten Eiweißmenge, vgl. §54) diese Nährstoffe sich gegenseitig nach Maßgabe ihrer Verbrennungswärme vertreten können.

Es gibt also nicht ein Kostmaß, sondern viele Kostmaße, mit denen eine ausreichende Ernährung gewährleistet werden kann; nur muß bei ihrer Aufstellung eine bestimmte Menge von Eiweiß als unersetzlich und eine bestimmte Menge Verbrennungswärme als erforderlich bezeichnet werden. Nach neueren Forschungen hat es den Anschein, als ob das bisher allgemein angenommene Kostmaß in bezug auf das Eiweiß mit 118 g etwas zu hoch angesetzt ist. Ferner wird Jahreszeit und Klima bei der Festsetzung der Nahrung nicht außer acht gelassen werden dürfen, da z. B. im Winter und in kalten Gegenden reichliche Mengen von Fett gewährt werden müssen, damit das Verbrennungsmaterial des Körpers der gesteigerten Wärmeabgabe entsprechen kann.

§ 57. Zubereitung der Kost. Gewürze und Genußmittel. Soll die hiernach bemessene Kost eine wirklich gesunde und kräftige Nahrung darstellen, so muß einerseits für Abwechslung, andererseits für geeignete Zubereitung der Speisen gesorgt werden. Eine einförmige Kost erregt leicht Appetitlosigkeit und Widerwillen, durch die Zubereitung aber werden viele Nahrungsmittel erst genießbar; denn unsere Verdauungswerkzeuge vermögen zahlreiche Speisen nur in gekochter, gebratener oder gebackener Form, nicht wenige nur bei Zusatz von anregenden Gewürzen zu verwerten.

Durch das Kochen pflanzlicher Stoffe wird entweder den Zellen der Inhalt entzogen oder in eine der Einwirkung der Verdauungssäfte leichter zugängliche Form übergeführt, insbesondere verwandelt sich dabei die Stärke in den besser verdaulichen Kleister. Auch im Fleische werden die genießbaren Stoffe durch das Kochen erschlossen, indem das zwischen den Muskelbündeln befindliche, schwer verdauliche Bindegewebe sich dabei lockert und zum Teil in löslichen Leim übergeht, während die Eiweißkörper gerinnen. Zugleich werden die zuweilen im Fleische vorkommenden Schmarotzer, wie Finnen und Trichinen, und Krankheitskeime, welche aus der Luft oder durch Unreinlichkeit beim Schlachten, bei der Aufbewahrung oder beim Verkauf auf das Fleisch gelangen, in der Siedehitze getötet oder unschädlich gemacht. Der letztere Erfolg wird durch das Braten weniger zuverlässig erreicht; denn bei diesem Vorgang wirken die hohen Hitzegrade vornehmlich auf die Oberfläche ein, während die inneren Teile infolge des schlechten Wärmeleitungsvermögens des Fleisches mehr oder weniger roh bleiben. Das Braten erhöht indessen den Wohlgeschmack des Fleisches, da sich unter dem Einfluß der Hitze des Bratofens in der oberflächlichen Schicht durch chemische Umsetzung Stoffe von angenehmem Geruch und Geschmacke bilden.

Die Würzen (Salz) und Gewürze (Pfeffer, Ingwer, Nelken u. a.) haben für unsere Ernährung eine ähnliche Bedeutung wie die sog. Genußmittel (Tee, Kaffee, Schokolade, spirituöse Getränke). In mäßiger Menge und richtiger Auswahl dem Körper zugeführt, steigern sie die Verdauungsfähigkeit, indem sie zugleich dem Geschmack angenehm sind; im Übermaße genossen, verursachen sie Störungen der Verdauung und der Leistung anderer Organe.

Auch die Tageszeit, zu welcher wir die Nahrung genießen, ist für unsere Ernährung nicht bedeutungslos. Gewohnheit und Sitte haben 3 Hauptmahlzeiten am Tage eingeführt, das Frühstück, das Mittagessen und das Abendbrot. Bei angestrengter körperlicher oder geistiger Arbeit empfiehlt es sich, kurz nach dem Aufstehen ein nicht zu karges Frühstück und entsprechend der Mitte der täglichen Arbeitszeit, etwa 1/2 bis 2 Stunden nach der Mittagszeit unserer Zeitrechnung, ein reichliches Mittagessen einzunehmen. Dagegen soll das Abendbrot uns geringere Mengen Nahrung zuführen als jene beiden Mahlzeiten und wenigstens 1½ Stunden vor der Nachtruhe genossen werden, damit den Verdauungswerkzeugen ebenso wie den übrigen Organen des Körpers während des Schlafes die Arbeitsleistung ermäßigt und Ruhe gegönnt wird. Andererseits ist es ratsam, nach jeder Mahlzeit einige Zeit die Arbeit ruhen zu lassen, damit die zur Verwertung der Nährstoffe erforderliche Verdauungstätigkeit nicht durch anderweitige körperliche und geistige Leistungen beeinträchtigt wird.

§ 58. Art der Nahrungsaufnahme. Mund- und Zahnpflege. Für eine gesunde Ernährung ist auch die Art und Weise, in welcher wir Speise und Trank zu uns nehmen, von großer Bedeutung. Allzu heiße Nahrungsmittel und Getränke greifen die Mund-, Rachen- und Speiseröhrenschleimhaut an und rufen Magenstörungen hervor; nach dem Genusse sehr kalter Getränke hat man Übelkeit, Erbrechen, Magenerkrankungen und ernste Darmleiden beobachtet. Von großer Wichtigkeit ist es, daß die Speisen nicht hastig hinuntergeschlungen, sondern durch gründliches Kauen und Vermischen mit Speichel für die Verdauung genügend vorbereitet werden. Bei Personen, welche in Ermangelung guter Zähne hierzu nicht imstande sind, stellen sich häufig Verdauungsstörungen ein. Es ist daher auf die zur Erhaltung der Zähne erforderliche Mundpflege rechtzeitig die gebührende Sorgfalt zu verwenden. Ein gutes Milchzahngebiß ist eine Vorbedingung für das Erscheinen eines regelrechten und gesunden bleibenden Gebisses.

Bei mangelnder Reinlichkeit setzen sich zwischen den Zähnen und in hohlen Zähnen leicht Speisereste an, welche faulen, dadurch reizend wirken, zu Zahn- und Zahnfleischerkrankungen Veranlassung geben und durch Beimischung ihrer Fäulniskeime die Bekömmlichkeit der Nahrung beeinträchtigen. Die Zahnpflege bezweckt, der Zahnkrone den schützenden Schmelz, dem Zahnhals und der Zahnwurzel die Zahnfleischbedeckung zu erhalten. In erster Linie hat man auf die Beseitigung des Speichelsteins zu achten, welcher sich an den Zähnen zwischen dem Zahnhals und dem Zahnfleisch ansetzt, den ersteren entblößt und an seinen Unebenheiten Speisereste zurückhält. Man soll regelmäßig und oft mit nicht zu kaltem Wasser den Mund ausspülen und gurgeln. Als Zusatz zu dem Mundwasser können einige Tropfen Myrrhentinktur, Kölnisches Wasser oder weingeistige Lösung von Pfefferminzöl nützlich sein. Man bürste die Zähne nicht nur morgens, sondern auch abends mit einem den Schmelz nicht angreifenden Zahnpulver. Als solches empfehlen sich Erzeugnisse, welche als Grundsubstanz geschlämmte Kreide oder kohlensaure Magnesia enthalten, auch mit Wohlgerüchen versetzt und mit unschädlichen Farben gefärbt sein können. Zu warnen ist vor Zahnreinigungsmitteln, welche den Zahnschmelz verletzen und dadurch das Zustandekommen von Zahnerkrankungen begünstigen. Zur Schonung des Schmelzes hüte man sich ferner, die Zähne einem scharfen Wechsel von Kälte und Hitze auszusetzen oder sehr harte Gegenstände zu zerbeißen; auch soll man die Zähne vor der Einwirkung scharfer Säuren schützen. Man gewöhne sich, stets auf beiden Seiten gleichmäßig zu kauen, und man lasse endlich, wenn möglich, sein Gebiß etwa zweimal im Jahre von einem Zahnarzt nachsehen, vom Speichelsteine befreien und, wo es nötig ist, in geeigneter Weise behandeln.

Die Nahrungsmittel.

§ 59. Auswahl der Nahrungsmittel zur Kostberechnung. Die für eine zweckmäßige Ernährung erforderliche Abwechslung der Kost (§ 57) wird uns durch die große Zahl der für uns verfügbaren Nahrungsmittel ermöglicht. Zu einer zweckentsprechenden Auswahl veranlaßt uns bereits der Naturtrieb. So genügen wir beispielsweise bei dem Genusse von eiweißreicher Nahrung unserm Bedürfnis nach Fett, Zucker und Stärke, indem wir zum Fleisch fetten Beiguß (Sauce) und gekochte Kartoffeln oder Obst genießen, und in ähnlicher Weise

III. Die Nahrung. 63

suchen wir ein stärkereiches Nahrungsmittel durch Fett und Eiweiß zu ergänzen, indem wir eine Brotscheibe mit Butter bestreichen und mit Käse belegen. In vollendeter Weise befähigt uns die Wissenschaft der Nahrungsmittelchemie, die Zusammensetzung unserer Kost dem Bedarf unseres Körpers entsprechend zu gestalten, indem sie uns die Mengenverhältnisse, in welchen die einzelnen Nährstoffe in den verschiedenen Nahrungsmitteln enthalten sind, angibt.

Die nebenstehende Farbentafel (Abbildung 22) veranschaulicht die Zusammensetzung einiger wichtiger Nahrungsmittel nach den durch die Chemie gewonnenen Ergebnissen. Die Namen der gewählten Mittel sind untereinander angegeben; rechts von jedem Namen befindet sich ein wagerechter, bedruckter Streifen. Die rote Farbe versinnbildlicht das in den Nahrungsmitteln enthaltene Eiweiß, die gelbe das Fett, die blaue die Kohlenhydrate, die braune den unverdaulichen Zellstoff, die schwarze Schraffierung die Salze und das letzte, weiße Feld das Wasser. Die Länge der einzelnen Farbenstreifen, meßbar nach der Zahl der von ihnen eingenommenen Teilstriche, gibt an, in welcher Menge die verschiedenen Nährstoffe in 100 Teilen des betreffenden Nahrungsmittels enthalten sind. So erstreckt sich z. B. beim mittelfetten Rindfleisch die rote, das Eiweiß andeutende Farbe über 21 Teilstriche, weil das Fleisch zu $^{21}/_{100}$ aus Eiweiß besteht. Beim mageren Schweinefleische beträgt die Länge des gelben Streifens 7 Teilstriche (von 20 bis 27), weil in diesem Fleische 7 Hundertteile Fett enthalten sind.

Unter Zugrundelegung der in der Farbentafel angegebenen Werte für den Gehalt der einzelnen Nahrungsmittel an Nährstoffen würde sich z. B. für einen Tag die folgende Kost berechnen lassen, welche trotz ihrer Einfachheit und Billigkeit den Nährbedarf eines männlichen Erwachsenen bei mittlerer Arbeit nach dem in § 56 angegebenen Kostmaß deckt.

Es wird gewährt:
1. Zum Frühstück: Milch, Kaffee, Brot und Schmalz, und zwar an Nahrungsmitteln 200 g Magermilch, 250 g Roggenbrot und 30 g Schmalz.
2. Zum Mittagessen: Rindfleisch mit Erbsenbrei, Kartoffeln und Brot, und zwar an Nahrungsmitteln 150 g mittelfettes Rindfleisch, 150 g Erbsen, 400 g Kartoffeln, 10 g Schmalz und 100 g Roggenbrot.
3. Zum Abendessen: Milchsuppe mit Reis und Käsebrot, und zwar an Nahrungsmitteln 300 g Magermilch, 40 g Reis, 20 g Magerkäse und 250 g Roggenbrot.

Hiernach werden am ganzen Tage verbraucht:

Nahrungsmittel	Gewicht in g	Preis in Pf.	Gehalt an		
			Eiweiß g	Fett g	Kohlenhydraten g
Roggenbrot	600	15	36	3	282
Magermilch	500	6	15,5	2,5	24
Kartoffeln	400	3	8	0,8	82,8
Mittelfettes Rindfleisch .	150	27	31,5	8,3	—
Erbsen	150	6	34,5	3	78,8
Reis	40	2	3,2	0,2	31,1
Schmalz	40	7	0,2	39,6	—
Magerkäse	20	3	6,8	2,3	0,7
Gesamt .	1900	69	135,7*)	59,7	499,4

Für rund 70 Pfennig können also die Bestandteile einer Tageskost beschafft werden, welche in 1900 g Nahrungsmitteln 135,7 g Eiweiß, 59,7 g Fett und 499,4 g Kohlenhydrate enthält, während das in § 56 für den männlichen Erwachsenen bei mittlerer Arbeit als erforderlich bezeichnete geringste tägliche Kostmaß 118 g Eiweiß, 56 g Fett und 500 g Kohlenhydrate beträgt. In der hier berechneten Tageskost werden nahezu ²/₅ des Eiweißes durch Nahrungsmittel aus dem Tierreich (Fleisch, Milch, Käse) zugeführt; es genügt aber der Erfahrung gemäß, wenn ¹/₃ des Bedarfs an Eiweiß durch jene kostspieligeren Nahrungsmittel gedeckt wird (vgl. § 55). Durch Zugabe von Wurst und Butter, welche mit einem Teile des Brotes als Frühstücks- und Vespermahlzeit eingeschoben werden, kann die Tageskost noch nahrhafter, durch Gewährung einiger Genußmittel, z. B. Kaffee, Bier oder Wein, abwechslungsreicher gestaltet werden, wodurch sich allerdings die täglichen Ausgaben für Lebensmittel erhöhen.

Zur Beurteilung des Wertes der einzelnen Nahrungsmittel für unsere Ernährung genügt indessen die Kenntnis ihres gemeinhin als „Nährwert" bezeichneten Gehalts an Nährstoffen nicht, vielmehr kommen in dieser Hinsicht noch andere Eigenschaften der Nahrungsmittel in Betracht, welche für unsere Gesundheit von Bedeutung sind. So kann der Genuß von manchen Gemüsen zu Störungen der Magen- und Darmtätigkeit führen, Weißbrot wird leichter als Schwarzbrot verdaut usw. Es ist daher notwendig, sich auch über die Verdaulichkeit der einzelnen Nahrungsmittel zu unterrichten.

---

*) Davon werden etwa 115 g vom Körper ausgenutzt.

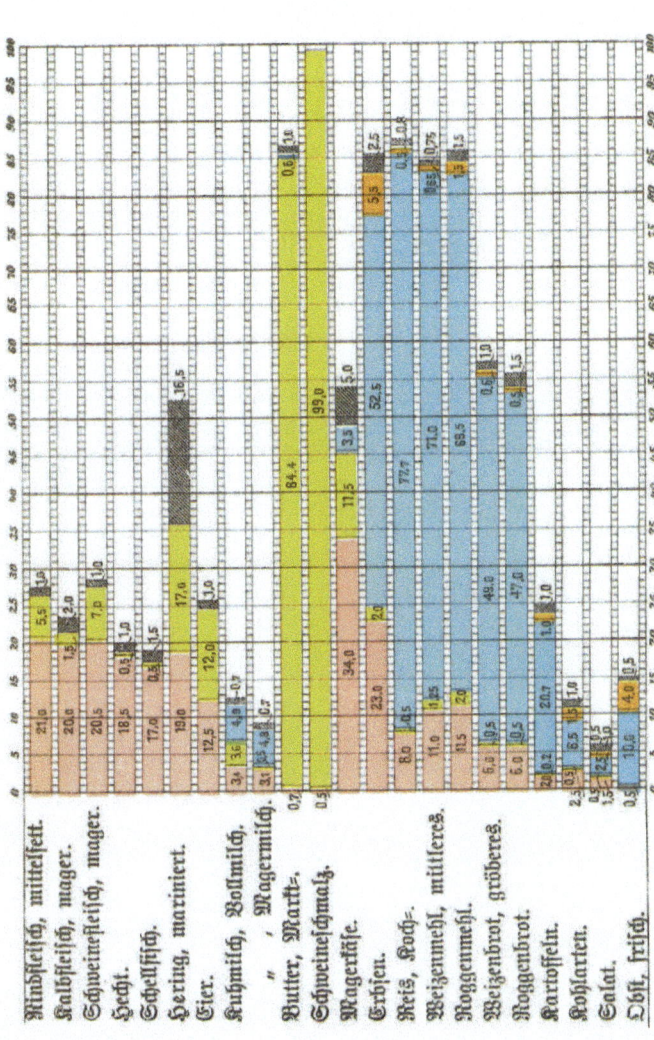

Abbildung 22.

III. Die Nahrung.

§ 60. Getreide und Mehl. Für die Ernährung größerer Volksmassen sind die aus dem Getreide bereiteten Nahrungsmittel von hervorragender Bedeutung. Die Pflanzen, aus denen sie gewonnen werden, durch den Verkehr nach den verschiedensten Teilen der Erde gebracht, gedeihen überall da, wo ihnen Klima und Bodenbeschaffenheit günstige Bedingungen zum Fortkommen gewähren.

Die meisten Getreidearten gehören zu der botanischen Familie der Gräser und bestehen wie diese aus Wurzel, Halm, Blättern und Ähre. Die Ähre trägt die Blüten und später, in Gestalt der Getreidekörner, die Früchte. Jedes Getreidekorn besteht aus einer von unverdaulichem Zellstoff gebildeten Hülle und dem Inhalt, welcher die Nährstoffe enthält. Durch das Mahlen werden diese von den unverdaulichen Zellstoffen möglichst getrennt und in Form des Mehles für die weitere Zubereitung zum menschlichen Genusse verwertbar gemacht.

Unter den Nährstoffen des Getreidekorns sind hauptsächlich Stärke und Eiweiß vertreten; doch fehlen auch Zucker, Fette und Salze nicht, so daß die Getreidefrucht Nährstoffe aus allen Gruppen darbietet. Unter den Eiweißstoffen ist besonders der Kleber hervorzuheben; er bedingt die Backfähigkeit des Mehles, da er dem Brotteig seine Zähigkeit verleiht und dadurch das Zusammenhalten des Brotes beim Aufgehen ermöglicht.

Betrügerischerweise wird das Mehl zuweilen durch allerhand für die Ernährung wertlose und unter Umständen sogar gesundheitsschädliche Zusätze verfälscht. So sucht man durch Beimengung von Schwerspat und Gips sein Gewicht zu erhöhen oder durch Zugabe der minder backfähigen Erzeugnisse des ausgewachsenen Getreides und von Unkrautsamen seine Menge zu vermehren. Ferner kann die Reinheit des Mehles Schaden leiden, indem sich durch mangelhafte Sorgfalt beim Einsammeln und weiteren Verarbeiten allerhand fremde Samen mit dem Getreide mischen. Besonders gefürchtet ist die Verunreinigung mit Mutterkorn, einer Pilzwucherung, welche das Getreidekorn in der Ähre verändert und beim Genusse schwere Vergiftungen hervorzubringen pflegt.

§ 61. Zubereitung des Mehles. Gebäck. Man verwendet das Mehl zu den mannigfaltigsten Speisen. Es bildet den wesentlichen Bestandteil vieler Klöße, der schwäbischen Spätzle, der bayerischen Knödel, der Nudeln und der Makkaroni und wird in derartiger Zubereitung von unseren Verdauungsorganen wohl ausgenutzt. Viele Menschen lieben auch als Morgenkost einen Mehlbrei oder eine Mehlsuppe, vornehmlich genießen wir indessen Mehl als Gebäck.

66   B. Die Lebensbedürfnisse des einzelnen Menschen.

Der Vorgang des Backens gestaltet sich bei dem wichtigsten Gebäcke, dem Brote, in folgender Weise: Zunächst wird das Mehl mit Wasser zu einem Teige geknetet und dieser mit Hefe versetzt. (Hefe [Abbildung 23] ist eine aus winzig kleinen, nur mit dem Mikroskop erkennbaren, lebenden pflanzlichen Gebilden, sog. Pilzen, bestehende Masse.) Der Teig beginnt zu „steigen", in seinem Innern bilden sich zahlreiche Blasen, er wird schwammig und locker; in diesem Zustand schiebt man ihn in den heißen Backofen, wobei er anfangs noch an Umfang zunimmt, bis nach kurzer Zeit das Brot fertig aus dem Ofen genommen werden kann. Man unterscheidet an dem Brote die feste, gebräunte Rinde und die weiche, lockere, von zahlreichen größeren und kleineren Hohlräumen durchsetzte Krume, deren Farbe je nach Art des verwendeten Mehles bald weiß, bald grau, zuweilen auch braun ist.

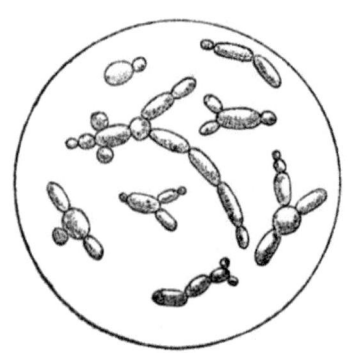

Abbildung 23. Hefepilze (stark vergrößert).

Die Umwandlung des Mehlteigs in Brot wird durch die Tätigkeit der Hefepilze eingeleitet, welche durch Gärung Kohlensäure und Weingeist bilden. Das Kohlensäuregas und die Weingeistdämpfe treiben den Teig auf und verleihen ihm die lockere und schwammige Beschaffenheit. Im Backofen setzen die Hefepilze ihre gärungserregende Eigenschaft so lange fort, bis sie unter dem Einfluß der Hitze absterben.

Statt der Hefe benutzt man zur Brotbereitung auch den sog. Sauerteig, d. h. in Gärung befindlichen Teig von einer früheren Brotbereitung. Die in dem Sauerteig in voller Lebenstätigkeit befindlichen Pilze vermehren sich, wenn mit demselben frischer Teig durchgeknetet wird, und rufen dann dieselben Erscheinungen hervor wie reine Hefe.

Bei der durch Mitwirkung von Hefe oder Sauerteig eingeleiteten Gärung bilden sich stets organische Säuren, vornehmlich Milchsäure, welche dem Brote einen mehr oder weniger sauren Geschmack verleihen und bisweilen im menschlichen Körper Verdauungsstörungen nach dem Genusse des Brotes hervorrufen. Um diese Säurebildung im Brote zu vermeiden, ersetzt man beim Backen die Hefe mitunter durch gewisse Salze, welche die Eigenschaft besitzen, in der Hitze oder, indem sie chemisch aufeinander einwirken, Gase, namentlich Kohlensäure, zu entwickeln, und demnach in ähnlicher Weise wie die Hefe den Teig zu lockern vermögen. Derartige Salze sind in den Backmehlen oder Backpulvern, welche in mannigfacher Zusammensetzung im Handel vorkommen, enthalten; einige Salze, z. B. das kohlensaure Ammoniak (Hirschhornsalz), werden dem Teige ohne weiteres zugesetzt.

§ 62. Verschiedene Brotarten. Die Eigenschaften des Brotes sind einerseits von der Art der verwendeten Brotfrucht, andererseits

III. Die Nahrung.

von der Beschaffenheit des Mehles abhängig. Für letztere ist die Art und Weise, in welcher die Getreidekörner gemahlen werden, von Bedeutung.

Man hat gefunden, daß die Nährstoffe im Getreidekorn nicht gleichmäßig verteilt sind. Eiweißstoffe und Salze befinden sich hauptsächlich in den äußeren Schichten, die Stärke vornehmlich im Innern. Da nun beim Mahlen eine vollkommene Trennung des Kornes vom Zellstoff auch mit Hilfe der vorzüglichsten Mühleneinrichtungen bisher nicht möglich ist, so bleiben stets nicht unbeträchtliche Mengen der äußeren Schichten des Kornes beim Vermahlen am Zellstoff haften, um mit ihm die unter dem Namen Kleie bekannten Mahlabfälle zu bilden; das Mehl ist daher ärmer an Eiweiß und Salzen als das Getreidekorn. Besonders gilt dies für das ganz weiße Mehl, welches der Müller in der Weise herstellt, daß er größere Mengen der äußeren, kleberreichen Schicht des Kornes, welche dem Mehle eine graue Farbe erteilen, entfernt.

Es ist nun in Erwägung gezogen worden, ob es zur Erhöhung des Nährwerts des Brotes nicht vorteilhaft sei, das Mehl allgemein, wie man beim Pumpernickel schon bisher zu tun pflegte, mit der Kleie zu verbacken und auf diese Weise die der letzteren anhaftenden Nährstoffe zu verwerten. Die Kleie enthält indessen unverdauliche Massen, welche nicht nur Magen und Darm belasten, sondern sogar durch mechanische Reizung Verdauungsstörungen verursachen können. Während vom Münchener Roggenbrote 89,9 und vom Weißbrot 94,4 Gewichtshundertteile verdaut werden, kommen vom Pumpernickel nur 80,7 Hundertteile der Ernährung zugute, was den Vorteil des größeren Gehalts an Nährstoffen vollständig aufwiegt. Immerhin bildet das Kleiebrot vielen Menschen, deren Verdauungsorgane gesund und leistungsfähig sind, ein beliebtes Nahrungsmittel, gegen dessen Genuß so lange nichts einzuwenden ist, als es gut vertragen wird und Verdauungsstörungen nicht hervorruft.

Unter den einzelnen Brotarten unterscheidet man die gesäuerten von den ungesäuerten Broten, welche letzteren ohne Verwendung von Hefe oder Sauerteig gebacken werden. Als feinstes Brot gilt das Weißbrot, zu dessen Herstellung dem aus Weizenmehl und Hefe oder Sauerteig gekneteten Teige gewöhnlich etwas Milch oder Butter beigemischt wird. Das Schwarzbrot, hier und da auch Graubrot genannt, wird entweder aus Roggenmehl oder aus einer Mischung von Roggen- und Weizenmehl mit Hilfe von Sauerteig gebacken. Der Teig des Kommißbrots der Soldaten und des westfälischen Pumpernickels wird aus geschrotenem, d. h.

grob gemahlenem und daher noch teilweise mit der Kleie vermischtem Roggen mit Hilfe von Sauerteig zubereitet. Ungesäuerte Brote sind u. a. das Graham=Brot, welches ohne Lockerungsmittel aus ge= schrotenem Weizen, Roggen oder Mais hergestellt wird, und der aus kleiefreiem Mehle gefertigte Schiffszwieback.

§ 63. Kuchen und Torte. Ähnlich wie das Brot werden auch der Kuchen und die Torte durch Backen hergestellt, indessen verwendet man dabei neben dem Mehle auch Milch, Zucker, Butter, Eier, Rosinen, Nüsse, Mandeln und Gewürze zum Teige; die Lockerung wird durch Hefe, Backpulver oder Hirschhornsalz bewirkt. Der Nährwert und die Ver= daulichkeit solcher Backwaren ist sehr ungleich. Im allgemeinen gilt der wenig lockere und fettreiche Blätterteig für besonders schwer verdaulich.

§ 64. Die einzelnen Getreidearten. Da der Wert sämtlicher Backwaren und im besonderen der Brotarten zum großen Teil von der Art des zu ihrer Herstellung benutzten Getreides abhängt, so ist es für die Volksernährung eines Landes von nicht geringer Bedeutung, welches Getreide am besten im Boden und Klima des Landes gedeiht, daher am billigsten von der Landwirtschaft geliefert werden kann.

Die Hauptbrotfrucht der gemäßigten Zone ist der Weizen. Sein Anbau erstreckt sich in Europa über Deutschland, England, Mittel= und Südfrankreich, Ungarn, die Balkanländer und Südrußland. Eben= so gedeiht er in Mittelasien, einem Teile von Nord= und Süd= amerika und am Kap der guten Hoffnung. Am meisten verbreitet, ist bei uns der nackte oder wahre Weizen, dessen Körner beim Dreschen nackt aus der Ähre fallen. In Süddeutschland, ins= besondere in Württemberg, wird jedoch auch vielfach der Dinkel oder Spelzweizen angebaut, der ein rauheres Klima verträgt und auf einem leichteren Boden gedeiht, jedoch die Eigenschaft besitzt, daß beim Ausdreschen Hülsenteile von der Ähre, die „Spelzen", am Korne haften bleiben, welche erst durch ein besonderes Mahlver= fahren beseitigt werden müssen. Von anderen Getreidearten wird bei uns in Deutschland hauptsächlich der dem Weizen an Eiweißgehalt etwas nachstehende Roggen zur menschlichen Ernährung ver= wendet. Er verträgt ein kälteres Klima und leichteren Boden als der Weizen und wird in einem großen Teile der gemäßigten Zone Europas, Asiens und Amerikas angebaut.

Das Weizenbrot wird in Frankreich, England und Südeuropa allgemein, in Deutschland von der wohlhabenderen Bevölkerung be= vorzugt. Durch seine lockere Beschaffenheit, welche die Ausnutzung bei der Verdauung erleichtert, hat es in der Tat einige Vorteile vor dem Roggenbrote, doch ist auch dieses ein ausgezeichnetes, in weiten

III. Die Nahrung.

Bevölkerungsschichten Deutschlands und des nördlichen Europas mit Recht beliebtes Ernährungsmittel.

Eine andere Getreideart, die Gerste, wird in Nordrußland, Großbritannien und Skandinavien vielfach zur Brotbereitung verwendet; in Deutschland findet sie die ausgedehnteste Verwertung in der Bierbrauerei, — zuweilen nur setzt man sie dem Roggen- oder Weizenteige zu, um billigeres Brot zu erzielen; in ihrer Verarbeitung als Graupe genießen wir sie in der Suppe oder als Grützbrei.

Der in Skandinavien und Schottland als Brotfrucht geschätzte Hafer wird in Deutschland zur menschlichen Nahrung hauptsächlich als Haferschleim und Hafergrütze hier und da benutzt.

In China, Japan, Indien, überhaupt dem südlichen Asien und in den meisten Ländern Afrikas, ist der Reis die am meisten verbreitete Getreidefrucht und das fast ausschließliche Nahrungsmittel der ärmeren Bevölkerung; er scheint für die Ernährung besonders geeignet, weil er billig ist, an Nährwert andere gleich billige Nahrungsmittel, wie z. B. die Kartoffel, übertrifft und durch die menschlichen Verdauungswerkzeuge vollkommen ausgenutzt wird. Man hat indessen bei den Einwohnern der genannten Länder die Beobachtung gemacht, daß eine ausschließliche Reisnahrung mit den gleichen Nachteilen für den menschlichen Körper verknüpft ist wie jede einseitige Pflanzenkost. Wenn ein nur von Reis lebender Mensch nicht verhältnismäßig große, seinen Verdauungswerkzeugen unzuträgliche Mengen jenes Nahrungsmittels genießt, so vermag er seinen Eiweißbedarf nicht zu decken; er verliert an Arbeits- und Lebenskraft und fällt Gesundheitsschädigungen leichter anheim als bei gemischter Kost.

Der Mais (Kukuruz, türkischer Weizen), welcher sich vor anderen Brotfrüchten durch seinen hohen Fettgehalt auszeichnet, wird vornehmlich in Südeuropa, Mittelamerika und einem Teile von Nordamerika angebaut; in Italien lebt ein Teil der Bevölkerung fast nur von einem aus seinem Mehle hergestellten Breie, der Polenta. In Deutschland kommt der Mais nur kümmerlich fort; er hat daher bei uns ebenso wie die Hirse, welche den Ostindiern, den Ägyptern und den Bewohnern von Algier zur Nahrung dient, als Nahrungsmittel wenig Bedeutung.

Im Anschluß an die Brotfrüchte ist noch der Buchweizen zu erwähnen, welcher zwar botanisch nicht zu den Getreidearten, sondern zu den Knöterichgewächsen (Polygonaceen) gehört, indessen seinem Nährwert nach den Brotfrüchten vergleichbar ist. Der Buchweizen (auch Heidekorn genannt) hat den Vorzug, noch in Gegenden zu gedeihen, welche wegen kalten Klimas und kurzen Sommers oder infolge schlechter Bodenbeschaffenheit zum Anbau von Getreide weniger geeignet sind. So gibt er noch lohnende Erträge in den kalten Landstrichen Sibiriens, auf den großen Mooren der nordwestdeutschen Tiefebene und Polens. Auch ist er in Steiermark und in Nordamerika wohlbekannt. Man verwendet ihn außer zur Brotbereitung als Mehl oder Grütze zu mancherlei Mehlspeisen.

§ 65. Hülsenfrüchte. Neben dem Getreide bilden die **Hülsenfrüchte** (Leguminosen), insbesondere die **Erbsen, Bohnen** und **Linsen**, ein schätzenswertes Nahrungsmittel aus dem Pflanzenreiche, weil sie den Vorzug der Wohlfeilheit und Nahrhaftigkeit vereinigen. Die genannten Hülsenfrüchte, welche wir von einigen zu den Schmetterlingsblütlern gehörigen Pflanzen gewinnen, enthalten in reifem (getrocknetem) Zustande alle Nährstoffe in so beträchtlichen Mengenverhältnissen, daß sie bis zu einem gewissen Maße die Nahrungsmittel aus dem Tierreich zu ersetzen vermögen. Getrocknete Erbsen, Bohnen oder Linsen enthalten ungefähr 25 Hundertstel ihres Gewichts Eiweißstoffe und 50 Hundertstel Stärkemehl, während die jungen Erbsen und die grünen Bohnen hinsichtlich ihres Nährwerts den grünen Gemüsen zugerechnet werden müssen, unter diesen allerdings einen hervorragenden Platz einnehmen. Da die **Eiweißstoffe** der Hülsenfrüchte, welche man Legumin nennt, anders geartet sind als der Kleber der Getreidefrüchte und zum Backen sich nicht eignen, so genießen wir Erbsen, Bohnen und Linsen meist in Form von Brei oder Suppen. Ein Nachteil sind die **Hülsen**, welche aus unverdaulichem Zellstoff bestehen und dem Magen und Darme leicht lästig werden. Man pflegt daher den gekochten Brei durch ein Sieb zu treiben, auf welchem die Hülsen zurückgehalten werden, oder man verwendet zum Kochen das im Handel käufliche, von den Hülsen befreite Mehl der Früchte. Ein weiterer Übelstand der Hülsenfrüchte besteht darin, daß sie mit hartem, d. h. **kalkhaltigem Wasser** nicht weich gekocht werden können, weil das Legumin mit dem Kalke eine unlösliche Verbindung eingeht. Man muß daher für ihre Zubereitung weiches (Regen-) Wasser nehmen oder, wo solches nicht zu beschaffen ist, das harte Wasser durch Zusatz von etwas Soda weicher machen.

Der **Wert der Hülsenfrüchte für die Ernährung** wird dadurch beeinträchtigt, daß sie beim Kochen durch Aufnahme erheblicher Wassermengen aufquellen und dann einen im Verhältnis zu ihrem Gehalt an Nährstoffen übergroßen Raum einnehmen, so daß die aus ihnen bereiteten Speisen durch ihre bedeutende Masse Magen und Darm beschweren. Ferner bedingt auch der Widerwille mancher Menschen gegen einen zu häufigen Genuß von Erbsen, Bohnen oder Linsen eine Minderschätzung der Leguminosen gegenüber den Getreidefrüchten.

Die Hülsenfrüchte bilden die Grundbestandteile einiger Eßwaren, welche sich mehr oder weniger im Handel eingebürgert haben. Hierher gehört die Erbswurst, zu deren Verfertigung der letzte deutsch-französische Krieg die erste Veranlassung gab, ferner die aus feinem Linsen- und Roggenmehle bereitete Hartensteinsche Leguminose und der mit Erbsenmehl hergestellte chinesische Pflanzenkäse Toa-foo.

§ 66. Ölfrüchte. Während der Nährwert der Getreidearten und Hülsenfrüchte vornehmlich in ihrem Gehalt an Eiweißstoffen und Kohlenhydraten beruht, sind andere Erzeugnisse des Pflanzenreichs durch ihren Fettgehalt ausgezeichnet. So wird aus dem Samen der Ölfrüchte das fette Öl ausgepreßt, welches wir unseren Speisen zuzusetzen pflegen. Am meisten gebräuchlich als Speiseöl ist das Olivenöl, welches man in Südeuropa aus der Olive, der Frucht des Ölbaums, gewinnt; es ersetzt in Südfrankreich, Italien und Griechenland den minder wohlhabenden Einwohnern die Butter, während es bei uns in der feineren Küche, insbesondere bei der Zubereitung von Salaten, geschätzt wird. Daneben verwendet man zu Speisen Mohnöl, Leinöl, Erdnußöl, Sesamöl und einige andere Öle, welche auch in Deutschland gewonnen werden. Das Olivenöl wird vielfach durch amerikanisches Baumwollsamenöl verfälscht. Als Ersatz für die Butter wird neuerdings auch das aus der Kopra, dem Samen der Kokospalme, hergestellte Fett empfohlen und in unsere Küche einzuführen gesucht (sog. Kokosbutter).

§ 67. Kartoffeln. Grüne Gemüse. Neben der bisher genannten Fruchtarten gewährt das Pflanzenreich in mannigfachen Wurzeln, Knollen, Blättern und Blüten Nahrungsmittel in reicher Auswahl. Allen bekannt als weit verbreitetes Nahrungsmittel sind die Kartoffeln. Sie wachsen unter der Erde als knollige Verdickungen des Stengels der Kartoffelpflanze, welche gegen Ende des 16. Jahrhunderts durch Drake aus Amerika nach unserem Erdteil gebracht wurde und seit etwa 150 Jahren in Deutschland in weitem Umfang angebaut wird. Der Wert der Kartoffeln beruht auf ihrer Schmackhaftigkeit und ihrem Stärkegehalte, welcher ungefähr $1/5$ ihres Gewichts beträgt; sie stehen aber den Getreide- und Hülsenfrüchten insofern nach, als sie Eiweißstoffe und Fette nur in geringem Maße enthalten und sich zu etwa $3/4$ ihres Gewichts aus Wasser zusammensetzen. Die Kartoffel eignet sich vorzugsweise als Beigabe zu anderweitiger, eiweiß- und fettreicher Kost, genügt indessen als ausschließliche Nahrung nicht. Wir verdauen sie am leichtesten in Form des mit Milch oder Butter angerührten, gekochten Kartoffelbreies.

§ 68. Die frischen oder grünen Gemüse sind zumeist aus wild wachsenden Pflanzen durch die Landwirtschaft oder durch die Kunst des Gärtners veredelt worden. Zu ihnen gehören die bereits erwähnten grünen, d. h. unreifen oder halbreifen Früchte der Erbsen und Bohnen, ferner von Wurzelgewächsen die Mohrrübe, die weiße Rübe, die Kohlrübe, die rote Rübe (auch rote Bete genannt) und die Schwarzwurzel, außerdem die Kohlarten — Wirsing, Weiß=, Rot=, Grün= (Braun=), Blumen=, Rosenkohl und Kohlrabi —, endlich die Spinatpflanzen, Spargel und Artischocken. Den Gemüsen reihen sich die Salatpflanzen — Kopfsalat, Endiviensalat, Feldsalat, Brunnenkresse —, die Gurken, der Sellerie, die Zwiebeln, die Rettiche, die Radieschen und endlich zahlreiche Kräuter, wie Petersilie, Lauch, Dill, Kerbel u. a., an, welche zur Würze der Brühen und festen Speisen Verwendung finden.

Alle diese Erzeugnisse des Pflanzenreichs besitzen infolge ihres im Verhältnis zu anderen Nahrungsmitteln bedeutenden Wassergehalts einen nur beschränkten Nährwert. Wie aus der Farbentafel (Abbildung 22) ersichtlich ist, bestehen die Kohlarten zu $88/100$, der Salat sogar zu $94/100$ des Gesamtgewichts aus Wasser; bei den Gurken erreicht der Wassergehalt fast $96/100$ ihres Gewichts. Nichtsdestoweniger darf die Bedeutung dieser Nahrungsmittel nicht unterschätzt werden; wir wählen sie teils ihrer Schmackhaftigkeit teils ihres angenehmen Geruchs wegen nicht allein als Zugabe zu anderen nahrhafteren Speisen, sondern sie regen auch den Appetit an und fördern die Verdauung, indem sie durch ihren Gehalt an gewissen Stoffen, besonders apfel=, wein= und oxalsauren Salzen, eine vermehrte Absonderung der Verdauungssäfte und eine lebhafte Bewegung des Magens und der Därme bewirken. An Nährstoffen fehlt es ihnen keineswegs gänzlich; die Kohlarten bestehen zu 6½, die grünen Bohnen zu 7½, die jungen Erbsen sogar zu 12 Hundertteilen ihres Gewichts aus Kohlenhydraten; die Rüben führen uns beachtenswerte Mengen von fertigem Zucker zu, und mit den grünen Bohnen und den jungen Erbsen verzehren wir Eiweißmengen, welche 6½ bezw. 5½ Hundertteile des Gewichts dieser Nahrungsmittel betragen. Allerdings geht bei der üblichen Zubereitung der Gemüse ein großer Teil ihrer Nährstoffe verloren, da man das Kochwasser, welches die löslichen wirksamen Bestandteile dieser Nahrungsmittel aufzunehmen pflegt, abgießt.

Da man frische Gemüse nicht zu allen Zeiten und an allen Orten erhalten kann, hat man ein Mittel ersonnen, um sie in genußfähigem Zustand längere Zeit aufbewahren und weithin verschicken zu können. Hierzu ist es notwendig, daß die Gemüse von den ihnen etwa anhaftenden Gärungs= und Fäulniskeimen befreit und

Additional material from *Gesundheitsbüchlein,*
ISBN 978-3-662-36149-8, is available at http://extras.springer.com

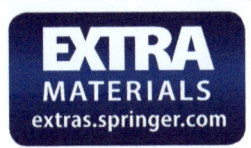

hierauf vor dem nachträglichen Eindringen derartiger Keime geschützt werden. Am besten erreicht man diesen Zweck, indem man die Gemüse in Gefäßen aus Glas oder Weißblech der Siedehitze aussetzt und die Behälter unmittelbar darauf luftdicht verschließt oder zulötet. Durch die Herstellung von getrockneten Gemüsen und der aus solchen gepreßten Gemüsetafeln bezweckt man eine Verminderung des der Zersetzung förderlichen Wassergehalts der frischen Gemüse. Lange Zeit haltbar ist auch das in Deutschland beliebte Sauerkraut, welches zubereitet wird, indem man sein geschnittenen Weißkohl eine mit Milchsäurebildung einhergehende Gärung durchmachen läßt.

§ 69. Pilze und Schwämme.*) Den Gemüsen ähnliche Nahrungsmittel sind die eßbaren Pilze oder Schwämme, welche in vielen Gegenden Deutschlands, in Böhmen, Ungarn, den Balkanländern, Oberitalien und Rußland von der Bevölkerung genossen werden.

Wir kennen etwa 40 eßbare Pilzarten. Als eßbar sind aus der Gruppe der Hutpilze vornehmlich geschätzt von den Blätterpilzen der Champignon (vergl. die Pilztafel, Abb. I), der echte Reizker (Abb. IV), der Brätling (Abb. VI) und der Eierschwamm oder Pfifferling (Abb. VIII), von den Röhrenpilzen der Butterpilz (Abb. IX), der Kapuzinerpilz (Abb. X) und der Steinpilz (Abb. XI), von den Porenpilzen der Semmelpilz (Abb. XIII), von den Stachelpilzen der Habichtschwamm (Abb. XIV). Aus der Gruppe der Schlauchpilze sind besonders beliebt die Trüffel (Abb. XV a) und die Morchel (Abb. XVII); viel genossen wird auch die Speise-Lorchel oder Faltenmorchel (Abb. XVIII), welche nicht selten mit der echten Morchel verwechselt und auch als solche feilgehalten wird, sie gilt in frischem Zustand als giftig, kann jedoch durch Kochen mit Wasser und Abgießen der Brühe unschädlich gemacht werden. Eßbar sind ferner aus der Gruppe der Geweih- oder Hirschschwämme u. a. der krause Ziegenbart (Abb. XIX) und der rote Hirschschwamm (Abb. XX) und endlich von den Staub- oder Bauchpilzen der Bovist (Abb. XVI a); dieser eignet sich jedoch nur in seiner frühesten Entwickelung für die Küche, weil sein Inneres im Alter in Staub zerfällt.

Zu den giftigen Pilzen, welche mit eßbaren verwechselt werden können, gehören von den Blätterpilzen der Knollenblätterschwamm (Abb. II), der Fliegenpilz (Abb. III), der Giftreizker (Abb. V) und der Speiteufel oder giftige Täubling (Abb. VII), von den Röhrenpilzen der Satanspilz (Abb. XII). Schließlich ist als giftiger Bauchpilz noch zu erwähnen der Kartoffelbovist (Abb. XVI b), welcher bisweilen ebenso wie die ungenießbare Hirschtrüffel (Abb. XV b) mit der echten Trüffel verwechselt wird; die beiden letztbezeichneten Pilze unterscheiden sich von dem auf der Erdoberfläche wachsenden Kartoffelbovist durch ihr unterirdisches Wachstum.

---

*) Vgl. auch das im Kaiserlichen Gesundheitsamte bearbeitete „Pilzmerkblatt (die wichtigsten eßbaren und schädlichen Pilze)", Verlag von Julius Springer, Berlin W., Preis 10 Pf., 50 Exempl. 4 ℳ, 100 Exempl. 7 ℳ, 1000 Exempl. 60 ℳ.

Ein Teil der Pilze, z. B. die Morcheln und Pfifferlinge, wachsen hauptsächlich in Wäldern, andere z. B. die Champignons, vornehmlich auf Wiesen und Grasplätzen. Man sammelt die Schwämme entweder im Frühjahr, wie die Morcheln, oder im Spätsommer und Herbste, wie die Champignons; sie erscheinen besonders nach einem warmen Regen in großer Menge. Beim Einsammeln soll man sie nicht ausreißen, sondern an ihrem unteren Teile abschneiden und den Stumpf mit Erde bedecken, damit der im Boden oft dicht neben dem Stiele schon angelegte Nachwuchs erhalten bleibt. Man meide Schwämme, welche von Insekten angefressen sind, und sammle besonders junge Pilze. Da die Schwämme rasch verderben und dadurch gesundheitsschädlich werden, empfiehlt es sich, sie bald nach dem Sammeln zu kochen, zu trocknen oder einzumachen. Insbesondere gilt dies für Pilze, welche während des Regens gesammelt worden sind, weil solche unter dem Einfluß des aufgenommenen Regenwassers rasch faulen.

Die meisten Pilze haben eine ähnliche Zusammensetzung wie die frischen Gemüse; da sie indessen besonders große Mengen Stickstoffs enthalten und der Stärke gänzlich entbehren, hat man angenommen, daß sie einen Ersatz für Nahrungsmittel aus dem Tierreich, insbesondere für Fleisch, bieten können. Dies ist jedoch ein Irrtum; denn die Pilze sind nicht leicht verdaulich, weil sie ihren Stickstoff nur zum Teil in der Form von Eiweiß, zum Teil in Gestalt anderer, für die Ernährung nicht verwendbarer Körper enthalten und daher im menschlichen Darme nur unvollkommen ausgenutzt werden. Es ist somit richtig, die Schwämme hinsichtlich ihres Wertes als Nahrungsmittel wie die Gemüse zu beurteilen.

Die nicht eßbaren Pilze verdanken ihre schädlichen Wirkungen starken Giften, von denen man z. B. das Muskarin, das Gift des Fliegenpilzes, näher erforscht hat; die Verwechslung giftiger mit eßbaren Pilzen hat schon zahlreiche Erkrankungen und Todesfälle im Gefolge gehabt, und daher ist der Verkauf der Pilze hier und da unter polizeiliche Aufsicht gestellt; in Österreich gibt es besonders hierfür angestellte „Markthelfer". Die Unterscheidungsmerkmale der eßbaren und der giftigen Pilze sind mehrfach öffentlich bekannt gemacht, weil die im täglichen Leben üblichen Prüfungen trügerisch sind; denn weder in dem Vorhandensein von Milchsaft noch in der lebhaften Farbe oder der klebrigen Beschaffenheit des Hutes, ebensowenig in dem Schwarzwerden einer mitgekochten Zwiebel, der Bräunung eines eingetauchten silbernen Löffels, noch auch in dem Gelbwerden von Salz hat man einen Anhalt für die richtige Beurteilung der Pilze und vermag sich nur zu sichern, wenn man sich eine genaue Kenntnis der Merkmale der eßbaren und giftigen Pilze aneignet und alle zweifelhaften Pilze verwirft. Die hier zur Orientierung beigefügte Tafel dürfte dafür wohl einen Anhalt bieten können, sollte jedoch keineswegs als ausreichend angesehen werden.

Die schädliche Wirkung des Genusses giftiger Pilze äußert sich gewöhnlich nach etwa 1 bis 4 Stunden. Auf Schmerzen in den Gliedern, im Magen und Darme folgt Erbrechen mit Ekel- und Angstgefühl, die Schmerzen nehmen zu, heftiger Durst, Herzklopfen, Schwindel und Ohnmacht stellen sich ein, endlich erfolgt unter Abnahme der Herztätigkeit und heftigen Krämpfen oder Betäubung der Tod. Bei einigen Pilzen, z. B. dem Knollenblätterschwamme, tritt die Giftwirkung erst nach 8 bis 40 Stunden ein, wobei die Aussicht auf Hilfe wegen der bereits erfolgten allgemeinen Vergiftung erheblich verringert ist. Für die Hilfeleistung bei Fällen von Pilzvergiftung gelten ähnliche Vorschriften, wie solche in § 236 für Erkrankungen durch sog. betäubende Gifte gegeben sind; besonders wichtig ist eine alsbaldige Entleerung des Magens durch Erregung von Erbrechen, auch ist es nötig, unverzüglich ärztliche Hilfe hinzuzuziehen.

§ 70. Obst. Eine Zwischenstufe zwischen Nahrungs- und Genußmitteln bildet das Obst. Wir verzehren es weniger, um uns damit zu nähren, als um uns an seinem Geschmacke zu erquicken, wobei zugleich der meist angenehme Duft der Früchte uns erfreut. Indessen enthält das Obst auch Nährstoffe, besonders Zucker, und verdauungsfördernde Stoffe. Zu den letzteren gehören die Pflanzensäuren, welche den Wohlgeschmack der Früchte mit bedingen.

Unter den einzelnen Obstarten unterscheidet man drei Gruppen: 1) das Kernobst, wie Äpfel, Birnen, Quitten und Apfelsinen (Orangen), 2) das Steinobst, wie Kirschen, Pflaumen, Aprikosen und Pfirsiche, 3) das Beerenobst, wie Weintrauben, Johannisbeeren, Stachelbeeren, Erdbeeren, Himbeeren, Heidelbeeren und Preißelbeeren. Zu diesen Obstarten kommt das durch seinen Gehalt an Kohlenhydraten und Fetten (Mandelöl, Nußöl) ausgezeichnete Schalenobst, Mandeln und Nüsse, und eine Reihe von anderen Früchten verschiedenen Ursprunges, wie Melonen, Feigen, Ananas, Bananen u. s. w. Mit wenigen Ausnahmen, zu denen die Quitten und Preißelbeeren gehören, können die Früchte sowohl frisch als zubereitet genossen werden. Um die Früchte für längere Aufbewahrung haltbar zu machen, verfährt man wie bei den Gemüsen in verschiedener Weise. Durch Trocknen bei gelinder Wärme erhält man die gedörrten Äpfel, Birnen, Pflaumen und aus den Weintrauben die Rosinen; durch Einkochen mit Zuckerzusatz und Aufbewahren in luftdicht verschlossenen Gefäßen gewinnt man eingemachte Früchte. Den aus Kirschen oder Beeren ausgepreßten Fruchtsaft verkocht man mit Zucker zu **Fruchtsirup** und **Fruchtgelee**, die Früchte selbst zu **Marmeladen**, endlich bereitet man durch Eindicken des Saftes von Äpfeln, Birnen, Pflaumen und Trauben in vielen Gegenden das **Obstkraut** (rheinisch Kraut) und **Mus**. Alle diese Erzeugnisse wirken, da ihnen die Pflanzensäuren verbleiben, auf unsere Verdauung ähnlich wie frisches Obst; sofern aber, wie beim Dörren und Einkochen, durch Entfernung des Wassers der Gehalt an Nährstoffen, insbesondere an Zucker, im Verhältnis zunimmt, übertreffen sie das frische Obst an Nährwert. Neuerdings wird vielfach ein minderwertiges Ersatzmittel für Obstkraut aus Abfällen (Schalen, Kerngehäusen) von amerikanischen Ringäpfeln und Stärkesirup in den Handel gebracht.

Die Bestrebungen, den Genuß von Obst und alkoholfreien Fruchtsäften unter der Bevölkerung zu verbreiten und dadurch dem Mißbrauch geistiger Getränke entgegenzuwirken, verdienen volle Anerkennung.

§ 71. Zucker. In dem Safte der Früchte oder anderer Teile mancher Pflanzen finden sich verschiedene Zuckerarten (Rohrzucker, Traubenzucker, Fruchtzucker). Dem gewöhnlichen Gebrauche dient diejenige Zuckerart, welche als **Rohr-** oder **Rübenzucker** bezeichnet wird. Sie ist ursprünglich aus dem ausgepreßten Safte des in den Tropen gedeihenden Zuckerrohrs dargestellt worden, wird aber gegenwärtig in Deutschland, Frankreich, Belgien und Rußland aus dem Safte der zerkleinerten, ausgelaugten und ausgepreßten Zuckerrübe gewonnen. Je nach seiner größeren oder geringeren Reinheit bezeichnet man den Rübenzucker als Raffinade, Kristallzucker, Melis, Kochzucker, Farinzucker u. s. w. Läßt man Rübenzuckerlösung an hineingehängten Fäden kristallisieren, so erhält man Kandiszucker.

Auch der **Traubenzucker** findet Verwendung zum Versüßen von Nahrungs- und Genußmitteln; er wird indes zu diesem Zwecke im großen nicht aus Frucht- und Traubensaft, sondern aus Kartoffeln dargestellt, indem man auf die diesen entnommene Stärke z. B. verdünnte Schwefelsäure einwirken läßt. Das hierdurch sich bildende, als „**Stärkezucker**" bezeichnete Erzeugnis kommt sowohl in festem Zustand als auch in Gestalt einer dicklichen Flüssigkeit, des **Stärkesirups** oder **Kapillärsirups**, in den Handel.

Der Zucker hat für die menschliche Ernährung eine nicht geringe Bedeutung; denn er kommt dem Körper als Nährstoff unmittelbar zugute, da er nicht erst wie andere Nahrungsmittel durch die Tätigkeit der Verdauungsorgane zerlegt wird.

III. Die Nahrung.

Als Nebenerzeugnis erhält man bei der Rohrzuckerdarstellung den Kolonialsirup, welcher in der Küche Verwendung findet und von Kindern gern an Stelle der Butter auf Brot gegessen wird. Der sog. Gerstenzucker entsteht als eine glasige Masse, wenn man frisch bereiteten, dicken Zuckersirup einkocht und demnächst rasch erkalten läßt.

Da der fabrikmäßig hergestellte Zucker meist noch eine schwach gelbliche Farbe hat, setzt man ihm häufig, damit er weiß erscheint, etwas blaues Ultramarin, Indigkarmin oder andere blaue Farbstoffe hinzu. Derartiger Zucker ist zum Einmachen ungeeignet, weil das Ultramarin mit den in den Früchten enthaltenen Pflanzensäuren übelriechendes Schwefelwasserstoffgas entwickelt.

Neben dem Safte der Früchte, des Zuckerrohrs und der Rüben enthalten die Säfte verschiedener anderer Pflanzen (Ahorn u. s. w.) Zucker. Das Tierreich liefert ebenfalls eine Zuckerart, den in der Milch enthaltenen Milchzucker.

Seit einiger Zeit haben auch auf künstlichem Wege gewonnene Süßstoffe (Saccharin u. s. w.) zum Versüßen von Nahrungs- und Genußmitteln Verwendung gefunden. Sie besitzen eine höhere Süßkraft als raffinierter Rohr- oder Rübenzucker, aber nicht einen entsprechenden Nährwert. Ihr Gebrauch ist daher nur bei gewissen Krankheiten angezeigt. Die Verwendung von Saccharin oder anderen künstlichen Süßstoffen bei der Bereitung von Nahrungs- und Genußmitteln ist durch das Reichsgesetz vom 7. Juli 1902 (vgl. § 144) geregelt.

§ 72. Honig. Dem Zucker nahe verwandt ist der Honig. Er besteht hauptsächlich aus einem Gemische von Traubenzucker, Fruchtzucker und Rohrzucker, enthält außerdem Wasser, sowie geringe Mengen von Eiweiß, Ameisensäure und Salzen. Er wird von den Arbeitsbienen aus den Blüten vieler Pflanzen aufgesogen und an den Bienenstock abgegeben, aus dessen Waben wir ihn gewinnen. Als bester Honig gilt der Jungfernhonig, der aus den Waben von selbst ausfließt oder mit Hilfe von Honigschleudern aus ihnen getrennt wird; weniger wertvoll ist der durch Auspressen und Erwärmen der Waben ausgelassene rohe Honig. Verfälschungen des Honigs mit Stärkesirup, Rohrzucker und besonders mit Invertzuckersirup sind nicht selten (Kunsthonig).

Der Honig ist nicht nur ein seines Zuckergehalts wegen wertvolles, sondern auch ein verdauungsförderndes Nahrungsmittel. Man verzehrt ihn gewöhnlich in reinem Zustand mit Brot oder Semmel, verbäckt ihn indessen auch mit Mehl und Gewürzen zu Honig- und Pfefferkuchen. Durch Vergärung eines Gemisches von Honig und Wasser entsteht Met, ein in früheren Zeiten beliebt gewesenes Getränk. In einigen, sehr seltenen Fällen sollen nach dem Genusse von Honig, der wahrscheinlich aus giftigen Blumen von Bienen gesammelt worden war, Vergiftungen vorgekommen sein.

§ 73. Konditorwaren. Honig, Zucker und Stärkesirup gelangen vielfach bei der Herstellung der in den Konditoreien verkäuflichen Bonbons, Marzipane, Konfekte und anderweitigen Süßigkeiten zur Verwendung. Alle diese Konditorwaren (Konfitüren) sind ihres Wohlgeschmacks wegen bei vielen Personen beliebt, doch kann reichlicher und häufiger Genuß derselben zu Zahnerkrankungen und zu Störungen der Verdauungstätigkeit führen, auch enthalten solche Zuckerwaren zuweilen Verunreinigungen gesundheitsschädlicher Art. So haben manche Konditoren das Gewicht ihrer billigeren Waren zuweilen durch gänzlich unverdauliche und daher namentlich Kindern nachteilige Zusätze von Schwerspat, Gips u. dgl. vermehrt. Der Mandelgeschmack einiger Konfekte ist zuweilen durch das Mirbanöl (Nitrobenzol) hervorgebracht, welches giftige Eigenschaften besitzt.

§ 74. Nahrungsmittel aus dem Tierreiche. Gegenüber den bisher angeführten pflanzlichen Nahrungsmitteln haben die Nahrungsmittel aus dem Tierreich den Vorzug, daß sie uns Eiweiß und Fett in Formen zuführen, welche für unseren Körper besonders leicht verwertbar sind. Die meisten dieser Nahrungsmittel zeichnen sich ferner durch ihren hohen Gehalt an stickstoffhaltigen Nährstoffen, viele auch durch ihren Fettreichtum aus, während ihnen die Kohlenhydrate fehlen. Indessen gibt es ein Nahrungsmittel aus dem Tierreich, welches alle zum Fortbestande des Körpers notwendigen Nährstoffe enthält und ihn daher in der ersten Zeit des Lebens ausschließlich zu erhalten und zu fördern vermag; dieses Nahrungsmittel ist die Milch.

§ 75. Milch.*) Die Milch wird von den Milchdrüsen abgesondert, welche man bei den Tieren Euter nennt. Wir verwenden gewöhnlich die Kuhmilch, doch wird bei anderen Völkern und mitunter auch bei uns daneben die Milch vom Schafe, von der Ziege, vom Pferde und Esel für die menschliche Ernährung benutzt.

Die Kuhmilch ist eine weiße Flüssigkeit, welche je nach ihrem größeren oder geringeren Fettgehalt einen Stich ins Gelbliche oder Bläuliche erkennen läßt; sie besitzt einen süßlichen Geschmack und besteht aus Wasser, aus darin gelösten festen Bestandteilen und aus Fett. Zu den festen Bestandteilen gehören verschiedenartige Eiweißkörper, unter denen hauptsächlich der Käsestoff, auch Kaseïn genannt, vertreten ist, ferner von Kohlenhydraten der Milchzucker und einige Salze. Das Fett schwimmt in Gestalt zahlloser kleiner, nur mit dem Mikroskop erkennbarer Butterkügelchen in der Milch-

---

*) Vgl. auch das im Kaiserlichen Gesundheitsamte bearbeitete „Milch-Merkblatt (Milch und Milcherzeugnisse)", Verlag von Julius Springer, Berlin W. Preis 10 Pf., 50 Exempl. 4 ℳ, 100 Exempl. 7 ℳ, 1000 Exempl. 60 ℳ.

III. Die Nahrung.

flüssigkeit. Im Magen gerinnt der Käsestoff der Milch zunächst zu feinen Flocken, die dann durch den Magensaft wieder aufgelöst werden.

Vermöge ihres Gehalts an festen Bestandteilen ist die Milch schwerer als Wasser, doch hat nicht jede Milch das gleiche Gewicht. Das Gewicht eines Liters Milch schwankt zwischen 1026 und 1040 g, während ein Liter Wasser 1000 g wiegt.

Die Gewichtsmenge, in welcher die einzelnen Bestandteile in der Milch enthalten sind, wird beeinflußt von der Nahrhaftigkeit des dem Tiere gereichten Futters, namentlich von der Menge und Verdaulichkeit der damit verabreichten stickstoffhaltigen Stoffe, von der Menge des von den Tieren genossenen Wassers und Salzes, von der Länge der seit dem Beginne der Milchabsonderung verflossenen Zeit, von der Häufigkeit und Gründlichkeit des Melkens und von der Eigenart der Kuh.

Es schwankt der Gehalt der frischen Kuhmilch an

	Wasser	Käsestoff	anderen Eiweißstoffen	Fett	Milchzucker	Salzen	
zwischen	83,97	1,17	0,04	2,04	2,00	0,34	Hundertteilen des Gesamtgewichts.
und	91,50	5,74	5,04	6,17	6,10	0,38	

Im allgemeinen enthält die Kuhmilch mehr Käsestoff, dagegen weniger Zucker und ungefähr die gleiche Menge Fett wie die menschliche Milch. Will man daher kleinen Kindern die Muttermilch durch Kuhmilch ersetzen, so empfiehlt es sich, diese zur Erzielung eines gleichen Eiweißgehalts zu verdünnen und mit etwas Zucker (am besten Milchzucker) zu versetzen. Die Verdünnung ist notwendig, weil das Eiweiß der Kuhmilch weniger leicht als das Eiweiß der Muttermilch verdaut wird und durch seine größere Menge dem Magen des Säuglinges eine gesteigerte Tätigkeit zumutet, die zu ernster Erkrankung führen kann (vgl. § 157). Über die Menge des Wasserzusatzes lassen sich allgemeine Vorschriften nicht geben, weil im Einzelfalle das Alter, der Gesundheits-, Ernährungs- und Kräftezustand des Kindes in Betracht gezogen werden müssen.

Während der ersten Tage der Milchabsonderung liefert das Kuheuter die sog. **unreife oder Biestmilch**, welche sich von der reifen durch einen höheren Gehalt an Eiweißstoffen und einen Mindergehalt an Zucker auszeichnet. Sie stellt sich als zähe, gelbliche, beim Kochen gerinnende Flüssigkeit dar und gilt als ungeeignet zur Ernährung.

Auch der reifen Milch können unter Umständen Eigenschaften anhaften, durch welche sie an Wert verliert oder sogar gesundheitsschädlich wird. Bei wenig nahrhaftem Futter oder infolge von Erkrankungen liefern die Kühe **wässerige Milch**, welche arm an Eiweiß und Fett ist und eine bläuliche Farbe zeigt. **Blutige Milch** kann sich nach dem Genusse scharfer, harzartiger Futtermittel, bei allgemeinen Krankheiten und nach Verletzungen des Euters einstellen. Flocken, Eiter oder klumpig geronnene Stoffe führt die Milch bei Entzündungen des Euters; nach Verfütterung gewisser bitterer Pflanzen gewinnt sie einen **bitteren Beigeschmack**. Manche den Milchkühen etwa verabreichten Arzneistoffe und endlich die **Keime von Krankheiten**, besonders von der der menschlichen Schwindsucht (Tuberkulose) entsprechenden Perlsucht der Tiere (vgl. § 229) oder von der Maul- und Klauenseuche (vgl. § 223) können in die Milch übergehen und dem Menschen bei deren Genuß schädlich werden; auch von den Händen des Melkenden oder überhaupt durch Unreinlichkeit in der Milchwirtschaft können Krankheitskeime in die Milch geraten. Alle solche Verunreinigungen sind nicht leicht in der Milch zu bemerken; daher empfiehlt es sich, sie durch die Siedehitze unschädlich zu machen und alle Milch, über deren tadellose Beschaffenheit man nicht, z. B. durch Kenntnis ihrer Herkunft, zuverlässig unterrichtet ist, vor dem Genuß abzukochen.

§ 76. Sahnenbildung und Milchgerinnung. Von der frischen (fetten) Kuhmilch unterscheidet man die Magermilch, welche des Fettes zum größten Teil beraubt ist. Da nämlich das Fett in ruhig stehender Milch vermöge seines geringeren Gewichts nach oben steigt, bildet sich allmählich, am raschesten bei warmer Witterung, an der Oberfläche der Milch eine **Rahm-** oder **Sahnenschicht**, welche zu ungefähr 22,5 Hundertteilen ihres Gewichts aus Fett, zu etwa 4,2, 2,9 und 0,4 Hundertteilen aus Käsestoff, Milchzucker und Salzen besteht. Schöpft man diese Schicht ab, oder entrahmt man die Milch mittels besonderer Geräte (Zentrifugen), so bleibt die Magermilch zurück, welche nur noch wenig Fett enthält, schwerer ist als fette Milch und eine bläuliche Farbe zeigt.

Neben der Bildung der Rahmschicht gehen in der Milch, sobald sie einige Zeit steht, noch andere Veränderungen vor. Unter dem Einfluß von Bakterien, welche in die Milch gelangen, entstehen aus dem Milchzucker Milchsäure und Kohlensäure; zugleich gerinnt die Milch, indem sich der Käsestoff aus ihr abscheidet. Auf diese Weise bildet sich die **saure Milch** oder **Schlippermilch**. Einige besondere Arten von mikroskopischen Pilzen können die Milch derartig verderben, daß sie gänzlich ungenießbar und sogar gesundheitsschädlich wird, indem jene Arten von verdorbener Milch entstehen, welche blaue, rote, schleimige und fadenziehende Milch benannt werden.

§ 77. Aufbewahrung der Milch. Milchkonserven. Durch mannigfache Mittel kann die Haltbarkeit der Milch erhöht werden.

Man „pasteurisiert" (Pasteur war ein berühmter französischer Chemiker) zu diesem Zwecke die Milch, indem man sie mindestens $^1/_2$ Stunde lang auf 70 bis 75° C. erwärmt und dann abkühlt. Hierbei werden diejenigen Keime, welche das Sauerwerden der Milch verursachen, getötet, auch behält die Milch ihren ursprünglichen Geschmack, doch werden etwa vorhandene Krankheitskeime nicht sicher vernichtet.

Beim „Sterilisieren" (d. i. Vernichten der Keime) wird die Milch entweder längere Zeit auf 100° C. oder kurze Zeit auf 120° C. erhitzt. In dem Soxhletschen Apparate zum Sterilisieren der Kindermilch werden die gefüllten Milchflaschen 10 Minuten lang der Siedehitze ausgesetzt. Unter dem Einfluß dieses Sterilisierungsverfahrens sterben die in der Milch enthaltenen Krankheitserreger ab, doch erleidet die Milch gewisse Veränderungen, welche ihren Geschmack beeinträchtigen.

Soll die nach den geschilderten Verfahren behandelte Milch längere Zeit erhalten werden, so muß man sie kühl und in dicht abgeschlossenen Gefäßen aufbewahren.

Auch durch Kochen und nachfolgendes Gefrierenlassen kann man eine Dauermilch herstellen.

Kondensierte (eingedickte) Milch wird durch Verdampfen des Wassers hergestellt, in einigen Fabriken außerdem durch Zusatz von Rohrzucker haltbarer gemacht. Durch Mischung von eingedickter Milch mit besonders zubereiteten Mehlen von Getreide oder Hülsenfrüchten werden Kindermehle bereitet, welche in manchen Fällen zur Kinderernährung sich eignen.

§ 78. Milchverfälschungen. Leider wird die Milch häufig verfälscht. Namentlich vermehrt man ihre Menge durch Verdünnung mit Magermilch oder Wasser oder vermindert ihren Wert durch Abrahmen; ferner sucht man ihre Haltbarkeit durch Zusatz von Soda, doppeltkohlensaurem Natrium, Borsäure, Borax, Formaldehyd, Salicylsäure u. dgl. zu erhöhen.

§ 79. Butter. Aus der Milch gewinnt man die Butter, indem man durch gründliches Durchschütteln des leicht angesäuerten oder süßen Rahmes eine Trennung des darin enthaltenen Fettes von den flüssigen Bestandteilen herbeiführt. Die dabei sich bildenden Fettklümpchen werden gesammelt, gewaschen und zu Butter zusammengeknetet. In manchen Gegenden sucht man durch Zusatz von Kochsalz eine größere Haltbarkeit der Butter zu erreichen. Die aus süßem Rahme bereitete Butter zeichnet sich durch Wohlgeschmack vor dem Erzeugnis aus gesäuertem Rahme aus, besitzt indessen nicht die gleiche Haltbarkeit wie dieses. Die zum Essen bestimmte Tafelbutter soll möglichst wenig Käsestoff und Wasser enthalten, fest sein und in ihrer Zusammensetzung ungefähr den auf der Farbentafel (Abbildung 22) angegebenen Werten entsprechen. Als Kochbutter kann auch minderwertige Butter ohne Schaden verwendet werden. Dauerbutter erhält man, indem man die frische Butter durch wiederholtes Auswaschen mit Wasser von allem Käsestoffe befreit, mit einer größeren Menge (3 bis 10 Hundertteilen ihres Gewichts) Kochsalz mischt und dann in Fässer verpackt. In Süddeutschland und in den angrenzenden Gebirgsländern ist es üblich, den Käsestoff durch Ausschmelzen aus der Butter zu entfernen; auf diese Weise entsteht die sog. Schmelzbutter (auch Butterschmalz oder Rindschmalz genannt).

Die mehr oder weniger gelbe Farbe der Butter hängt von der Beschaffenheit der Futtermittel ab, wird aber auch bisweilen künstlich gesteigert. Der Schmelzpunkt der Butter liegt zwischen 31 und 36°, selten bei 41 bis 42° C. Hinsichtlich des Fett und Wassergehalts der zum Verkaufe gestellten Butter sind jetzt im Deutschen Reiche besondere Vorschriften erlassen (vgl. § 144).

Frische Butter bildet wegen ihres Wohlgeschmacks und ihrer die meisten anderen Fettarten übertreffenden Verdaulichkeit ein beliebtes Nahrungsmittel. Alte Butter wird leicht ranzig, indem sich flüchtige Fettsäuren bilden, welche nicht allein den Geschmack verderben, sondern auch reizend auf die Schleimhäute der Verdauungswerkzeuge wirken und zu Übelkeit Veranlassung geben können.

Den nach der Gewinnung der Butter verbleibenden Milchrückstand nennt man Buttermilch; sie enthält von Nährstoffen insbesondere noch Kaseïn und Milchzucker und besitzt eine gelind abführende Wirkung.

Man hat versucht, die Butter durch billigere Erzeugnisse zu ersetzen, welche als Kunstbutter oder Margarine bekannt sind. Zu ihrer Herstellung werden erwärmtem Rinderfette durch Pressen die leicht schmelzbaren Bestandteile (das Oleomargarin) entzogen; das erst bei höherer Hitze schmelzbare Stearin bleibt dabei zurück und wird zu anderen Zwecken, vornehmlich zur Herstellung von Lichten verwendet. Das Oleomargarin wird mit verschiedenen pflanzlichen Ölen (Sesamöl, Erdnußöl, Baumwollsamenöl), ferner auch mit Schweineschmalz vermischt und mit Milch zusammen zu Margarine verarbeitet. Im Deutschen Reiche darf „Margarine" nur unter diesem Namen in den Handel gebracht werden (vgl. § 144).

§ 80. Käse. Neben der Butter liefert die Milch noch in dem Käse ein wichtiges Nahrungsmittel. Man gewinnt ihn, indem man das Kaseïn der Milch gerinnen läßt, von der zurückbleibenden Molke trennt und je nach der Käseart, welche man herzustellen beabsichtigt, weiter verarbeitet.

Man unterscheidet den überfetten Käse, welcher gewöhnlich aus frischer Magermilch und dem Rahme der letzten Abendmilch gewonnen wird, fetten Käse, zu dessen Zubereitung man gewöhnliche

III. Die Nahrung.

Milch, und mageren Käse, zu dessen Herstellung man abgerahmte Milch verwendet. Ferner gibt es gepreßte und nicht gepreßte Käse.

Mittels des Pressens wird der Käse von den Molkenteilen befreit, durch deren Gärung er anderenfalls zerfließt und zugleich einen scharfen unangenehmen Geschmack erhält. Der milde Geschmack mancher Käsesorten ist vornehmlich durch die wiederholte sorgfältige Umarbeitung und Auspressung dieser Erzeugnisse bedingt. Unausgepreßter Käse muß frisch genossen werden, wofern man nicht vorzieht, ihn reifen, d. h. in Gärung übergehen zu lassen und hierauf weiteren Verfahren zu unterwerfen, durch welche er haltbar wird und einen bestimmten Geschmack annimmt. Hierher gehört die Behandlung mit Schimmelpilzen (Roquefort), saurem Bier, Trebern, Hopfen (Bierkäse), gewissen Kräutern, Branntwein, Wein, Öl, Butter, feuchtem Strohe, Nußblättern u. s. w.

Ferner beruhen viele Verschiedenheiten unter den einzelnen Käsearten auf der Art und Weise, mittels welcher die Gerinnung des Kaseïns in der Milch erreicht wird. Man bewirkt die Ausscheidung des Käsestoffs entweder durch Erhitzen der bereits etwas sauer gewordenen Milch (saurer Milchkäse) oder durch Zusatz von Säuren, Labkraut u. dgl., am häufigsten durch Kälberlab. Je nach der Art der verwendeten Milch unterscheidet man Kuh-, Ziegen-, Schaf- u. s. w. Käse; nach ihrer äußeren Beschaffenheit bezeichnet man die einzelnen Käsearten als Streich-, Weich-, Hart- und Reibekäse.

Bisweilen wird der Käse künstlich gefärbt, z. B. pflegt man den Edamer Käse an seiner Außenfläche rot anzustreichen. Verfälschungen von Käse kommen nicht häufig vor; jedoch gibt es Margarinekäse, welcher aus Magermilch und verschiedenen nicht der Milch entstammenden Fetten (vgl. § 144) hergestellt wird.

Alter Käse verdirbt leicht, indem sich Milben oder Maden darauf ansiedeln.

Infolge seines Reichtums an Eiweißstoffen besitzt der Käse den doppelten bis dreifachen Nährwert mancher Fleischarten, er ist indessen nur dann leicht verdaulich, wenn er gut gekaut wird. Der scharfe Geschmack mancher Käsearten beschränkt ihren jeweiligen Genuß auf kleine Mengen; solche Käsearten, wie z. B. der Roquefort-Käse, werden gern als Nachkost nach Mahlzeiten gewählt; sie regen dann in ähnlicher Weise wie Gewürze die Verdauungswerkzeuge zur reichlichen Absonderung ihrer Säfte an und befördern dadurch die Verdauung der vorher genossenen Speisen.

Die bei der Käsebereitung zurückbleibende Molke besitzt eine die Verdauung fördernde Wirkung und wird daher zu sog. Molkenkuren verwendet.

§ 81. Eier. Neben der Milch und den aus ihr gewonnenen Erzeugnissen sind die Vogeleier eines der wichtigsten Nahrungsmittel aus dem Tierreiche. Weitaus am häufigsten werden die Eier der Haushühner genossen, seltener die Eier von Enten und Gänsen; Möwen- und Kibitzeier gelten als Leckerbissen.

Die Vogeleier sind von einer mit feinsten, dem Luftaustausche dienenden Öffnungen versehenen Kalkschale umgeben. Ihre Innenfläche ist mit einer weißen Schalenhaut überzogen. Diese besteht aus zwei Blättern, die am stumpfen Ende des Eies auseinanderweichen und hier die Luftkammer umschließen. Die Schalenhaut umgibt das Eiweiß, das wiederum den von einer feinen Dotterhaut umschlossenen gelben Dotter einschließt. Auf der Oberfläche des gelben Dotters schwimmt die kleine, weißliche Keimscheibe, die das Keimbläschen enthält. Keimscheibe und Keimbläschen sind der „Bildungsdotter", der übrige Dotter — „Nahrungsdotter" — dient zur Ernährung des sich im Eie entwickelnden jungen Vogels.

Ein Hühnerei wiegt etwa 50 g, wovon etwa $2/3$ auf das Weiße und $1/3$ auf den Dotter kommen. Nach seinem Gehalt an Eiweißstoffen entspricht es an Nährwert etwa 40 g fettem Fleische oder 150 g Kuhmilch. Sein Fettgehalt beträgt etwas mehr als den zehnten Teil seines Gewichts. Stärke- oder Zuckerstoffe enthält es nicht.

Die Eiweißstoffe des Eies gerinnen, sobald sie dem Magensaft ausgesetzt sind. Aus diesem Grunde ist ein hartes Ei, in welchem die Eiweißkörper bereits geronnen sind, an sich nicht schwerer verdaulich als ein rohes oder weichgekochtes Ei. Der Umstand indes, daß von letzterem nach der Aufnahme in den Magen die Eiweißstoffe zu feinen Flocken gerinnen, welche der Einwirkung der Verdauungssäfte eine besonders große Oberfläche darbieten, begünstigt unter gewöhnlichen Verhältnissen ihre Verdauung.

Frische Eier sind wohlschmeckend, hell und durchscheinend, alte sind trüb, dunkel und, wenn verdorben, von üblem, faulem Geruche. Frische Eier sind schwerer als Wasser und sinken daher darin unter. Faule und bebrütete Eier schwimmen oben, weil sie Luft enthalten, auch schwappen sie deutlich beim Schütteln.

Man pflegt Hühnereier in den Monaten, in denen sie reichlich vorhanden sind, für andere Zeiten, in denen sie knapp und teuer sind, aufzubewahren. Für die gewöhnlichen Zwecke des Haushalts genügt es in der Regel schon, wenn man die unverletzten und nicht bebrüteten Eier, nachdem sie äußerlich mit lauwarmem Wasser gereinigt worden sind, in ein luftiges Zimmer auf ein Gestell mit Löchern (sog. Eiertisch, Eiergestell oder Eierschrank) legt und sie tunlichst alle Tage wendet. Das Umkehren hat den Zweck, die Schalenhaut feucht zu halten, die Poren der Eischale zu schließen und somit dem Eindringen von Zersetzungskeimen aus der Luft in das Eiinnere vorzubeugen. Das frisch gelegte Ei ist in der Regel frei von solchen Keimen.

III. Die Nahrung.

§ 82. Fleisch. Unter Fleisch als Nahrungsmittel versteht man die genießbaren Teile von Tieren, vornehmlich die Muskeln mit dem Fette. Von den Eingeweiden und sonstigen Teilen werden insbesondere Herz, Lunge, Leber, Nieren, Milz, Hirn, Zunge, Brustdrüse (Bröschen, Kalbsmilch), Milchdrüse (Euter) und Blut als Nahrungsmittel verwendet. Zu den Tieren, deren Fleisch wir genießen, gehören hauptsächlich Rindvieh, Schafe, Schweine, Geflügel, Wild und Fische.

Die hervorragende Bedeutung, welche das Fleisch für die menschliche Ernährung besitzt, beruht neben seiner besonderen Schmackhaftigkeit in der verhältnismäßig großen Menge und der für uns leicht verdaulichen Form seiner Eiweißkörper. Außerdem enthält es Salze und unter Umständen ansehnliche Mengen von Fett, dagegen keine Kohlenhydrate.

Güte, Schmackhaftigkeit und Nährstoffgehalt des Fleisches sind von Art, Alter und Geschlecht, Ernährungszustand und Fütterungsweise der Tiere, sowie von der Körpergegend, der es entstammt, abhängig. Das Fleisch jüngerer Tiere ist in der Regel weich, zart und von blaßroter Farbe, dasjenige älterer Tiere ist fettarm, zähe und dunkler gefärbt. Besonders gilt dies von dem Fleische des Geflügels, welches im ersten Lebensjahre der Vögel am zartesten und schmackhaftesten ist. Durch gewisse Fütterungsarten, welche man als Mästung bezeichnet, wird der Wassergehalt des Fleisches herabgesetzt, der Fettgehalt vermehrt. Das Fleisch frisch geschlachteter Tiere ist zähe. Die eigentliche Tafelreife erhält es erst durch Aufbewahrung, welche je nach den herrschenden Wärmeverhältnissen längere oder kürzere Zeit zu dauern hat. Hierbei wird unter dem Einfluß der sich entwickelnden Milchsäure eine zarte, mürbe Beschaffenheit des Fleisches erzielt. Einen ähnlichen Zweck verfolgt das Einlegen des Fleisches in saure Milch oder Essig.

Das fettarme Fleisch vom Kalbe, vom Huhne und von der Taube, welches nach der beim Kochen entstehenden Färbung als weißes Fleisch bezeichnet zu werden pflegt, demnächst auch Wildbret und zartes, fettarmes Rindfleisch sind am leichtesten verdaulich, während die übrigen Fleischarten höhere Anforderungen an die Tätigkeit unserer Verdauungswerkzeuge stellen. Am schwersten wird sehr fettes und sehniges Fleisch verdaut. Herz, Zunge, Leber, Nieren und Hirn unserer Schlachttiere werden im allgemeinen ohne Schwierigkeit verdaut, wenn sie auch nicht gerade zu den leicht bekömmlichen Nahrungsmitteln gezählt werden können; der Genuß von Rinds- oder Schafslunge und von fetter Gänseleber ist nur solchen Personen ratsam, welche sich gesunder Verdauungswerkzeuge erfreuen.

86   B. Die Lebensbedürfnisse des einzelnen Menschen.

§ 83. Fleisch von kranken Tieren. Fleischschmarotzer.*) Durch Krankheiten der Tiere kann ihr Fleisch erhebliche Veränderungen erleiden. Es kann z. B. blutig, wässerig oder verfärbt werden sowie tierische oder pflanzliche Schmarotzer und Giftstoffe enthalten. Infolge solcher Veränderungen können die ganzen Tierkörper oder Teile

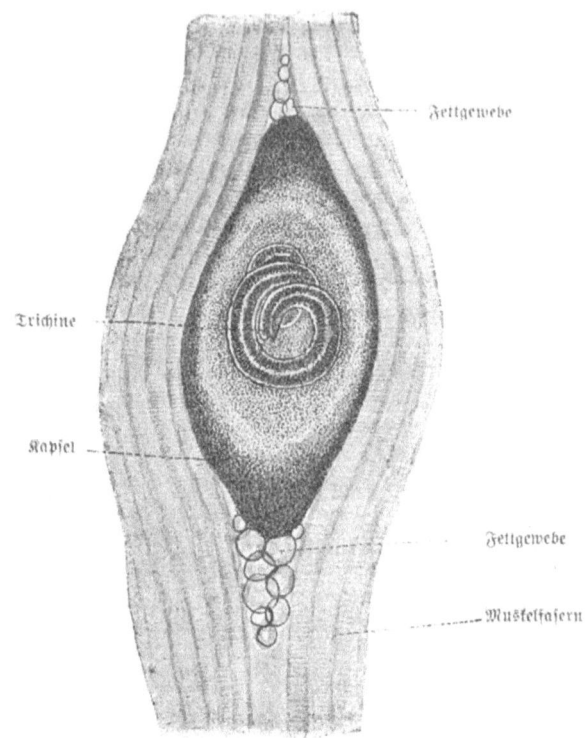

Abbildung 24. Eingekapselte Muskeltrichine (stark vergrößert).

von ihnen zum Genusse für Menschen untauglich sein. Als besonders gefährlich hat sich das Fleisch der wegen Blutvergiftung notgeschlachteten Tiere erwiesen, welches nicht selten Anlaß zu Massenvergiftungen gegeben hat. Gewisse Tierkrankheiten, z. B. Milzbrand und Rotz,

---

*) Vgl. auch das im Kaiserlichen Gesundheitsamte bearbeitete „Bandwurm- und Trichinen-Merkblatt", Verlag von Julius Springer, Berlin W., Preis 5 Pf., 100 Exempl. 3 ℳ, 1000 Exempl. 25 ℳ.

III. Die Nahrung.

87

können durch das Fleisch auf Menschen übertragen werden und bei letzteren schwere, oft töblich endende Krankheiten verursachen.

Durch den Fleischgenuß auf Menschen übertragbare Schmarotzer sind die Trichinen und die Finnen.

Die Trichine ist ein kleiner Wurm, welcher zumeist beim Schweine vorkommt. Sie bewohnt in ihrem unausgebildeten (Larven=) Zustand das Muskelfleisch und ist hier in kleine Kapseln eingeschlossen (Abbildung 24), welche in den Muskelfasern liegen, mit der Zeit ver= kalken und dann mit dem bloßen Auge als kleine, weiße Pünktchen

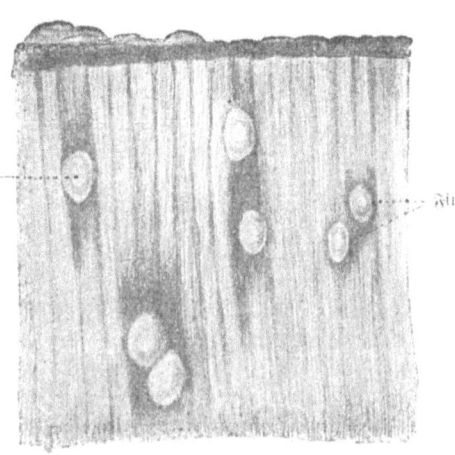

Abbildung 25.
Schweinefinnen mit durchscheinender Kopfanlage
(natürliche Größe).

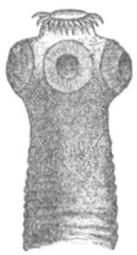

Abbildung 26.
K Kopf der Schweinefinne
(stark vergrößert.)

sichtbar sind. Die Trichine bleibt in der Kalkkapsel lange Zeit am Leben und widersteht sogar längerer Kälteeinwirkung wie auch ge= lindem Pökeln und Räuchern. Wird mit Trichinen durchsetztes Fleisch ungekocht vom Menschen genossen, so lösen sich die Kapseln in den Verdauungssäften auf, und die hierdurch frei gewordenen Würmer vermehren sich innerhalb des Dünndarms in kurzer Zeit zu ge= waltigen Mengen. Die jungen Trichinen gelangen aus dem Darme in das Muskelfleisch und rollen sich hier zusammen, um sich einzu= kapseln. Durch die Vermehrung und Wanderung der Trichinen im menschlichen Körper werden Krankheitserscheinungen bedingt, welche sich als Verdauungsbeschwerden (Übelkeit, Erbrechen, Leibschmerzen, Durchfall), Muskelschmerzen und Fieber äußern und nicht selten den Tod herbeiführen.

Unter den Finnen sind die beiden für uns wichtigsten Arten die Schweinefinne und die Rinderfinne. Sie stellen erbsen- bis bohnengroße Bläschen mit wässerigem Inhalt dar, durch deren Wand der nach innen eingestülpte Kopf des Tieres als ein fast hanfkorngroßer, gelblicher Knoten durchschimmert (Abbildung 25). An ihm bemerkt man unter dem Vergrößerungsglase 4 Saugnäpfe, bei der Schweinefinne außerdem einen doppelten Hakenkranz (Abbildung 26). Die Finnen finden sich bei den Schweinen und Rindern zumeist in dem Bindegewebe, welches die einzelnen Muskeln und Muskelbündel voneinander trennt. Werden sie mit rohem Fleische genossen, so setzen sie sich an der inneren Darmwand fest, um zu den mehrere Meter langen Bandwürmern (Abbildung 27) auszuwachsen, indem sich dem Kopfe immer neue Glieder ansetzen. Das Vorhandensein eines Bandwurms im Darme kann zu mannigfachen Beschwerden, wie Leibschmerzen, Appetitlosigkeit, Übelkeit, Verstopfung, Durchfall Veranlassung geben und ernste Ernährungsstörungen bedingen.

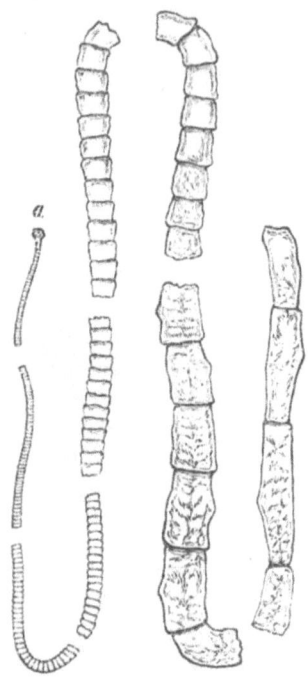

Abbildung 27.
Stücke eines Bandwurms. a Kopf.

§ 84. **Verdorbenes Fleisch. Fleischbeschau.** Das Fleisch gesunder und noch mehr dasjenige kranker Tiere kann nach dem Schlachten Veränderungen erleiden, durch die es zum Genusse für Menschen untauglich wird. Die wichtigste derartige Veränderung ist die Fäulnis, weil sie das Fleisch gesundheitsschädlich macht. Deshalb ist solche Zersetzung unter allen Umständen beim Reifenlassen des Fleisches zu vermeiden, und es muß als eine gefährliche Liebhaberei bezeichnet werden, gewisse Fleischsorten (Wild) erst nach dem Eintreten von Fäulniserscheinungen (haut goût) zu genießen. Als besonders gefährlich hat sich faules Hackfleisch erwiesen, bei welchem die Merkmale der Verderbnis durch den Zusatz gewisser chemischer Stoffe verdeckt waren.

Zum Schutze des Menschen vor den Gefahren, welche ihn beim

Genusse von Fleisch bedrohen, dient die **Fleischbeschau**. Diese besteht in der Untersuchung der Schlachttiere vor und nach der Schlachtung durch besondere Sachverständige (Fleischbeschauer) und schließt auch solche Einrichtungen ein, welche dazu dienen, das genußuntaugliche Fleisch erforderlichenfalls unschädlich zu beseitigen oder durch besondere Behandlung (z. B. Kochen, Pökeln, Aufbewahrung in einem Kühlhause) genußtauglich zu machen. Eine Aufgabe der Fleischbeschau ist ferner die Überwachung des Verkehrs mit demjenigen Fleische, welches zwar zum Genusse für Menschen geeignet, jedoch wegen gewisser Mängel minderwertig ist. Der Verkauf desselben erfolgt in der Regel auf der Freibank. Im Deutschen Reiche ist die Fleischbeschau reichsgesetzlich geregelt (vgl. § 144). Neben der Fleischbeschau ist zur Abwehr der Trichinengefahr in einem großen Teile des Reichsgebiets die mikroskopische Untersuchung des Schweinefleisches auf Trichinen (**Trichinenschau**) eingeführt.

§ 85. Zubereitung des Fleisches. Gekochtes Fleisch, Fleischbrühe; Schmoren, Braten, Rösten. Gekochtes Fleisch kann je nach der Art des Zubereitungsverfahrens eine ganz verschiedene Beschaffenheit besitzen. Setzt man das Fleisch mit kaltem Wasser im Topfe auf den Herd, so wird es davon durchtränkt und verliert, besonders wenn es vorher in kleine Stücke zerteilt war, einen großen Teil seiner löslichen Bestandteile an die Brühe. Dieser Auslaugungsvorgang wird erst dann unterbrochen oder beschränkt, wenn die Wärme soweit gesteigert ist, daß die Eiweißstoffe im Fleische gerinnen. Man erhält also, wenn man das Fleisch mit dem Wasser allmählich zum Sieden erhitzt, eine kräftige Brühe und einen hauptsächlich aus dem unlöslichen Bindegewebe und den geronnenen Eiweißstoffen bestehenden Fleischrückstand. Dieses ausgekochte Suppenfleisch ist keineswegs wertlos, sondern kann seines Eiweißgehalts wegen immer noch den Zwecken der Ernährung dienen.

Bringt man andererseits ein größeres Stück Fleisch in Wasser, das sich bereits im Sieden befindet, so gerinnen die Eiweißstoffe der Oberfläche augenblicklich und bilden eine unlösliche Schicht, welche dem Wasser den Zutritt in das Innere des Fleisches und damit den Übergang seiner löslichen Bestandteile in die Brühe verhindert. Es ist ratsam, bei diesem Kochverfahren das Wasser nur etwa fünf Minuten im siedenden Zustand auf das Fleisch einwirken zu lassen und dann die Wärme auf 70 bis 80° C. zu ermäßigen, damit nicht das Fleisch durch allzu bedeutende Schrumpfung des Muskelstoffs zähe und schwer verdaulich wird. Man erhält so neben nahrhafterem Fleische eine weniger kräftige Brühe.

Die beim Kochen gewonnene Brühe ist durch zahlreiche Flocken getrübt, welche aus geronnenem Fleischeiweiße bestehen und ihren wesentlichen Nährstoff ausmachen. Da man diese Flocken zur Klärung der Flüssigkeit und ihres minderwertigen Geschmacks wegen in der Küche „abzuschäumen" pflegt, so ist die Brühe in der Regel an Nährstoffen arm und als Nahrungsmittel nicht ausreichend; ihr Wert besteht vielmehr in einem reichen Gehalt an Salzen und löslichen, wohlschmeckenden Stoffen, mittels deren sie Appetit und Verdauung anregt und fördert.

Dem Erfolge des Kochens ist die Wirkung des Schmorens oder Dämpfens ungefähr gleichwertig; bei diesem Verfahren wird das Fleisch unter der Einwirkung des Dampfes und reichlicher Brühe gelockert und erweicht.

Zum Zwecke des Bratens wird das Fleisch in einer auf dem Boden der Pfanne ausgelassenen Fettschicht der Einwirkung großer Hitze ausgesetzt, häufig umgewendet und zur Verhütung des Anbrennens hin und wieder angefeuchtet. Hierdurch gewinnt das Fleisch an Wohlgeschmack und Verdaulichkeit, ohne jedoch eine große Menge seiner Nährstoffe an die aus dem Fette, dem Wasser und dem Fleischsaft entstehende „Sauce" abzugeben. Wird das Fleisch über freiem Feuer geröstet, so bleiben ihm seine Salze und aromatischen (wohlschmeckenden) Stoffe nahezu vollständig erhalten.

§ 86. Haltbarmachung des Fleisches. Fleischkonserven. Da das Fleisch unter gewöhnlichen Umständen rasch verdirbt und dadurch zum Genuß ungeeignet wird, so sucht man es durch Anwendung verschiedener Verfahren und Mittel haltbar zu machen. Man bewahrt es z. B. auf Eis oder in Kühlräumen auf, weil bei niedrigen Wärmegraden Fäulnis- und Schimmelkeime sich nicht zu entwickeln pflegen, doch stellt sich hierbei leicht der Übelstand ein, daß das kalt gewordene Fleisch beschlägt und mit der Feuchtigkeit gerade Fäulnis-, Gärungs- und Schimmelkeime aus der Luft auf sich niederreißt. Dieser Nachteil tritt am wenigsten hervor, wenn man das Fleisch in Umhüllungen einschlägt und in eine durch geeignete Einrichtung abgekühlte und zugleich bewegte Luft hängt; es wird dann durch die Luft nicht nur abgekühlt, sondern auch an der Oberfläche getrocknet und erhält sowohl durch die Umhüllung wie durch die sich bildende trockene Decke einen Schutz gegen das Eindringen von Keimen aus der Luft.

Hauptsächlich zur Versorgung der Truppen im Felde und der Schiffe dient das Büchsenfleisch. Zu seiner Herstellung wird Fleisch von Knochen, Sehnen und Fett befreit, in kleine Stücke geschnitten und roh oder gepökelt oder gekocht in Weißblechbüchsen gepreßt, deren Deckel fest aufgelötet und mit einer kleinen Öffnung versehen werden. Diese Büchsen kocht man mehrere Stunden in gespanntem Wasserdampfe, lötet die kleine Öffnung zu und erhitzt unter Umständen nochmals eine kürzere Zeit. Durch die Hitze wird das Fleisch von Fäulniskeimen befreit, so daß es lange Zeit hindurch aufbewahrt werden kann. In ähnlicher Weise können auch beliebige Fleischspeisen mit und ohne Zusatz von Gemüsen konserviert werden. Die Einfuhr von Büchsenfleisch in das Zollinland ist verboten (§ 12 des Gesetzes, betr. die Schlachtvieh- und Fleischbeschau, vom 3. Juni 1900), weil die erforderliche gesundheitliche Kontrolle einer solchen Ware hinsichtlich der Auswahl und Behandlung des Fleisches nicht ausführbar ist.

In der neueren Zeit hat man vielfach Borsäure, Borax, schwefligsaure Salze u. a. benutzt, um frisches Fleisch lange genußfähig zu erhalten und dessen Verderbnis zu verdecken. Die Verwendung derartiger Mittel kann indessen aus Gründen der Gesundheitspflege nicht gebilligt werden und ist durch Bekanntmachung des Reichskanzlers vom 18. Februar 1902 verboten.

Altbewährt sind die Verfahren des Pökelns und Räucherns. Beim Pökeln, welches seinen Namen nach dem Holländer Beukelsz (sprich: Bökels) führt, werden die mit Salz und Salpeter tüchtig eingeriebenen Fleischstücke in Fässern übereinander geschichtet. Das Salz entzieht dem Fleische Wasser, zugleich aber auch einen Teil der Nährstoffe, unter Bildung von ungenießbarer Salzlake. Pökelfleisch besitzt eine gute Haltbarkeit, muß indessen des hohen Salzgehalts wegen vor seiner weiteren Zubereitung gewässert werden. Nach lange fortgesetztem Genusse von gepökeltem Fleische hat man bei Schiffern, Soldaten usw. das Auftreten des Skorbuts, einer mit heftiger Entzündung der Mundschleimhaut und Blutungen aus dieser wie in inneren Organen verlaufenden und nicht selten zum Tode führenden Krankheit, beobachtet. Zum Zwecke des Räucherns hängt man das vorher gesalzene Fleisch in den Rauch brennenden oder schwelenden Holzes; das Fleisch wird hierbei entwässert und von Bestandteilen des Rauches, welche den Fäulniskeimen feindlich sind (z. B. Kreosot und einigen flüchtigen Ölen), durchdrungen. Die sog. Schnellräucherung besteht darin, daß man die Fleischstücke mehrmals in bestimmten Zwischenräumen mit rohem Holzessig, welcher wie der Rauch fäulniswidrige Bestandteile enthält, bestreicht und an der Luft trocknet; durch sie kann aber das bewährte Räuchern nicht ersetzt werden.

§ 87. Aus Fleisch hergestellte Nahrungsmittel. Eine andere Art der Zubereitung und Erhaltung des Fleisches ist die Herstellung der Wurst. Die Fleischstücke werden dazu zerkleinert und in mancherlei Mischung mit Gewürzen, unter Umständen auch unter Zusätzen von Brot, Grütze, Mehl u. dgl., in Därme gepreßt. Die Würste werden vor dem Genusse gekocht, gebraten, getrocknet oder geräuchert; es besteht auf diesem Gebiet eine große Mannigfaltigkeit, und zwar gestaltet sich die Art der Zubereitung in keinem Lande so verschieden wie in Deutschland, wo überhaupt die Wurst sich einer weit größeren Beliebtheit als anderwärts erfreut. Der Nährwert und die Bekömmlichkeit des Nahrungsmittels wird nicht selten durch minderwertige Zusätze herabgesetzt; auch wird häufig die Wurst mißbräuchlicherweise künstlich gefärbt. Aus gesundheitsschädlichem Fleische hergestellte, sowie fehlerhaft gearbeitete oder aufbewahrte Würste können Anlaß zu schweren Wurstvergiftungen (vgl. § 203) geben. Gleichartige Erkrankungen sind nach dem Genuß anderer in Zersetzung begriffener Fleischspeisen beobachtet worden. Die Nahrungsmittel, welche derartige Vergiftungen veranlaßten, waren in der Regel durchaus nicht auffallend verändert und zeigten vielfach nur einen muffigen, leicht ranzigen, säuerlichen Geruch und Geschmack. Von Würsten, die besonders häufig zu Vergiftungen führten, sind vor allem Blut-, Leber- sowie Eingeweide- und Sülzwürste zu erwähnen, welche in gewissen Gegenden in großen Mengen hergestellt und durch Räucherung zu Dauerwürsten gemacht werden.

Besondere, den tierischen Nahrungsmitteln zuzurechnende Handelswaren sind der Speck, das Schmalz und der Talg. Die derbe Fettschicht unter der Haut (Schwarte) der Schweine bildet den Speck, welchen man gekocht, gewöhnlich aber gesalzen und geräuchert als fettreiches Nahrungsmittel verwendet. Das am meisten genossene Schmalz, das Schweineschmalz, wird aus dem Fette der Eingeweide, auch aus Speck, durch Ausschmelzen gewonnen; es soll weiß und fast geruchlos sein, eine weiche Beschaffenheit haben, bei ungefähr 40° C. zu einer klaren Flüssigkeit schmelzen und bei etwa 26° C. wieder erstarren. Man bewahrt es am besten unter Zusatz von etwas Salz innerhalb zugedeckter Steingut-, Glas- oder Porzellangefäße in kühlen Räumen auf, um es vor dem Ranzigwerden zu behüten. Als billiger Ersatz für Schweineschmalz kommt das sog. Kunstspeisefett, ein Gemisch von Schweineschmalz mit minderwertigen Fetten und Ölen, in den Handel; es darf nur unter obiger Bezeichnung verkauft werden (vgl. § 144). Der Talg vom Rinde (Unschlitt) ist fest und von weißer Farbe, schmilzt erst bei 42—44° und erstarrt wieder bei bereits 34°; er ist schwerer verdaulich als die Butter, welche als Nahrungsmittel auch dem

Schmalze und Specke ihrer Bekömmlichkeit wegen vorzuziehen ist. Andere Wiederkäuer liefern ebenfalls Talg (Hammeltalg), doch werden solche Erzeugnisse seltener als der Rindstalg zu Nahrungszwecken verwendet.

Seit etwa 20 Jahren haben die Fleischextrakte eine größere Bedeutung erlangt. Man gewinnt sie durch Auslaugen und Auspressen oder durch Auskochen von zerhacktem Fleische; die Flüssigkeit wird alsdann eingedampft. Die Fleischextrakte verwendet man nach Auflösung in warmem Wasser an Stelle von Fleischbrühe, welcher sie auch hinsichtlich ihres Nährwerts ähnlich sind. Durch ihre Mischung mit dem Mehle von Hülsenfrüchten, Hafer oder Kartoffeln und mit Fett stellt man Suppentafeln und andere Dauernahrungsmittel her. Mit Getreidemehl verbäckt man sie zu Fleischzwieback.

Die Fleischpeptone und Gallerten werden ebenfalls aus dem Fleische erzeugt; sie enthalten neben den im Fleischextrakte vorhandenen Salzen und wohlschmeckenden Stoffen einen Teil der Eiweißstoffe des Fleisches in löslicher Form und werden leichter als Fleisch verdaut, haben aber den Übelstand, daß sie bei vielen Menschen nach lange fortgesetzter Darreichung Widerwillen erregen.

§ 88. Fische. Neben dem Fleische der Landtiere bildet das Fleisch der Fische (Süßwasser- und Seefische) eine angenehme Abwechslung in unserer Nahrung, zumal es jenem in seinem Nährwert ähnlich ist und im allgemeinen ebenso ausgiebig verdaut und aufgenommen wird wie Rindfleisch. Indessen ist ein Unterschied zu machen zwischen den leichter verdaulichen fettarmen und den weniger bekömmlichen fettreichen Fischen. Zu letzteren zählen die Lachse, Heringe, Sprotten, Sardellen, Neunaugen, Muränen u. a., zu ersteren Hecht, Schellfisch, Seezunge u. a. Seefische enthalten erheblich mehr Kochsalz als Süßwasserfische.

An frischen Fischen sind die Kiemen rot, die Augen durchsichtig, hervorstehend, das Fleisch ist fest, derb, elastisch, von frischem Geruch an den geöffneten Kiemen und von weißer oder rötlicher Färbung. Fische aus sumpfigem Wasser besitzen weniger Wohlgeschmack und werden zweckmäßig vor dem Töten einige Tage in frischem Wasser gehalten. Infolge der Anwesenheit von gewissen Spaltpilzen leuchtet Fischfleisch zuweilen im Dunkeln. Die Erscheinung verschwindet aber mit dem Eintritt der Fäulnis und bedingt eine gesundheitsschädliche Eigenschaft nicht.

Dagegen kann aus anderen Ursachen der Genuß von Fischfleisch zuweilen zu Gesundheitsschädigungen Veranlassung geben. So wird mit rohem oder unzureichend gekochtem (gebratenem)

Hechtfleisch bisweilen eine Entwickelungsform des sog. Schweizerbandwurms aufgenommen, welche ähnlich wie die Rinder- und Schweinefinne im menschlichen Darme auswächst. Ferner enthalten einzelne Teile von Fischen giftige Stoffe, deren Wirkung sich z. B. in der Barbencholera, einem schweren Brechdurchfalle, welcher nach dem Genusse von Barben beobachtet worden ist, bemerkbar macht. Auch die Neigung des Fischfleisches zur raschen Verderbnis ist gefährlich und bedingt nach dem Genusse nicht mehr frischer Fische mitunter Fischvergiftungen.

Man sucht die Fische durch Auflegen auf Eis längere Zeit frisch zu erhalten. Auch macht man sie durch Trocknen (Stockfisch), Einsalzen (Heringe, Sardellen), Räuchern (Aale, Flundern, Bücklinge), Marinieren, d. h. Einlegen von den durch Salzen, Kochen, Braten vorbehandelten Fischen in Essig mit Gewürzen (Aale, Heringe, Anchovis, Neunaugen), oder Einlegen in Öl (Sardinen) haltbar.

Durch die Vervollkommnung unserer Verkehrsmittel ist es ermöglicht worden, die Fische auf weite Entfernungen zu verschicken und namentlich die reichen Schätze des Meeres auch dem Binnenlandsbewohner in frischem Zustand zu mäßigem Preise zugängig zu machen.

Aus den Eiern (dem Rogen) einzelner Fischarten bereitet man durch Einsalzen den Kaviar. Er stellt ein durch hohen Eiweiß- und Fettgehalt ausgezeichnetes, wohlschmeckendes und die Eßlust anregendes Nahrungsmittel dar und wird seiner verhältnismäßig leichten Verdaulichkeit wegen oft mit Nutzen bei manchen Verdauungs- und Ernährungsstörungen verabreicht. Man gewinnt den Kaviar in Rußland vom Störe, Sterlet und Hausen, in Italien von Meeräschen (Mugil) und Thunfischen, in Norwegen von Dorschen und Makrelen, in England und Schweden vom Lachse und Kabeljau, in Deutschland vom Störe und dessen Verwandten. An den Dardanellen wird aus dem Rogen mancher Fische durch Pressen und Trocknen Fischrogenkäse hergestellt.

Tran (Fett) wird aus dem Specke großer Seetiere durch Auslaufenlassen gewonnen. In den Handel gelangt namentlich der Tran von Walen, Haien, Robben, Seehunden und Delphinen. Der Lebertran wird aus den Lebern verschiedener Seefische (namentlich Dorsche) hergestellt und zur Unterstützung der Ernährung wie zu Heilzwecken bei Kranken und bei schwächlichen Kindern verwendet.

§ 89. Krusten- und Schaltiere. Außer den Fischen beherbergt das Wasser noch eine Reihe anderer Tiere, welche dem Menschen zur Nahrung dienen. Dahin gehören zunächst die Krustentiere, welche wie der **Flußkrebs**, der **Hummer**, die **Garnelen**, **Granaten**, **Krabben** und **Taschenkrebse** wohlschmeckendes Fleisch besitzen, das jedoch zum

III. Die Nahrung.

Teil schwer verdaulich und nicht immer bekömmlich ist. Manche Menschen vertragen es überhaupt nicht, sondern erkranken nach dem Genuß an Hautausschlägen, welche den nach der Berührung von Brennesseln sich bildenden Quaddeln ähnlich sind und daher als Nesselausschlag bezeichnet werden.

Zu den im Wasser lebenden und als Nahrungsmittel verwertbaren Geschöpfen gehören ferner die als Schaltiere bezeichneten Muscheln, namentlich Austern, Strand- und Miesmuscheln. Erstere werden meist roh gegessen, sind leicht verdaulich, enthalten viel Eiweiß, auch etwas Fett und eignen sich daher nicht nur als Leckerbissen für Gesunde, sondern unter Umständen auch zur Ernährung schwerkranker Personen, welche anderes Fleisch nicht vertragen. Die übrigen Muscheln pflegt man vor dem Genuß abzukochen, ebenso wie die in manchen Gegenden als Nahrungsmittel beliebten Schnecken, von denen die Weinbergsschnecke am häufigsten verzehrt wird.

Da sowohl die Krusten- als auch die Schaltiere nach dem Tode rasch in Fäulnis übergehen, wobei giftige Zersetzungsstoffe abgeschieden werden, und da sie unter Umständen auch giftige Unreinlichkeiten aus dem umgebenden Wasser aufnehmen, so sind nach ihrem Genusse nicht selten Vergiftungserscheinungen beobachtet worden. Insbesondere haben die Miesmuscheln schon mehrfach Erkrankungen und den Tod von Menschen verursacht, da sie nach 14 tägigem Verweilen in Stauwasser ein Gift in ihrer Leber bilden; letzteres soll allerdings in fließendem Wasser schnell wieder verschwinden.

§ 90. Würzen: Kochsalz, Pflanzensäuren, Essig. Viele unserer Nahrungsmittel bedürfen, um genießbar oder doch schmackhaft zu werden, besonderer Zusätze, welche durch ihren Geruch und Geschmack die Eßlust anregen und eine reichlichere Absonderung der Verdauungssäfte hervorrufen, auch Abwechslung in die Form der gebotenen Speisen bringen. Als solche Zusätze verwendet man namentlich die Würzen und Gewürze.

Unter den Würzen nimmt das Kochsalz oder Chlornatrium, eine Verbindung der chemischen Urstoffe Chlor und Natrium, welches teils aus Steinsalzbergwerken teils aus dem Meerwasser oder Salzwasserquellen (Solen) gewonnen wird, die erste Stelle ein. Das Kochsalz gehört zu den unentbehrlichen Lebensbedürfnissen, denn es ist ein Bestandteil unseres Körpers, wird fortwährend aus demselben ausgeschieden und muß daher beständig wieder ersetzt werden. Bei Menschen, welche nach Erschöpfung ihrer Vorräte an Salz, z. B. in belagerten Festungen oder auf Reisen in unbewohnten Gegenden, daran Mangel leiden, stellt sich ein lästiger Kochsalzhunger ein.

Zu den Würzen hat man ferner den Zucker (§ 71), die Speiseöle (§ 66) und verschiedene Pflanzensäuren, z. B. Zitronensaft, Zitronensäure und insbesondere Essig zu rechnen.

Der zu Speisezwecken verwendete Essig entsteht hauptsächlich bei der sog. Essiggärung, welche unter dem Einfluß eines besonderen Gärungserregers, der sog. Essigmutter, in weingeisthaltigen Flüssigkeiten (Branntwein, Wein, Bier oder mit Wasser verdünntem Spiritus) eintritt. Neuerdings verwendet man auch die Holzessigsäure, welche sich bei der Abkühlung der aus stark erhitztem Holze aufsteigenden Dämpfe niederschlägt, in gereinigter Form als Würze. Diese sog. Essigessenz, eine an Essigsäure sehr reiche, daher ätzende Flüssigkeit, muß stark verdünnt werden, wenn ihr Genuß nicht zu schädlichen oder sogar töblichen Folgen führen soll. Essigessenz darf nur in Flaschen mit Sicherheitsstopfen verkauft werden, die ein Trinken aus den Flaschen unmöglich machen (vgl. § 144, 10).

§ 91. Gewürze. Während die Würzen noch in gewisser Weise als Nahrungsmittel angesehen werden dürfen, liegt die Bedeutung der Gewürze vornehmlich in ihrer Schmackhaftigkeit und ihrem Vermögen, die Verdauung anzuregen. Sie bestehen zumeist aus den Wurzeln, Blättern, Blüten, Blütenknospen, Blütennarben, Rinden, Knollen, Samen oder Früchten gewisser Pflanzen, welche durch ihren Gehalt an ätherischen Ölen, Harzen oder anderen Stoffen einen ausgeprägten Geruch oder Geschmack besitzen.

Viele Gewürzpflanzen, wie Zwiebeln, Knoblauch, Senf, Rettich, Wacholder, Dill, Kümmel, Anis, werden in unserer Heimat gezogen; von ausländischen Gewürzen sind zu nennen der schwarze und der weiße Pfeffer, spanischer Pfeffer, Lorbeer, die Gewürznelken, Piment, Kardamom, der Sternanis, die Muskatnuß, der Safran, der Ingwer, die Kapern, die Vanille, der Zimt. Im allgemeinen haben die vom Ausland bezogenen Gewürze einen hohen Preis, sie sind daher vielfach der Verfälschung unterworfen, besonders wenn sie in zerkleinertem, z. B. gemahlenem Zustand verkauft werden.

§ 92. Genußmittel. Den Gewürzen stehen in ihrer Bedeutung für die menschliche Ernährung die Genußmittel (§ 57) nahe; sie unterscheiden sich von jenen dadurch, daß sie nicht als Zusätze zu Nahrungsmitteln, sondern unabhängig von diesen in ungemischtem Zustand genossen werden. Man rechnet zu den Genußmitteln die weingeistigen Getränke, den Kaffee, den Tee, den Kakao und den Tabak.

§ 93. Alkohol. Die weitverbreitete Ansicht, daß der Genuß geistiger (alkohol- oder weingeisthaltiger) Getränke zur Stärkung des Körpers und zur Hebung seiner Leistungsfähigkeit nachhaltig beitrage, ist irrtümlich. Die geistigen Getränke sind vielmehr für viele Menschen schon dann von schädlicher Wirkung, wenn sie auch nur in mäßigen Mengen gewohnheitsmäßig genossen werden; insbesondere pflegt die geistige Leistungsfähigkeit darunter zu leiden. Unmäßigkeit in ihrem Genusse führt nicht allein zur Trunkenheit, sondern auch zur Erschlaffung in der Tätigkeit von Magen und Darm. Nach länger fortgesetztem Mißbrauch weingeisthaltiger Getränke pflegen sich ernste

Krankheiten der Verdauungswerkzeuge, der Leber, der Nieren und des Nervensystems einzustellen. Gewohnheitstrinker verfallen daher nicht selten Geisteskrankheiten, einem vorzeitigen Tode oder langwierigem Siechtum und vermögen schwere, fieberhafte Krankheiten weniger leicht zu überwinden als enthaltsame und mäßige Personen. Auch nach der sittlichen Seite machen sich Störungen bei übermäßigem Alkoholgenusse bemerkbar; den Gewohnheitstrinkern pflegen bald die Begriffe von Pflicht und Ehre zu schwinden. Besonders verhängnisvoll ist es ferner, daß Trunksucht der Eltern nur allzu häufig eine schwächliche, geistig wie körperlich minderwertige Nachkommenschaft zur Folge hat, deren Entwicklung oft durch Vernachlässigung der Pflege und Erziehung weiter ungünstig beeinflußt wird.

Für Kinder ist der Alkohol ein schlimmes Gift; Bier, Wein und namentlich Branntwein sollte man Kindern bis zum Ablauf der Entwicklungszeit (14. bis 16. Lebensjahr) überhaupt nicht geben.*)

Man gewinnt die weingeistigen Flüssigkeiten, indem man Zuckerlösungen unter dem Einfluß von Hefe eine Gärung durchmachen läßt; es bilden sich dann neben dem Weingeist auch Kohlensäure, Fuselöl, Glycerin, Bernsteinsäure sowie eine Reihe anderer Stoffe. Zu den Erzeugnissen einer derartigen Gärung gehören der Wein, das Bier und der Branntwein. Während man Wein und Bier nach der Gärung ohne weitere besondere Behandlung genießen kann, muß der Branntwein aus der Gärungsflüssigkeit erst durch Destillation (vgl. § 47) gewonnen werden.

§ 94. Wein. Der Wein wird aus den Weintrauben gewonnen. Man preßt den Traubensaft (Most) aus und füllt ihn in Fässer. Infolge der Vermehrung der bereits an der Oberfläche der Weinbeeren befindlichen und daher auch in jedem Moste enthaltenen Hefepilze kommt die Gärung zustande, unter deren Einfluß sich der Zucker der Trauben in Weingeist und Kohlensäure umwandelt. Man unterscheidet Haupt- und Nachgärung. Bei der ersteren wird unter starker Kohlensäureentwicklung die Hauptmenge des vorhandenen Zuckers zersetzt. Bei der letzteren erfolgt langsam und unter schwacher Kohlensäurebildung die Zerlegung des nach der Hauptgärung noch übrig gebliebenen Zuckers; zugleich gewinnt der Wein an Duft ("Blume") und Wohlgeschmack. Nach einigen Monaten wird der Wein in Lagerfässer übergeführt, in welchen er sich weiter entwickelt, bis er flaschenreif ist. Zur Erzielung von Rotwein läßt man Schalen und Kerne der roten Trauben mit vergären.

Die sog. Süßweine (Malaga u. s. w.) werden aus dem Moste besonderer, vornehmlich in südlichen Ländern geernteter Trauben gewonnen. Derartiger Most liefert entsprechend seinem Reichtum an Zucker bei der Gärung

---

*) Vgl. auch das im Kaiserlichen Gesundheitsamte bearbeitete Alkohol-Merkblatt (Verlag von Julius Springer, Berlin W. Preis 5 Pf., 100 Exempl. 3 ℳ, 1000 Exempl. 25 ℳ).

verhältnismäßig viel Alkohol, es bleibt jedoch stets noch Zucker zurück, welcher sich an der Gärung nicht beteiligt und dem Weine die Süßigkeit verleiht. Unter günstigen Witterungsverhältnissen bildet sich in der Traube nicht soviel Zucker, als notwendig ist, um einen Wein zu erhalten, in welchem der Gehalt an Säure genügend zurücktritt. Will man unter solchen Umständen dennoch alkoholreichen und wenig säurehaltigen Wein erzielen, so setzt man dem Moste vor der Gärung Zucker hinzu. Mit den verschiedenen Verfahren zur Weinverbesserung, welche unter der Bezeichnung Chaptalisieren und Gallisieren bekannt sind, geht eine Weinvermehrung Hand in Hand. Läßt man die nach dem Auspressen des Saftes zurückbleibenden Traubenüberreste (Trester) nochmals mit Zucker vergären, so erhält man die als „Haustrunk" in manchen Weinbaugebieten Verwendung findenden Trester- oder Nachweine. Der Verkauf von solchen Weinen, ebenso wie der von Kunstweinen (Rosinenwein) ist jedoch im Deutschen Reiche gesetzlich verboten (§ 144). Die deutschen Weine enthalten 7—12 Hundertteile ihres Gewichts an Weingeist; bei den ausländischen steigt der Gehalt bis auf 18 Hundertteile und mehr.

Eine besondere Art von Weinen sind die Schaumweine (Champagner), welche früher vorwiegend aus Frankreich bezogen wurden, gegenwärtig jedoch auch von Deutschland und anderen Ländern in ausgezeichneter Beschaffenheit geliefert werden. Zu ihrer Herstellung läßt man mit Zucker versetzten jungen Wein in Flaschen vergären, deren fester Verschluß ein Entweichen der sich entwickelnden Kohlensäure verhindert. Süßigkeit und andere Geschmackseigentümlichkeiten des Schaumweins werden durch einen nach vollendeter Gärung erfolgenden Zusatz des sog. „Likörs" (meist Zuckersirup mit Kognak und aromatischen Bestandteilen) hergebracht. In neuerer Zeit werden auch solche Erzeugnisse als Schaumweine in den Handel gebracht, welche durch Einpressen von Kohlensäure in vergorene, mit Zucker und Likör versetzte Weine hergestellt sind.

Zur Gewinnung anderer weinartiger Getränke, der sog. Obstweine, verwendet man vornehmlich Äpfel und Birnen, ferner Heidelbeeren, Stachelbeeren, Johannisbeeren und andere Beerenfrüchte. Man läßt den Saft dieser Früchte entweder unvermischt oder nach Zusatz von Zucker oder von Zucker und Wasser vergären.

In Krankheiten finden Schaum- und Süßweine als Reiz- und Anregungsmittel, andere Weinarten bei Verdauungsstörungen Verwendung; es vermag jedoch nur der Arzt zu bestimmen, ob und wann sie zweckdienlich sind. Minderwertige Erzeugnisse vermögen den Wein, soweit gesundheitliche Wirkungen in Betracht kommen, nicht zu ersetzen; sie können sogar zuweilen Gesundheitsschädigungen bedingen. Durch die auf Weinflaschen häufig anzutreffende Aufschrift Medizinalwein, Medizinaltokaier u. dgl. wird eine Gewähr, daß die so bezeichneten Erzeugnisse wirklich gesundheitlich zuträglich sind, nicht gegeben. Vielmehr sind gerade solche „Weine" nicht selten als Kunstmischungen erkannt worden. Zuverlässigen Bezugsquellen entnommene einheimische

III. Die Nahrung. 99

Weine können ausländische Erzeugnisse unsicheren Ursprunges als Kräftigungsmittel für Kranke oft ersetzen und nicht selten übertreffen.

§ 95. Bier. Weniger reich an Weingeist als der Wein ist das Bier. Von den zur Bierbrauerei benutzten Stoffen: Wasser, Malz, Hopfen und Hefe, hat das Malz die größte Bedeutung.

Zur Malzbereitung läßt man Gerstenkörner keimen. Dabei bildet sich Diastase, d. h. ein Stoff, der die Eigenschaft hat, die in der Gerste enthaltene Stärke in lösliche Kohlenhydrate (Dextrin, Malzzucker) überzuführen. Das so entstandene Grünmalz wird durch Dörren in Darrmalz übergeführt und stellt, nachdem es von den Keimen befreit ist, das gewöhnliche Malz dar.

Bei der Bereitung von Bier wird das geschrotene Malz eingemaischt, indem es in einem großen Bottich mit anfangs kaltem, dann heißem Wasser gründlich durchgerührt wird. Hierbei bilden sich Malzzucker (Maltose), Dextrin und zwischen diesen Stoffen stehende Abbauprodukte der Stärke. Die von den ungelösten Bestandteilen des Malzes (den Trebern) abgelassene (abgeläuterte) Flüssigkeit, welche Würze genannt wird, bringt man unter Zusatz von Hopfen zum Sieden, wodurch gewisse Hopfenbestandteile gelöst werden, die dem Biere den angenehm bitteren Geschmack verleihen und zu seiner Haltbarkeit beitragen. Gleichzeitig wird durch das Sieden der Tätigkeit der Diastase ein Ende gemacht und ein Teil der in der Würze gelösten Eiweißstoffe dadurch abgeschieden, daß diese gerinnen oder mit der Hopfengerbsäure unlösliche Verbindungen bilden. Nunmehr wird die Würze von den Rückständen des Hopfens und den ausgeschiedenen Stoffen abgeseiht, durch besondere Kühlapparate auf eine geeignete Temperatur gebracht und der Gärung unterworfen, indem sie mit Hefe versetzt (angestellt) wird. Die Gärung, bei der sich der größte Teil der Maltose in Alkohol, Kohlensäure und andere, weniger wichtige Stoffe verwandelt, verläuft in zwei Abschnitten, der Haupt- und Nachgärung. Die erstere findet meist in großen, offenen Bottichen statt und liefert, nachdem die Hefe abgetrennt worden ist, das Jungbier. Die Genußreife erlangt dieses erst durch die in den Lagerfässern vor sich gehende Nachgärung.

Von den einzelnen Biersorten unterscheidet man hauptsächlich die unter- und obergärigen Biere. Bei den letzteren, zu denen Weißbier, Braunbier, westfälisches Altbier, Lichtenhainer und die englischen Biere (Stout, Porter, Ale) gehören, verläuft die Gärung in kürzerer Zeit bei höherer Temperatur unter Abscheidung der Hefe an der Oberfläche; bei den untergärigen Bieren nimmt die bei niedrigerer Temperatur vor sich gehende Gärung längere Zeit in Anspruch, wobei sich die Hefe am Boden des Gärgefäßes absetzt. Die Farbe des Bieres wird im allgemeinen durch den Grad der Erhitzung des Malzes beim Darren bedingt. Im übrigen hängt die Beschaffenheit des Bieres vorwiegend von der Zusammensetzung der Würze und der Art der Gärführung ab. Zur Herstellung einiger Sorten obergäriger Biere, z. B. des Berliner Weißbiers, wird ein Teil des Gerstenmalzes durch Weizenmalz ersetzt. Über die bei der Bierbereitung zulässigen Stoffe bestehen besondere rechtliche Vorschriften, nach denen die Verwendung von Malzersatzstoffen verboten ist. Eine Ausnahme machen jedoch die obergärigen Biere, bei denen im Gebiete der norddeutschen Brausteuergemeinschaft auch die Mitverwendung gewisser Zuckerarten erlaubt ist.

Die leichteren deutschen Biere enthalten 3 bis 4, Versandbiere 4 bis 5, Weißbier 1½ bis 3 Hundertteile ihres Gewichts an Weingeist. Der Alkoholgehalt der stärker eingebrauten englischen Biere (Stout, Porter, Ale) steigt bis zu 8 Hundertteilen.

Durch ein eigenartiges Verfahren wird neuerdings aus Malzwürze unter Mithilfe von Weinhefe nach zuvor stattgehabter Milchsäuregärung ein als **Maltonwein** bezeichnetes Getränk gewonnen, welches 16 und mehr % (Raumteile) Alkohol enthält.

Übermäßiger Biergenuß führt zu denselben Gesundheitsschädigungen wie jeder Mißbrauch weingeistiger Getränke, hat nicht selten Herzerweiterung zur Folge und befördert bei vielen Menschen den Fettansatz.

§ 96. Branntwein. Liköre. An Stelle von Bier und Wein bilden die verschiedenen Arten des **Branntweins** in vielen Ländern ein beliebtes, aber sehr bedenkliches Genußmittel der minder wohlhabenden Bevölkerung.

In Deutschland besitzt insbesondere der **Kartoffelbranntwein** eine ausgedehnte Verbreitung. Man gewinnt ihn, indem man die Stärke von Kartoffeln, welche in gespanntem Wasserdampf abgekocht sind, durch Vermaischung (vgl. § 95) mit warmem Wasser und Malz in Zucker überführt, die Maischflüssigkeit mit Hefe vergären läßt und hierauf der Destillation (vgl. § 47) unterwirft. Während hierbei die sog. Schlempe zurückbleibt, geht der Weingeist mit einigen Verunreinigungen (Aldehyd, Fuselöl u. a.) in das Destillat über und wird entweder sofort als Rohsprit in den Verkehr gebracht oder durch besondere Reinigungsverfahren von den fremden Bestandteilen befreit und als Feinsprit verwendet.

Andere Branntweinarten liefert die Vergärung der vorher in Zucker übergeführten Stärke des Roggens (**Kornbranntwein**), des Weizens (**Whisky**), des Hafers und des Mais. In Frankreich dient der Zuckerrübensaft oder die aus ihm abgeschiedene zuckerreiche Melasse zur Spirituserzeugung. Durch Vergärung zuckerhaltiger Früchte und Wurzeln gewinnt man u. a. den **Pflaumen-** (Slibowitz) und **Kirschbranntwein**, **Wacholderbranntwein** (Gin oder Genever), **Enzianbranntwein**. Durch Vergärung und Destillation erhält man in Ostindien und auf den Antillen aus dem Safte und aus Abfällen des Zuckerrohrs den **Rum**, in Ostindien und Batavia aus der mit Palmensaft versetzten Reismaische den **Arrak**. Von allen Branntweinsorten wird der durch Destillation aus dem Weine gewonnene echte **Kognak** am meisten geschätzt.

Dem Branntwein reihen sich die **Liköre** an, denen u. a. der Kümmel-, Kartäuser-, Benediktiner-Likör, das Danziger Goldwasser, der Curaçao zuzurechnen sind. Alle diese Flüssigkeiten enthalten neben dem Wasser und Weingeist mehr oder weniger große Mengen von Zucker und Gewürzstoffen, welche teils als Gewürzöle teils als Pflanzenauszüge zugesetzt sind. Die sog.

III. Die Nahrung.

Bitterliköre („Bittern") werden zum Teil ohne Zuckerzusatz durch Auszug bitterschmeckender Pflanzenteile mit Spiritus und Wasser zubereitet.

Destillationserzeugnisse werden im allgemeinen höher als die durch Ausziehen von Pflanzenteilen bereiteten Trinkbranntweine geschätzt. Der Weingeistgehalt dieser Flüssigkeiten ist sehr verschieden; er beträgt in dem deutschen Trinkbranntweine durchschnittlich 33, im Kognak 40 bis 50, im Rum 67 bis 70, im Arrak etwa 50 Hundertteile des Gewichts.

Die wertvolleren Branntweine werden nicht selten durch Zusatz von Weingeist oder anderweitigen Stoffen verfälscht. Insbesondere bringt man unter der Bezeichnung von Kognak, Nordhäuser u. s. w. Gemische von verdünntem Weingeist mit anderen scharf schmeckenden Flüssigkeiten in den Handel; z. B. verdeckt man den Weingeistmangel durch Zusatz von sog. Branntweinschärfe, welche häufig ein Auszug von spanischem Pfeffer ist. Mitunter werden zum Färben der Liköre giftige Farben benutzt und die würzigen Bestandteile dieser Getränke durch minderwertige, gesundheitsschädliche Stoffe ersetzt.

Die branntweinartigen Getränke führen weit leichter zur Berauschung als Bier und Wein; ihre natürlichen Verunreinigungen (durch Fuselöl, Aldehyd) und ihre Verfälschungen bedingen Gesundheitsschädigungen, und in großen Mengen auf einmal getrunken, wirkt jeder Branntwein wie ein scharfes, zuweilen sogar tödliches Gift (vgl. § 236). Wird der Genuß von Branntwein oder Likör lange Zeit im Unmaß fortgesetzt, so kommt es unausbleiblich zur körperlichen und geistigen Zerrüttung. Der Branntweintrinker verliert Kraft und Lust zur Arbeit, verarmt gewöhnlich mit seiner Familie, weil sein Erwerb zurückgeht, und fällt auch anderen Leidenschaften anheim, wird gewalttätig, oft Verbrecher. Nicht selten erliegt er zuletzt dem Säuferwahnsinne, wenn nicht vorher schon andere Krankheiten seinen durch den Branntwein geschwächten Körper aufgerieben haben. Nach den Ergebnissen der deutschen Heilanstaltsstatistik wurde bei den während der Jahre 1902 bis 1904 den Anstalten für Geisteskranke, Epileptiker und Nervenkranke neu zugegangenen Kranken in 15,8 % der Fälle, also fast bei jedem 6. Kranken, Alkoholmißbrauch nachgewiesen. Durch eine Untersuchung, welche i. J. 1876 angestellt wurde und sich auf 32837 Verbrecher im Deutschen Reiche erstreckte, wurde ermittelt, daß 41,7 von je 100 dem Trunke ergeben waren. In Ländern, welche die Trunksucht durch Gesetze bekämpfen und mit Strafen belegen, hat sich eine Abnahme der Verbrechen eingestellt.

Zur Verfälschung von Trinkbranntwein hat in neuerer Zeit der Methylalkohol (Holzgeist) gedient, der durch trockene Destillation von Holz gewonnen wird und in chemischen und anderen technischen Betrieben eine nicht unbeträchtliche Verwendung findet. Dem mit diesem heftigen Gifte verfälschten Trinkbranntwein ist in letzter Zeit auch in Deutschland eine große Anzahl von Personen, die solchen Branntwein selbst nur in kleinen Mengen genossen hatten, zum Opfer gefallen. Auch eingeatmet kann der Methylalkohol giftig wirken. Er darf daher unter keinen Umständen zur Bereitung von Lebens- oder Arzneimitteln und von kosmetischen Mitteln irgendwelcher Art Verwendung finden.

Arzneimittel, deren Anwendung allein von der Trunksucht zu heilen vermag, gibt es nicht; auch von den hierfür vielfach angepriesenen, meistens recht kostspieligen Reklame- und Geheimmitteln darf man keinen Erfolg erwarten. Die Behandlung ausgesprochener Trunksucht geschieht am besten in einer der hierfür besonders eingerichteten Anstalten.

§ 97. Kaffee, Tee, Kakao. Neben den weingeisthaltigen Getränken besitzen Kaffee, Tee und Kakao als Genußmittel eine große Beliebtheit. Als bedeutsamsten Bestandteil enthält der Kaffee das Koffeïn, der Tee das dem Koffeïn gleichartige Theïn und der Kakao das nahe verwandte Theobromin. Vermöge dieser Stoffe wirken jene Genußmittel belebend auf das Nervensystem, die Muskeltätigkeit und den Blutumlauf.

Den Kaffee liefert der Kaffeebaum, dessen Anbau über tropische und subtropische Gegenden, insbesondere in Arabien, Persien, Abessynien, Mittel- und Südamerika, vornehmlich Brasilien, ferner Java und Sumatra, in neuerer Zeit auch über Deutsch-Ostafrika verbreitet ist. An seinen Ästen wachsen kirschenähnliche Früchte, deren jede als Samen 2 Kaffeebohnen in sich birgt. Indem man diese Bohnen röstet, durch Stampfen oder Mahlen zerkleinert und mit siedendem Wasser übergießt, bereitet man aus ihnen jenen heißen, wässerigen Auszug, welcher uns als Kaffee bekannt ist und als hauptsächliche Bestandteile ein flüchtiges Öl, die Kaffeegerbsäure und das Koffeïn enthält. Zu einer Tasse starken Kaffees verwendet man ungefähr 15 g Kaffeebohnen, deren gesamter Koffeïngehalt durchschnittlich $1/4$ g beträgt; doch enthalten nicht alle Kaffeearten gleiche Mengen dieses Stoffes.

Viele Personen, denen der Genuß des Koffeïns nicht zuträglich ist, trinken an Stelle des Kaffees gern Aufgüsse verschiedener heimischer, bei den minder Bemittelten auch ihrer Wohlfeilheit wegen beliebter Erzeugnisse, wie von gerösteten Zichorienwurzeln, Rüben, Getreidekörnern, geröstetem Malze, Brot, Feigen, Eicheln u. a. Solche Ersatzmittel, welche häufig Gerbsäure enthalten, des mangelnden Koffeïngehalts wegen dagegen eine gleich belebende Wirkung wie der Kaffee nicht besitzen, werden leider nicht selten auch zu Verfälschungen des echten, besonders des gestampften oder gemahlenen Kaffees verwendet. Neuerdings wird ein sog. koffeïnfreier Kaffee in den Handel gebracht; den Bohnen ist vor dem Rösten der größte Teil des Koffeïns entzogen.

Den Tee bereitet man durch Übergießen mit siedendem Wasser aus den getrockneten und gerösteten Blättern der Teepflanze, welche vornehmlich

III. Die Nahrung.

in China, Vorderindien und Ceylon, aber auch in Japan, Korea, Java und anderen Teilen Asiens angebaut wird. Unter den Teearten gibt es 2 Hauptgruppen, den schwarzen und den grünen Tee, deren Besonderheiten indessen nicht durch Verschiedenart der Pflanze, sondern durch das Herstellungsverfahren bedingt sind. Die Teeblätter enthalten gewöhnlich 1 bis 2 Hundertteile ihres Gewichts Theïn, daneben Gerbsäure und ganz geringe Mengen von Kleber, Stärke und Gummi. Zur Verfälschung des Tees werden die Blätter des Weidenröschens, des Schlehdorns, der Erdbeeren und der wilden Rose, auch künstliche Farben verwendet, und in betrügerischer Weise wird bereits gebrauchter und wieder getrockneter Tee statt des frischen verkauft.

In Brasilien und dessen Nachbarländern bereitet man aus den getrockneten Blättern der daselbst einheimischen Stechpalme den Paraguaytee oder Mate, welcher sich seiner Zusammensetzung und Wirkungsweise nach ähnlich wie der asiatische Tee verhält. Bei vielen Völkern findet eine große Anzahl anderer Pflanzen zur Bereitung von teeähnlichen Getränken Verwendung.

Der Kakao entstammt dem in Mittelamerika, Westindien und Südamerika einheimischen, aber in viele andere tropische Gebiete (z. B. Kamerun) verpflanzten Kakaobaume. In seinen fleischigen, unseren Gurken ähnlichen Früchten liegen in Reihen nebeneinander die eiförmigen Samen, welche Kakaobohnen genannt werden und neben 1½ Hundertteilen ihres Gewichts Theobromin ansehnliche Mengen von Stärke, eiweiß- und kleberhaltigen Stoffen, sowie einen Fettstoff, die Kakaobutter, enthalten. Sie werden von den fleischigen Teilen befreit und geröstet, wobei sich gewisse, den Geschmack und Geruch des Kakaos bedingende Stoffe bilden, hierauf ausgehülst und in Stücke zerbrochen. Zerquetscht man diese, so erhält man die Kakaomasse. Entzieht man den enthülsten Bohnen zunächst einen Teil ihres Fettes, so gewinnt man den entölten Kakao. Mahlt man die enthülsten Bohnen zwischen heißen Walzen, versetzt die gewonnene Masse mit Zucker und formt sie in Tafeln oder dgl., so erhält man die Schokolade. Mit heißem Wasser oder Milch, meist unter Zusatz von Zucker gekocht, liefern diese Zubereitungen die als Kakao und Schokolade bekannten Getränke. Die Schokolade wird auch ohne weitere Zubereitung genossen und in der Konditorei oder Küche zur Herstellung von Speisen verwendet.

Der Gehalt an Stärke, Eiweiß und Fett verleiht den aus der Kakaobohne gewonnenen Erzeugnissen neben den Vorzügen eines Genußmittels auch die Eigenschaften eines Nahrungsmittels; besonders kann Kakao in der Zubereitung mit Milch und Zucker als wohlschmeckendes und zugleich nahrhaftes Getränk empfohlen werden. Kakao und Schokolade sind in vieler Hinsicht dem Kaffee und Tee vorzuziehen, eignen sich namentlich deshalb mehr zum Genusse, weil starker Kaffee und Tee nach unmäßigem oder länger fortgesetztem Genusse leicht Störungen des Nervensystems, wie Kopfschmerzen, Herzklopfen, Schlaflosigkeit, verursachen.

B. Die Lebensbedürfnisse des einzelnen Menschen.

Leider werden die Erzeugnisse aus den Kakaobohnen durch minderwertige Zusätze, wie tierische oder andere pflanzliche Fette, Mehl von Getreide- oder Hülsenfrüchten, Eicheln, Kastanien, Schwerspat, Gips u. a. m. vielfach verfälscht; auch setzt man ihren Wert herab, indem man die Hülsen mit den Bohnen vermahlt.

§ 98. Tabak. Zu den Genußmitteln rechnet man auch den Tabak, welcher ursprünglich aus Amerika bezogen wurde, im Laufe der Zeit aber auch in anderen Erdteilen angepflanzt worden ist und in Europa, insbesondere in Süddeutschland, Frankreich, Belgien und Ungarn, wohl gedeiht. Man verwendet ihn als Rauchtabak, Schnupftabak und Kautabak.

Zur Bereitung des Rauchtabaks werden die Blätter der Tabakpflanze mit Salzwasser befeuchtet und in Haufen gelegt. Nachdem sich in ihnen darauf eine Art Gärung vollzogen hat, trocknet man sie, um sie entweder zu Zigarren zu verarbeiten oder als Rollentabak auszuspinnen oder endlich zu zerkleinern. Als vorzüglicher Rauchtabak werden die Erzeugnisse der Insel Cuba unter der Bezeichnung von Cuba- oder Havanna-Tabak in den Handel gebracht. Der Schnupftabak erlangt seine Schärfe und seinen Geruch durch wiederholte, oft Monate währende Gärungen und Zusatz von mancherlei Riechstoffen. Der Kautabak besteht aus schweren, fetten Blättern, welche man zu Rollen, den sog. Priemchen, verspinnt. Verfälschungen des Tabaks sind nicht selten. Man verwendet z. B. die Blätter anderer Pflanzen oder braun gefärbtes Papier oder man tränkt echten Tabak mit gewissen Flüssigkeiten, um ihm einen ausgeprägteren Geruch und Geschmack zu verleihen.

Den wichtigsten Bestandteil des Tabaks bildet das Nikotin, dessen Menge jedoch in den einzelnen Arten sehr verschieden ist. Im reinen Zustand genossen wirkt dieser Stoff äußerst giftig, er gelangt indessen mit dem Tabakrauch oder mit dem Schnupf- und Kautabake nur in ganz geringen Mengen in unseren Körper. Seine Wirkung macht sich bei gesunden, erwachsenen und an den Tabakgenuß gewöhnten Menschen in sanfter Erregung oder Beruhigung der Nerven bemerkbar und wird beim Rauchen noch durch den angenehmen Geruch des Dampfes und durch eine gewisse Befriedigung des Auges in dem Anblick der ausgeblasenen Rauchwolken unterstützt. Bei jugendlichen Personen, welche an den Tabak nicht gewöhnt sind, stellen sich jedoch nach dem Genusse desselben Erbrechen, Blässe der Haut, kalter Schweiß, Herzklopfen, Kopfschmerzen, Ohnmacht und andere nervöse Störungen ein; nach unmäßigem Genusse können sogar gefährliche Vergiftungserscheinungen eintreten. Bei gewohnheitsmäßigen Tabakrauchern kommt es nach reichlichem Genuß ebenfalls zu Gesundheitsstörungen, und bei Personen, welche lange Zeit hindurch in übertriebener Weise diesem Genusse sich hingegeben haben, beobachtet man zuweilen Erkrankungen des Nervensystems und Abnahme der

III. Die Nahrung. 105

Sehkraft. Als besonders schädlich gilt das übermäßige Rauchen der Zigaretten, welche aus stark nikotinreichem Tabak bereitet werden und beim Verbrennen neben dem Tabakrauche zugleich Papierrauch entwickeln.

§ 99. Speisegeräte und Speisegeschirre. Alle Nahrungs- und Genußmittel sind in der Regel nur dann schmackhaft und unserem Körper zuträglich, wenn sie rein und unverdorben zum Genusse gelangen. Sie können dieser Eigenschaften, wie in der Einzelschilderung mehrfach hervorgehoben wurde, ermangeln, wenn bei ihrer Auswahl, Herstellung oder Aufbewahrung in sorgloser oder ungeeigneter Weise verfahren wurde, oder wenn sie betrügerischerweise verfälscht sind. Daneben kommt es vor, daß die Güte der Ware durch Verwendung von unpassendem Geschirre beim Zubereiten und Anrichten oder durch mangelhafte Aufbewahrungsweise seitens des Käufers beeinträchtigt wird.

Die Eß-, Trink- und Kochgeschirre können Ursache von Gesundheitsschädigungen werden, wenn die Masse, aus der sie geformt sind, giftige Metalle enthält, da diese besonders von sauren Speisen leicht aufgenommen werden können.

Solche Gesundheitsschädigungen sind z. B. die Bleivergiftungen, welche dadurch zustande kommen, daß Bleiverbindungen aus der Glasur von Tonwaren, aus der Verzinnung von Blechgefäßen oder Konservenbüchsen, aus den Metallteilen von Bier-, Wein- und Essigleitungen, von Selterwasserverschlüssen und Kindersaugflaschen, endlich aus der zur Verpackung gebräuchlichen, mitunter bleihaltigen Zinnfolie (Stanniol) in Nahrungs- und Genußmittel übergehen. Auch die Reinigung von Flaschen mittels Schrotes hat zuweilen Bleivergiftungen verursacht, indem einzelne Schrotkörner aus Unachtsamkeit in den Flaschen zurückblieben und sich in den später eingefüllten Getränken zum Teil auflösten. Zur Verhütung der auf diese Weise verursachten Gesundheitsschädigungen ist im Jahre 1887 ein Reichsgesetz erlassen worden (vgl. § 144).

Ferner wurden Vergiftungen nach dem Gebrauche von Kupfer-, Messing- und Neusilbergeschirren und -geräten (Gabeln, Messern usw.) beobachtet, weil sich an diesen in feuchter Luft unter Mitwirkung von Kohlensäure Grünspan gebildet hatte. Will man derartige Gefäße ohne Gefahr verwenden, so müssen sie vor dem Gebrauche stets blank gescheuert und auf diese Weise von ihnen etwa anhaftendem Grünspan befreit werden. Zur Zubereitung saurer Speisen dürfen sie nicht benutzt werden; gekochte Speisen sind vor dem Erkalten aus ihnen zu entfernen, weil sich die Einwirkung der Luft auf das Metall und der Übergang des Giftes in die Speisen während deren Abkühlung besonders leicht vollzieht. Einen guten Schutz gewährt die Verzinnung des Kupfers und Messinges und die Versilberung des Neusilbers, doch nur, wenn der Zinn- oder Silberüberzug der Metalle vollständig und unbeschädigt ist.

Zinkgefäße sind zur Aufbewahrung von **Milch** ungeeignet, da diese beim Sauerwerden das Zink löst und dann nach dem Genuß ernste Verdauungsstörungen bedingen kann; zur Aufnahme von Wasser stehen dagegen der Verwendung von Zinkbehältern, welche in ihrem Innern gut angestrichen sind, Bedenken nicht im Wege.

Eiserne Geschirre pflegt man im Innern mit einem Schmelze zu versehen (emaillieren), weil sie andernfalls den in ihnen aufbewahrten oder zubereiteten Speisen einen tintenähnlichen Geschmack und ein mißfarbenes Aussehen verleihen. Der Schmelz ist bei richtiger Herstellung gesundheitlich unbedenklich; Bleiverbindungen dürfen darin nach den im Deutschen Reiche bestehenden Bestimmungen (vgl. § 144,2) nicht in löslicher Form enthalten sein.

Auch aus **Aluminium**, aus **Zinn** und aus **Nickel** werden Gefäße zur Aufbewahrung und Zubereitung von Speisen angefertigt; gegen ihre Verwendung ist vom gesundheitlichen Standpunkt nichts einzuwenden.

Zuweilen hat man Speisegeräte mit schädlichen **Farben** angestrichen, z. B. sind grüne Brot- oder Fruchtkörbe in den Handel gelangt, deren Farbe Arsen enthielt, daher dem Inhalt der Körbe giftige Eigenschaften verleihen konnte. Die Verwendung solcher Farben für derartige Zwecke ist bei uns gesetzlich verboten (vgl. § 144).

Endlich ist besonders zu beachten, daß Eßgeräte **ansteckende Krankheiten** übertragen können, wenn sie von Personen, welche mit derartigen Leiden behaftet sind, benutzt und hierauf ohne Ausführung der entsprechenden Vorsichtsmaßregeln von anderen Personen in Gebrauch genommen werden. Werden solche Geräte nach der Benutzung durch den Kranken eine Zeitlang ausgekocht oder in anderer, vom Arzte zu bestimmender Weise desinfiziert, so verlieren sie ihre Gefährlichkeit. Übrigens müssen alle Gefäße, welche zur Aufbewahrung oder Zubereitung von Nahrungs- und Genußmitteln dienen sollen, vorher gründlich gereinigt werden, da die an ihnen haftenden Verunreinigungen, Staubteilchen u. dgl. leicht schädliche Stoffe enthalten können.

§ 100. Aufbewahrung von Nahrungsmitteln. Die Aufbewahrungsräume für Nahrungs- und Genußmittel sollen trocken, luftig und möglichst gleichmäßig warm, namentlich frostfrei sein. **Fleisch** und Fleischwaren hängt man am besten frei auf, so daß sich die einzelnen Stücke nicht berühren (vgl. § 86). Wurzelgewächse kann man, wo es angeht, in mit Stroh ausgefüllten Erdgruben oder in mit Sand gefüllten Kästen vorrätig halten. Beim Einlagern von Kartoffeln ist zu beachten, daß angefaulte Kartoffeln alsbald entfernt werden, da sonst der ganze Vorrat verdirbt.

Den Zutritt von Insekten verhindert man durch Fliegenschränke oder glockenförmige Drahtgitter. Größere Stücke Fleisch, Schinken u. dgl. kann man auch durch Einhüllen in leinene Beutel schützen. — Eisschränke müssen von Zeit zu Zeit mit Soda und heißem Wasser sorgfältig ausgescheuert und überhaupt peinlich sauber gehalten werden, da die darin aufbewahrten Speisen sonst einen unangenehmen Beigeschmack erhalten und trotz der kühlen Temperatur verderben. In den üblichen Eisschränken ist die Temperatur nicht niedriger als 8° C. Stark riechende Nahrungsmittel, Käse u. dgl., bewahre man räumlich getrennt von solchen auf, welche leicht Riechstoffe aufnehmen. Überhaupt vermeide man schon bei der Aufbewahrung alles, was den Wohlgeschmack der Speise beeinträchtigen kann; denn ein die Eßlust erregender Wohlgeschmack ist für die Verdauung fördernd und somit auch vom gesundheitlichen Standpunkt für den Körper nützlich.

IV. Die Kleidung.

§ 101. Die Kleidung als Schutz gegen Abkühlung. Der menschliche Körper gibt an die umgebende Luft beständig Wärmemengen ab (vgl. § 22), welche um so größer sind, je niedriger die Luftwärme ist. Einen Schutz gegen die hierdurch bedingte, im gemäßigten und kalten Klima besonders empfindliche Abkühlung gewährt die Kleidung. Zu ihrer Anfertigung werden verschiedene Stoffe verwendet, welche teils dem Tierreich entnommen sind, wie Pelzwerk, Leder, Wolle, Federn, Roßhaare und Seide, teils dem Pflanzenreich entstammen, wie Leinwand, Baumwolle, Gummizeug.

Der durch solche Stoffe dem Körper gewährte Schutz ist von deren Webeart und Wärmeleitungsvermögen abhängig. Stoffe, welche die Wärme schlecht leiten, d. h. langsam aufnehmen und langsam abgeben, wirken dem Einfluß der Kälte am besten entgegen.

Daneben ist es nicht gleichgültig, ob man den Körper nur mit einer Kleidungsschicht, oder mit mehreren übereinander angelegten Gewändern umgibt, da die zwischen den einzelnen Schichten der Kleidung befindliche Luft ebenfalls als schlechter Wärmeleiter wirkt, die Haut von der kühleren umgebenden Luft trennt und einen unmittelbaren Wärmeaustausch zwischen dieser und jener nicht zuläßt.

Aus dem gleichen Grunde tragen **poröse Gewebe** durch die in ihren Poren eingeschlossene Luft mehr zur Erhaltung der Körperwärme bei als dichte Stoffe. Es erklärt sich hierdurch, daß Hände und Füße zur Winterszeit in engen ledernen Handschuhen oder Stiefeln, welche die Bildung einer warmen Luftschicht zwischen Haut und Bekleidungsstück nicht gestatten, leicht frieren. Die Polartiere sind zum Ertragen strenger Kälte besonders deshalb befähigt, weil sie — die Säugetiere in ihrem Pelzwerk, die Vögel in ihrem Federkleid — auf ihrer Körperoberfläche eine reichliche Luftschicht mit sich führen, deren Umfang sie durch Sträuben der Haare und Aufstellen der Federn zeitweise zu vermehren imstande sind.

Von den zur menschlichen Bekleidung gebräuchlichen Stoffen gewähren die locker gewebten (Flanelle, Trikot=, wollene Stoffe u. dgl.) vermöge ihres größeren Porenreichtums einen wirksameren Schutz gegen Kälte als die glatt gewebten Stoffe (z. B. die üblichen dünnen Baumwoll= oder Leinenstoffe); das lockere, rauhe **Waschleder** hält wärmer als glattes Glanzleder, der Nutzen des Pelzwerkes wächst mit der Länge und Dichtigkeit der Haare. Alle diese Stoffe büßen ihre Fähigkeit, durch Aufspeichern von Luft die Wärme des Körpers zu erhalten, mehr oder weniger ein, wenn sie durch **Abnutzung** ihre Haare oder ihre feinen Fäserchen verlieren und durch Aufnahme von **Schmutz** oder **Staub** weniger aufnahmefähig für Luft werden. Auch das **Färben** von Kleiderstoffen kann ihre Schutzkraft gegen Kälte beeinträchtigen, wenn die Poren im Zeuge durch den Farbstoff verengt werden.

§ 102. Die Kleidung als Schutz gegen Nässe. Neben dem Aufnahmevermögen für Luft besitzen viele Kleidungsstoffe auch die Fähigkeit, Feuchtigkeit in ihren Fasern und Poren zurückzuhalten. Sie verhindern dadurch den Regen, bis zu der Haut durchzudringen, saugen den in der Luft enthaltenen Wasserdampf und den Schweiß auf und **schützen auf solche Weise die Körperoberfläche vor Nässe.** Indessen währt dieser Vorteil nur so lange, bis ein bestimmter Sättigungsgrad der Stoffe erreicht ist. Feuchtigkeit, welche darüber hinaus zugeführt wird, verleiht den Stoffen eine nasse Beschaffenheit, welche auf der Hautoberfläche unbehagliche Empfindungen hervorruft; zugleich verursacht die Verdunstung der überschüssigen Feuchtigkeit eine Abkühlung, welche ebenfalls lästig empfunden wird und als Ursache für Erkältungen gilt.

Von unseren Kleidungsstoffen nehmen die locker gewebten, besonders die Wollstoffe, die Feuchtigkeit langsamer auf als die glatt gewebten; auch werden die letztgenannten Stoffe sehr bald von Feuch=

tigkeit gesättigt, während das Aufsaugungsvermögen der locker gewebten Stoffe weit weniger beschränkt ist. Glatt gewebte Seide, Leinwand und Baumwolle besitzen ferner die unangenehme Eigenschaft, in feuchtem oder nassem Zustand der Haut sich dicht anzulegen, dadurch auf der Körperoberfläche die Empfindung der Nässe zu erzeugen und die Entstehung von Erkältungen zu begünstigen, wohingegen die Wolle dank den elastischen Fasern, welche ihre rauhe Beschaffenheit bedingen, der Haut auch bei stärkerer Durchfeuchtung noch locker aufliegt und eine vor Frost und Feuchtigkeit schützende Luftschicht fortbestehen läßt. Andererseits ermangelt die Wolle als Kleiderstoff nicht gewisser nachteiliger Eigenschaften; sie befördert unter Umständen eine übermäßige, den Körper schwächende Schweißentwicklung, verlangsamt die Verdunstung des Schweißes und gestattet im Sommer weniger als andere Stoffe eine erfrischende Abkühlung. Da ferner die Wolle verhältnismäßig teuer ist, in der Wäsche leicht abgenutzt wird und nach Aufnahme von Staub und Schmutz weniger schnell als andere Stoffe ein unsauberes Aussehen gewinnt, so pflegt sie auch weniger häufig gereinigt zu werden. Wollene Kleidungsstücke enthalten daher nicht selten reichliche Mengen von Schmutz; die letzteren vermindern nicht nur durch Ausfüllung der Poren den Luftgehalt und das Wasseraufsaugungsvermögen des Stoffes, sondern können auch unmittelbar gesundheitsschädlich wirken. Endlich ist zu erwähnen, daß wollene Unterkleider bei Personen, welche an derartige Stoffe nicht gewöhnt sind, oft einen lästigen Hautreiz verursachen.

§ 103. Auswahl des Kleidungsstoffes. Einen Kleidungsstoff, welcher in jeder Beziehung vor anderen bevorzugt zu werden verdient, gibt es nicht; man muß daher bei der Auswahl auf die **Jahreszeit, die Witterungsverhältnisse**, ferner auf die **Beschäftigungsart und den Gesundheitszustand** des zu bekleidenden Menschen Rücksicht nehmen; auch sind Stoffe zu Unterkleidern anders als solche zu Oberkleidern zu beurteilen.

Im allgemeinen sind locker gewebte Stoffe (z. B. **Wolltrikotstoffe**) dann vorzuziehen, wenn es sich darum handelt, den Körper gegen Frost, plötzliche Abkühlung oder Durchnässung zu schützen, während als leichte Kleidung in warmer, trockener Jahreszeit gern andere Stoffe gewählt werden. Personen, welche infolge ihrer Beschäftigung ihren Körper Witterungseinflüssen preisgeben oder durch Muskelanstrengung erhitzen und dann rascher Abkühlung aussetzen müssen, z. B. Bauarbeiter, Schiffer, Fußreisende, tragen zweckmäßig locker gewebte **Unterkleider**, dürfen jedoch im Sommer nicht zu dicke Stoffe benutzen, weil die Aufspeicherung der durch die Muskelarbeit erzeugten Wärme bei zu weitgehender Behinderung der Abkühlung gefährlich werden, z. B. zum Hitzschlag führen kann.

Wollene Unterkleider eignen sich vorzugsweise für Personen, welche zu Erkältungen, namentlich zu Erkrankungen der Atmungswege, Gelenkrheumatismus und Muskelreißen neigen.

Leinene oder baumwollene Unterkleider empfehlen sich bei Berufsarten, welche eine erhebliche Muskelanstrengung nicht erfordern und mit Aufenthalt in gleichmäßiger Zimmerwärme verbunden sind. Ein Vorzug derartiger Bekleidung ist ihre Leichtigkeit und die mit dem häufigeren Wäschewechsel verbundene Annehmlichkeit.

Die Wahl des Stoffes für Oberkleider richtet sich fast ausschließlich nach Jahreszeit und Witterung. Im Winter trägt man dicke Wollstoffe, bei starker Kälte Pelzwerk, im Sommer Kleider aus Leinwand, Baumwolle und Seide. Ungünstig wirken, namentlich im Sommer, die Futterstoffe, weil sie nur wenig luftdurchlässig sind. Vor Durchnässung des Körpers schützen am besten Wollstoffe, welche man durch bestimmte Verfahren wasserdicht gemacht, ohne die Durchgängigkeit für Luft wesentlich zu behindern. Dieselben haben vor den zu gleichem Zwecke gebräuchlichen Gummistoffen den Vorzug, daß sie für Luft durchgängig sind und somit eine Verdunstung der Hautfeuchtigkeit gestatten, ohne welche es leicht zu gesundheitsschädlichen Störungen der Hauttätigkeit kommt.

§ 104. Farbe, Form und Befestigung der Kleidungsstücke. Auch die Farbe der Kleidungsstücke ist für ihre Auswahl nicht ohne Belang, denn dunkle Stoffe nehmen die warmen Sonnenstrahlen besser auf als helle; jene werden daher im Sommer leicht zu warm und empfehlen sich mehr für den Gebrauch im Winter, während diese in der Hitze mit Recht bevorzugt werden. Man versichere sich auch, daß zur Färbung der gewählten Kleiderstoffe nicht gifthaltige Farben benutzt sind.

Die Art und Weise, in welcher die Kleidung getragen wird, ist ebenfalls für die Gesundheit nicht gleichgültig. Die Kleidungsstücke sollen weder die freie Bewegung des Körpers und seiner Glieder behindern noch Atmung, Verdauung und Blutkreislauf beeinträchtigen. Drückende, enge Kleidungsstücke sind zu vermeiden, weil sie durch Zusammenpressen der Hautgefäße den Kreislauf sowie die Hauttätigkeit stören und die Bildung einer Luftschicht zwischen Haut und Kleidungsstück nicht zulassen.

§ 105. Halsbekleidung. Durch enge Kleidung am Halse werden sowohl der Atmung als auch besonders dem Rückfluß des Blutes aus dem Kopfe und Gehirne Hindernisse bereitet, welche zu

IV. Die Kleidung. 111

Luftmangel, Blutüberfüllung des Gehirns, Kopfschmerz und Schwindel Veranlassung geben; lockere Halsbekleidung leistet dagegen u. a. auch der Hautausdünstung in nützlicher Weise Vorschub, indem sie einen Austausch zwischen der Außenluft und der unter den Kleidungs=

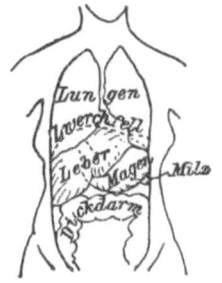

Abbildung 28.
Lage der Brust= und Baucheingeweide bei natürlicher Bildung des Brustkorbes.

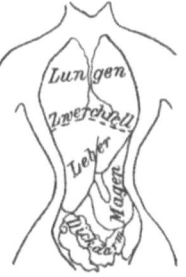

Abbildung 29.
Lage der Brust= und Baucheingeweide bei Verbildung des Brustkorbes unter dem Einfluß einer zu eng angelegten Schnürbrust.

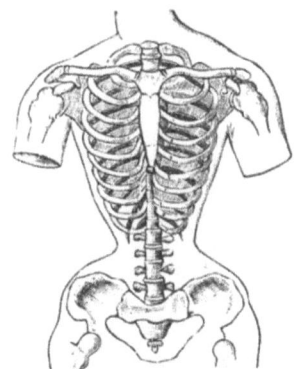

Abbildung 30.
Verbildung des Brustkorbes unter dem Einfluß einer zu eng angelegten Schnürbrust.

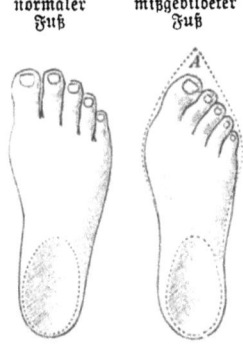

Abbildung 31.
Verbildung des Fußes in einem spitzen Schuhe (A).

stücken des Rumpfes befindlichen Luft begünstigt. Abgehärtete Personen (z. B. Matrosen) verzichten ohne Nachteil auf jegliche Halsbekleidung. Wer dagegen an Witterungseinflüsse weniger gewöhnt ist, tut gut, den Hals durch Bekleidung gegen plötzliche Abkühlung zu schützen; vor einer Verweichlichung durch dicke Halstücher, Pelzkragen u. dgl. sind jugendliche, gesunde Leute jedoch zu warnen.

§ 106. Beengung des Rumpfes durch Kleidungsstücke oder ihre Befestigung. Die Befestigung der Beinkleider durch einen Leib=

riemen hindert die Därme an den zur Verdauung notwendigen Bewegungen und kann die Entstehung von Unterleibsbrüchen begünstigen.

Diese bilden sich in der Regel allmählich, indem die Därme, sobald z. B. beim tiefen Atemholen oder Husten ein anderweitiges Ausweichen unmöglich oder erschwert ist, sich nach und nach einen Weg nach außen zwischen den Fasern von Muskeln und Sehnen bahnen und gewöhnlich in der Leistengegend (vgl. § 7) oder dicht unterhalb am Oberschenkel aus der Bauchhöhle bis unter die Haut bringen. In Ausnahmefällen können auch plötzliche gewaltsame Erschütterungen des Unterleibs, z. B. beim Springen, zur Entstehung von Brüchen Veranlassung geben. Solche Brüche sind an sich ein lästiges Übel und können überdies zu Verdauungsstörungen und schweren Erkrankungen Veranlassung geben, wenn sie nicht durch zweckmäßig angelegte Bruchbänder zurückgehalten werden.

Der unzweckmäßige Gebrauch einer Schnürbrust (Korsett) kann bei Frauen, welche durch festes Anlegen dieses Kleidungsstücks ihre Gestalt zu verschönern glauben, zu Gesundheitsschädigungen Veranlassung geben; denn das starke Schnüren beeinflußt nicht nur Atmung und Verdauung in nachteiliger Weise, sondern führt auch zu Störungen des Blutlaufs, zu Lageveränderungen oder Verunstaltungen innerer Teile und sogar zu Knochenverbildungen (Abbildung 28 bis 30). Aus demselben Grunde ist auch vor dem Gebrauche von Gummigürteln und vor dem zu festen Binden der Röcke zu warnen.

§ 107 Strumpfbänder. Fußbekleidung. Fest angelegte Strumpfbänder hindern den Rücklauf des Blutes in den Blutadern des Unterschenkels und Fußes und führen auf diese Weise zu Blutstauungen und zur Erweiterung der bezeichneten Blutgefäße (Krampfaderbildung), zuweilen sogar zum Platzen der Aderwände und zu gefährlichen Blutungen; in der Umgebung solcher Krampfadern bilden sich auch nicht selten schmerzhafte und schwer heilbare Geschwüre (Fußschäden). Man hat daher empfohlen, lange Strümpfe nicht durch schnürende Strumpfbänder, sondern mittels aufwärts verlaufender, dehnbarer Bänder an den oberen Kleidungsstücken zu befestigen. Die Sitte, Kinder selbst bei kaltem, regnerischem Wetter mit nackten Waden herumlaufen zu lassen, ist zu widerraten; eine wirkliche Abhärtung wird dadurch nicht erreicht, wohl aber kann infolge der unzweckmäßigen Abkühlung die Grundlage zu Erkrankungen geschaffen werden.

Auf bequem passendes, der natürlichen Fußform entsprechendes Schuhwerk ist besonders zu achten. Der Schuh oder Stiefel soll die Fußgelenkgegend und den Mittelfuß (Spanne) fest umfassen, dagegen den Zehen, welche bei jedem Auftreten durch Abflachung des

IV. Die Kleidung.

Fußgewölbes (vgl. § 11) unter der Körperlast vorwärts gleiten genügenden Spielraum lassen und sie namentlich auch nicht seitlich zusammenpressen. Schuhe, welche in der Gegend des Fußgelenkes und Mittelfußes zu weit sind und ein seitliches Ausweichen des Fußes zulassen, begünstigen, namentlich bei Kindern, die Plattfußbildung. Aus diesem Grunde ist das ständige Tragen von Pantoffeln, Halbschuhen u. dgl. an Stelle festen Schuhzeugs zu widerraten. Mit Rücksicht auf die verschiedene Gestalt der beiden Füße muß der rechte Schuh anders gearbeitet sein als der linke. Die Strümpfe oder Fußlappen dürfen nicht Falten haben und müssen wegen der Schweißabsonderung der Füße sorgfältig sauber gehalten werden. Hohe Absätze erschweren Gehen und Stehen, da die Erhöhung der Ferse einerseits eine ungleichmäßige Anspannung der Sehnen an der Streck- und Beugeseite mit sich führt und hierdurch die Unterschenkelmuskeln leicht ermüdet, anderseits ein Mißverhältnis in der Belastung des Fußes schafft, insofern der unter natürlichen Verhältnissen auf der Ferse ruhende Teil des Körpergewichts zu sehr auf die Zehenballen verlegt wird (vgl. § 11). Ein spitzer Schuh beengt die Zehen, bewirkt dadurch eine Verunstaltung des Fußes (Abbildung 31) und begünstigt das schmerzhafte Einwachsen der Nägel in die seitlichen Weichteile. Der Druck mangelhaften Schuhwerkes erzeugt endlich schmerzhafte Schwielen, die sog. Hühneraugen, Hautabschürfungen (wunde Haut) und Blasen.

Alle diese durch unzweckmäßige Fußbekleidung verursachten Übel wirken, auch wenn sie an und für sich geringfügig scheinen, mittelbar besonders dadurch nachteilig, daß sie die damit behafteten Personen an den die Gesundheit fördernden Bewegungen in der freien Natur hindern. Wenn der Fuß nicht häufig und sorgfältig gereinigt wird, können überdies durch Eindringen von Schmutz in wunde Stellen schmerzhafte Entzündungen entstehen, welche mitunter schwere Folgen für die Gebrauchsfähigkeit des Fußes oder gar für das Leben haben. Zur Vermeidung derartiger Gefahren ist zumal bei leicht schwitzenden Füßen Reinlichkeit dringend geboten; Fußschweiß begünstigt die Anhäufung von Schmutz, erzeugt Wunden der Haut vermöge seiner leicht eintretenden, durch widerlichen Geruch oft erkennbaren Zersetzung und fördert dadurch die Entstehung von Fußleiden mannigfacher Art. Ist die Fußbekleidung durchnäßt, so empfiehlt es sich dringend, sie zu wechseln, namentlich für solche Personen, welche leicht an kalten Füßen leiden; diese tragen auch zweckmäßig Einlegesohlen aus Stroh, Kork, Filz usw. Gummischuhe sind nur bei besonders nassem Wetter zu benutzen.

§ 108. Kopfbekleidung. Eine schwere oder nicht passende Kopfbedeckung verursacht Druckempfindungen, Schwindel und Kopfschmerz, begünstigt auch den Haarausfall, namentlich dann, wenn sie durch Behinderung des Durchzugs der Luft die Hautausdünstung des behaarten Kopfes stört. Die Kopfbedeckung soll daher leicht sein, nirgends drücken und entweder aus luftdurchlässigem Stoffe gefertigt oder mit Luftlöchern versehen sein. Um dem Gesicht und Nacken Schutz gegen Regen und Sonnenstrahlen zu gewähren, ist eine breite Krempe vorteilhaft.

§ 109. Das Bett. Für die Zeit der Nachtruhe, während deren die Tageskleidung abgelegt und gegen ein leichtes Nachtgewand vertauscht zu werden pflegt, gewährt das Bett Schutz gegen die Abkühlung. Entsprechend der verhältnismäßig geringen Wärmebildung im ruhenden Körper wählt man zu Bettstücken dickere Stoffe als zur Kleidung. Für gesunde erwachsene Menschen genügen jedoch zur Bedeckung wollene oder leicht wattierte Decken, zur Unterlage Matratzen mit einer Füllung von Seegras, Holzwolle oder Roßhaaren oder gut gestopfte Strohsäcke. Dicke Federbetten erschweren den Luftaustausch zwischen der Hautoberfläche und der Umgebung und sind, besonders wenn sie als Unterbett verwendet werden, geeignet, den Körper zu verweichlichen. Zur Bedeckung können sie nur für Kinder, Greise und manche Kranke empfohlen werden, welche ein großes Wärmebedürfnis haben. Der Reinlichkeit halber versieht man das Deckbett mit Überzügen, die Unterlage mit Bettüchern (Laken) aus Leinwand oder Baumwolle, welche für sich gewaschen und gewechselt werden können. Durch regelmäßiges Ausschütteln und Lüften sollen die Bettstücke von den aufgenommenen Staubteilen und Hautausscheidungen befreit werden. Das Bettgestell muß, um den Zutritt der Luft zu den Bettstücken in ausgiebiger Weise zu ermöglichen, auf freien Füßen stehen und ist wie die Bettunterlagen sorgfältig von Ungeziefer frei zu halten.

§ 110. Reinhaltung der Kleider und Betten. Für die Erhaltung und Förderung der Gesundheit ist die Sauberkeit der Kleider und Betten von nicht zu unterschätzender Bedeutung. Da Schmutz den Luftwechsel behindert (§ 101), durch Fäulnisvorgänge üble Gerüche hervorbringt und Krankheitsstoffen eine geeignete Brutstätte bietet, so darf er in der Umhüllung des Körpers ebensowenig wie auf der Haut (§§ 49, 50) geduldet werden. Man wasche daher die Unterkleider häufig aus und reinige die Oberkleider täglich durch Klopfen und Bürsten. Von anderen Personen übernehme man zum eigenen Gebrauche Kleidungsstücke niemals ohne vorausgegangene sorgfältige Reinigung, Bett= und Leibwäsche niemals ohne vorheriges gründliches Auswaschen.

Unreinlichkeit der Kleider und Bettwäsche leistet der Entwickelung von Ungeziefer, besonders von Läusen, Vorschub. Die Kleiderlaus befällt vorwiegend Erwachsene und hält sich in den Kleidern auf, bezieht jedoch ihre Nahrung aus dem Körper, dem sie, wie auch die andern Läuse, durch ihren Stich Blut entzieht. Die Kopflaus lebt besonders auf der behaarten Kopfhaut; sie kann in Familien und in Schulen eine große Verbreitung annehmen. Das Vorkommen der Filzlaus ist im allgemeinen auf die mit stärkeren Haaren bewachsenen Körperstellen (am Unterleib, in der Achselhöhle, Bart, Augenbrauen) beschränkt. Alle Läuse, deren kleine, tonnenförmige Eier (Nisse) an die Haare abgelegt werden, können durch näheren Verkehr, vor allem aber auch durch Leib= und Bettwäsche übertragen werden. Bei der Behandlung sind, abgesehen von ärztlich zu verordnenden Mitteln, Reinlichkeit und Körperpflege (Waschungen, Wechseln und sorgfältige Reinigung der Wäsche) von größter Wichtigkeit.

Ebenfalls durch Kleider, Wäsche und Betten oder durch den persönlichen Verkehr wird die durch die Krätzmilben verursachte „Krätze", eine höchst lästige Hautkrankheit, übertragen, die ärztliche Behandlung erfordert.

Auch die Entwickelung der Flöhe wird durch Unreinlichkeit des Körpers, der Kleider und Betten befördert (vgl. § 128).

Aus Reinlichkeitsgründen ist das Tragen von Straßenschleppen zu widerraten. Abgesehen davon, daß der schleppende Rock durch den aufgewirbelten Straßenstaub die Vorübergehenden belästigt, nimmt er Unrat aller Art auf, der dann als ein schmutziger Saum dem Kleidungsstück anhaftet. Mit diesem Straßenschmutze können Krankheitskeime in das Haus gelangen, vor allem diejenigen der Lungenschwindsucht, da die Straße, wie der Augenschein zeigt, oft durch Ausspeien hervorgerufene Verunreinigungen aufweist.

V. Die Wohnung.

§ 111. Zweck der Wohnung. Zum Schutze vor den Unbilden der Witterung dient uns außer der Kleidung die Wohnung. Diese gewährt aber nicht allein eine Zuflucht vor atmosphärischen Niederschlägen, Wind und Kälte, sondern sie ist auch die Stätte des Familienlebens, dessen gedeihliche Entwickelung die zuverlässigste Grundlage der Volksgesundheit und eines kräftigen, geordneten Staatswesens bildet; daher gehört die Sorge für gesunde und behagliche Wohnungen mit zu den wichtigsten Aufgaben der öffentlichen Gesundheitspflege.

Eine gesunde und behagliche Wohnung muß geräumig, hell, warm und trocken sein, auch darf sie weder verdorbene Luft, noch Schmutz oder Krankheitsstoffe in sich bergen. Die

Erfüllung dieser Anforderungen hängt vom Baugrund, von der Lage, dem Baumateriale, der Bedachung, dem inneren Ausbau, der Ausnutzung der Wohnräume, den Einrichtungen für Lüftung, Heizung, Beleuchtung, Beseitigung der Abfallstoffe, endlich von der Fürsorge und Reinlichkeit der Bewohner ab.

§ 112. Untergrund und Lage des Hauses. Der Untergrund eines Wohnhauses sei trocken und frei von Schmutzstoffen, damit Feuchtigkeit und ungesunde Ausdünstungen des Bodens nicht eindringen. Einen geeigneten Baugrund gewährt reiner, fester Sandboden in etwas erhöhter, den Wasserabfluß begünstigender Lage. Stößt man in geringer Tiefe auf Grundwasser, so ist der Versuch geboten, es mittels Röhren abzuleiten (Drainage). Wo dies nicht möglich ist, empfiehlt es sich, die Grundmauern und die Sohle des Gebäudes mit geeigneten Stoffen (Asphaltteer, Zement) abzudichten oder das Wasser durch sog. Isoliermauern fernzuhalten. Derartige Schutzmauern zur Trockenhaltung von Kellerwohnungen werden unter Verwendung von möglichst undurchlässigen Steinen und Zementmörtel in den Boden hineingebaut; sie müssen tiefer hinabgehen als die Grundlagen des Hauses und von diesem durch einen mehrere Zentimeter breiten Luftschacht getrennt bleiben.

Verunreinigungen des Baugrundes beseitigt man, indem man den Boden bis zu bedeutender Tiefe aushebt und durch guten Sand ersetzt. Eine Auffüllung des Bauplatzes mit Müll und Kehricht ist zu verwerfen.

Durch die Lage des Hauses darf der Zutritt von Licht und Luft nicht behindert sein. Ein allseitig frei gelegenes Wohngebäude ist daher einem in einer engen Gasse gebauten Hause im allgemeinen vorzuziehen, wenn auch eine gegen kalte Nord- und scharfe Ostwinde geschützte Lage andere unbestreitbare Vorteile bietet.

§ 113. Baumaterial. Als Baumaterial für Wohnhäuser verwendet man Holz, natürliches Gestein (besonders Sandstein, Kalkstein, Marmor, Granit) oder Ziegelsteine, welche aus Lehm geformt und gebrannt sind. Das Bindemittel für die Bausteine gewährt der Mörtel, eine aus gelöschtem Kalke, Sand und Wasser hergestellte Masse, welche rasch erstarren und in nicht zu langer Zeit austrocknen soll.

Für die Beurteilung des Baumaterials vom Standpunkt der Gesundheitspflege ist vornehmlich sein Porengehalt und seine Trockenheit maßgebend. Durch die Poren der Wände vollzieht sich ein gewisser Austausch zwischen der Luft im Hause und der Außenluft; diese sog. natürliche Ventilation (Lüftung), welche ohne künstliche Hilfsmittel, wie Öffnen von Türen, Fenstern, Luftklappen, vor sich geht, liefert den Hausbewohnern einen Teil ihres Luftbedarfs. Ein porenreiches Baumaterial wird daher bevorzugt, besonders auch, weil poröse Wände das Haus im Sommer vor der unmittelbaren Sommerhitze schützen und in der kalten Jahreszeit am besten warm halten; denn die in den Poren eingeschlossene Luft erschwert in derselben Weise den Ausgleich der Haus- und Außenluftwärme, wie die Porenluft der Kleidungsstücke den Körper vor Abkühlung schützt (§ 101).

Von den bezeichneten Baumaterialien besitzen Kalktuff, Holz, Mörtel, Ziegel und Sandstein einen ausreichenden, mehr oder minder großen Porengehalt; dagegen haben Marmor und Granit wenig Poren, woraus es sich erklärt, daß eine aus letzteren Steinen erbaute Wand sich, wenn sie nicht unmittelbar von der Sonne beschienen wird, stets kalt anfühlt. Man wählt daher für die Wände der Wohnhäuser die zuerst genannten Materialien und verwendet Marmor und Granit meist nur für Prachtbauten, Denkmäler u. dgl.

Neben dem Porengehalte verbürgt die Trockenheit des Baumaterials eine gesundheitsgemäße Beschaffenheit des Hauses. Feuchtigkeit verstopft die Poren, vermindert dadurch den Luftgehalt der Wände und setzt deren Wärmebewahrungsvermögen herab; zugleich trägt ihre unablässige Verdunstung zur Abkühlung bei. Eine feuchte Wand fühlt sich daher stets kalt an, und aus Neubauten, welche noch nicht ausgetrocknet sind, pflegt kühle Luft hervorzuströmen. Feuchtigkeit begünstigt ferner die Wucherung von Pilzen mannigfacher Art, z. B. des Hausschwamms, wodurch die Dauerhaftigkeit des Holzwerkes gefährdet, eine dumpfe Luft im Hause erzeugt und Modergeruch entwickelt wird. Solche Pilzwucherungen gehen auch auf Hausgeräte, Brot und andere Nahrungsmittel über und verderben diese; ja es ist nicht unwahrscheinlich, daß die Erreger mancher Krankheiten in feuchten Wänden die Bedingungen ihrer Entwickelung und Vermehrung finden.

§ 114. Trockenlegung und Trockenhaltung des Hauses. Bedachung. Die gesundheitsgemäße Trockenheit eines Hauses hängt nicht allein von der Beschaffenheit des Baugrundes und Baumaterials, sondern wesentlich von der Gewissenhaftigkeit und Gründlichkeit ab, mit welcher beim Austrocknen des Rohbaues verfahren wird. Bevor ein Bau als einigermaßen trocken gelten kann, muß der größere Teil der dem Mauerwerke mit dem Mörtelbrei einverleibten Wassermassen, deren Gesamtmenge man für ein mittelgroßes städtisches Wohnhaus auf ungefähr 85 000 l schätzt, verdunstet sein, ein Vorgang, welcher sich am raschesten unter kräftigem Luftzug vollzieht und bei kalter oder feuchter Witterung durch Aufstellung von Heizkörpern unter Offenlassen der Fenster befördert wird. Erst wenn die Austrocknung hinreichend vorgeschritten ist*), soll man den Rohbau verputzen und weiter ausbauen. Auch das fertige Haus bedarf erst der gründlichen Durchlüftung und Trocknung, ehe es ohne jede Gefährdung der Gesundheit bezogen werden kann**).

Vor nachträglicher Durchfeuchtung durch Witterungsniederschläge schützt man die Mauern des Hauses durch den Verputz und den Anstrich, womit das Gebäude zugleich ein gefälligeres Aussehen gewinnt. Zum Verputze von Wohnräumen wird Kalk verwendet; Gips benutzt man zur Bereitung von Stuck und in Verbindung mit Wasserglas zur Herstellung wetterfester äußerer Bekleidungen, Gesimse u. dgl. Unter den Anstrichfarben verhindern am wenigsten die Kalkfarben, am sichersten die Ölfarben das Eindringen von Wasser. Alle diese Bedeckungen des Mauerwerkes fallen allmählich der Verwitterung anheim, werden brüchig, somit für Wasser durchgängig, und bedürfen daher von Zeit zu Zeit der Erneuerung.

Nicht am wenigsten wird die Trockenheit eines Hauses durch ein gutes Dach gewährleistet. Das Regen- und Schneewasser darf daher in der Bedachung niemals Undichtigkeiten finden, muß vielmehr überall gut abfließen können und durch Dachrinnen schnell und vollständig vom Hause fortgeführt werden. Als Baumaterial für Dächer eignen sich in Häusern, deren Dachgeschoß bewohnt werden soll, vorzugsweise Ziegel; denn Ziegeldächer, welche mit einer Unterlage von Brettern und Balken (Holzverschalung) und einer hinreichenden Anzahl verschließbarer Öffnungen versehen sind, gestatten am besten eine Durchlüftung der Dachräume und schützen am zuverlässigsten gegen Hitze und Kälte, während die Räume unter Metall- und Schieferdächern häufig dumpfe Luft führen, im Sommer heiß und im Winter schwer zu erwärmen sind. Durch Billigkeit empfehlen sich Asphaltpappdächer, d. h. Dächer aus reichlich geteerter Pappe über vollständiger Bretterschalung, und Holzzementdächer, die aus einer zähen Masse auf Bretterschalung und einer Kiesdecke darüber bestehen.

§ 115. Ausbau des Hauses. Fußböden. Wände. Um eine hinreichend starke Zwischenschicht zwischen dem Fußboden des einen und der Decke des darunter liegenden Geschosses zu erhalten, welche sowohl den Schall abzudämpfen als auch zur Wärmeerhaltung beizu-

---

*) Nach den Vorschriften der Berliner Baupolizeiordnung vom 15. August 1897 sind hierzu mindestens 6 Wochen nötig.

**) Nach der Berliner Baupolizeiordnung 6 Monate nach Ausfertigung des Rohbauabnahme-Scheins.

tragen vermag, pflegt man diese Räume mit möglichst leichtem, porösem, trocknem und zugleich billigem Material auszufüllen. Wenn die Füllung mit Abfällen aus dem Tier- und Pflanzenreiche verunreinigt ist, kann sie eine Stätte fauliger Zersetzungen werden und widerliche, ungesunde Dünste in die Wohnräume ausströmen lassen; daher ist die Verwendung unreiner Füllungsmittel, insbesondere des früher gern benutzten Bauschutts, zu verwerfen. Geeignet ist u. a. reiner, trockener Sand, Koksasche, Schlackenwolle, Kalktorf, doch dringen auch in eine Zwischendeckenfüllung dieser Art durch Fugen und Ritzen der Dielen zersetzungs- und fäulnisfähige Stoffe mit dem Kehricht, dem Scheuerwasser, dem Schmutze des Schuhwerkes ein, sobald der Dichthaltung des Fußbodens nicht hinreichende Achtsamkeit gewidmet wird. Wo gleichartige Erkrankungen im Laufe längerer Zeiträume in bestimmten Räumlichkeiten regelmäßig wiederkehren, wird man an die Möglichkeit denken müssen, daß die Krankheitserreger sich im Zwischenboden (Fehlboden) eingenistet haben und nur durch Erneuerung der Füllung aus dem Zimmer beseitigt werden können.

Zur Bedeckung des Fußbodens wird für Wohnräume das Holz bevorzugt, welches besser warm hält als eine Steinunterlage; es kommt hauptsächlich in Gestalt von Dielen, daneben als Parketttäfelung zur Anwendung. Ein Überzug von Ölfarbe oder Wachsmasse (Bohnermasse) erhöht die Dauerhaftigkeit des Holzfußbodens und erleichtert seine Reinhaltung. Stein, Zement oder Asphalt eignen sich besser für den Fußboden von Räumen, welche der Feuchtigkeit und Nässe besonders ausgesetzt sind, z. B. von Badezimmern oder Waschküchen. Wenn die Sohle von Kellerwohnungen aus derartigem Materiale gebildet wird (vgl. § 112), so pflegt man darüber noch einen Holzfußboden zu legen, aber so hoch, daß zwischen ihm und der Steinschicht eine Luftschicht bleibt, welche wärmer hält und die Dielung vor Fäulnis schützt.

Um den Fußboden vor Verunreinigung zu bewahren, sowie um zugleich den Schall abzudämpfen und die Wärme und Behaglichkeit des Zimmers zu erhöhen, bedeckt man ihn gern mit dicken undurchlässigen Stoffen, z. B. mit Teppichen aller Art oder mit dem unter Verwendung von Korkmasse hergestellten Linoleum. Teppiche bedürfen häufig der Reinigung durch gründliches Ausklopfen, da sie beträchtliche Massen von Staub, dessen Bestandteile oft nicht unbedenklich sind, aufzunehmen pflegen. Aus Krankenzimmern sollten Teppiche ganz entfernt werden, da Ansteckungsstoffe an ihnen haften bleiben und durch sie verschleppt werden können.

Als Wandbekleidung findet man in Wohnzimmern häufig

statt eines Kalk- oder Ölfarbenanstrichs Papiertapeten, gegen welche im allgemeinen wenig einzuwenden ist; sie sollen dem Zimmer ein gefälliges Aussehen geben und das Mauerwerk vor der Feuchtigkeit und dem Staube der Zimmerluft schützen. Dagegen sind die aus schweren Stoffen gefertigten Tapeten unvorteilhafte Staubfänger, deren Reinigung recht große Schwierigkeiten macht. Durch Tapeten, deren Farbe Giftstoffe, namentlich Arsen, enthält, kann die Gesundheit der Zimmerbewohner ernstlich gefährdet werden.

§ 116. Ausnutzung der Wohnräume. Luftraum. Wohnungsplan. Neben der Beschaffenheit und Einrichtung von Wohnräumen ist die Art ihrer Ausnutzung von Bedeutung für die Gesundheit der Bewohner. Das Zusammenwohnen vieler Menschen in engen Räumen beeinträchtigt die Reinheit der Luft, führt zur Anhäufung von Staub und Schmutz und begünstigt die Übertragung ansteckender Krankheiten. Eine Wohnung, welche den gesundheitlichen Ansprüchen genügen soll, muß daher eine gewisse Geräumigkeit besitzen. Man hat früher hierauf wenig Wert gelegt und erst in neuerer Zeit die Notwendigkeit erkannt, daß die Wohnung jedem Bewohner einen Luftraum von bestimmter Größe gewähren muß. Da manche Räumlichkeiten, zumal in älteren Häusern, schon ihrer Niedrigkeit wegen dem Luftbedürfnisse der Bewohner nicht genügen, hat u. a. die Berliner Baupolizeiordnung für alle zum dauernden Aufenthalte von Menschen bestimmten Räume eine lichte Höhe von mindestens 2,80 m im allgemeinen vorgeschrieben. Dagegen überschreitet die Ausnutzung des Raumes in Privatwohnungen schon aus Gründen der Sparsamkeit recht häufig die vom Standpunkt der Gesundheitspflege als zulässig zu erachtende Grenze, und der Luftraum von 15 bis 16 cbm, welcher jedem deutschen Soldaten in seiner Kasernenstube gewährt ist, steht vielen Leuten in ihren Wohnungen nicht zur Verfügung.

Leider zwingt die Sparsamkeit viele Menschen, Schlafgemach, Arbeitsstätte, Wohnzimmer und Küche in einem Raume zu vereinigen. In solchen Fällen sollten die Bewohner zum Schutze ihrer Gesundheit es nicht unterlassen, das Zimmer wenigstens möglichst häufig zu lüften und zu reinigen. Wer eine größere Wohnung zu wählen in der Lage ist, soll die Trennung der Wohngemächer von denjenigen Räumen, welche anderen Zwecken dienen, streng durchführen, insbesondere für das Schlafzimmer und für die Arbeitsstätte, in welchen der verhältnismäßig größte Teil der 24 Stunden des Tages zugebracht wird, geräumige, helle und luftige Gemächer in Gebrauch nehmen.

§ 117. Lüftung. Durch hinreichende Geräumigkeit und zweckmäßige Verteilung der einzelnen Gemächer allein wird dem mensch-

V. Die Wohnung.

lichen Luftbedürfnis innerhalb der Wohnung noch nicht entsprochen; es bedarf außerdem einer unablässigen Erneuerung der durch Atmung und Ausdünstung in abgeschlossenen, bewohnten Räumen verunreinigten Luft. Das meist frische Aussehen der viel im Freien beschäftigten Landleute gegenüber der gewöhnlich blassen Gesichtsfarbe der Stadtbewohner, welche sich den größten Teil des Tages in geschlossenen Räumen aufhalten, gibt einen deutlichen Beweis für die vorteilhafte Einwirkung reiner Luft auf die Gesundheit; auch machen sich die Folgen einer mangelhaften Luftzufuhr nicht selten durch Ohnmachten bemerkbar, denen schwächliche Personen in Kirchen, Versammlungsräumen, Theatern anheimfallen.

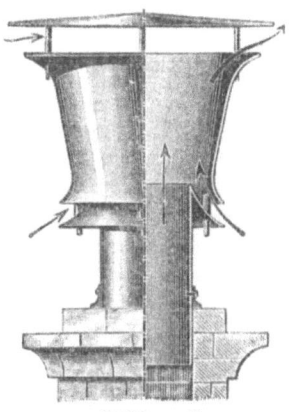

Abbildung 32.
Schornsteinaufsatz zur Ventilation nach Wolpert.

Der in Wohnungen erforderliche Luftwechsel wird bis zu einem gewissen Grade durch die natürliche Ventilation (§ 113) herbeigeführt, doch muß der bei weitem größere Teil des Luftbedarfs der Bewohner durch künstliche Ventilation geliefert werden.

Die einfachsten Einrichtungen zu diesem Zwecke sind hinreichend große Türen und Fenster und in diesen angebrachte Klappen und Lüftungsscheiben. Das regelmäßige Öffnen derselben gewährt am sichersten den notwendigen Luftersatz, ist indessen in Räumen, welche mehreren Personen zugleich zum Aufenthalte dienen, gewöhnlich nicht in das Belieben des einzelnen gestellt und unterbleibt daher nicht selten aus übertriebener Besorgnis vor Zugluft. Ferner gibt es in vielen Gebäuden Luftkanäle, welche von der Außenwand des Hauses in die Zimmer geführt werden und teils dicht über dem Fußboden teils nahe unter der Decke münden, um von unten her reine Luft zuzuführen, nach oben hin die verdorbene Luft abzuleiten. Man hat auch hier und da sog. Windräder angebracht, deren Bewegung die Luft in solche Kanäle hineindrückt und aus ihnen aussaugt, endlich hat man die Schornsteine des Hauses mit besonderen Aufsätzen (Abbildung 32) versehen, damit der durchstreichende Wind die verbrauchte Luft mit dem Kaminrauch ansaugt oder fortreißt. Während des Winters wird die Lufterneuerung überdies durch die Heizanlagen gefördert.

§ 118. Zweck der Heizung. Erfordernisse einer Heizanlage. Der dem Hause durch Wände, Boden und Dach gewährte Schutz reicht in der kalten Jahreszeit nicht aus, um die Luft im Hause vor Abkühlung und die Bewohner vor Frost zu bewahren. Man sucht daher die Wärme, welche der Wohnung bei Winterkälte entzogen wird, durch die Heizung zu ersetzen, indem man die Zimmerluft teils unmittelbar durch Verbrennung von Heizstoffen teils durch zugeleitete heiße Luft, heißen Wasserdampf oder heißes Wasser erwärmt.

Der Erfolg der Heizung wird durch starke, die Wärme schlecht leitende Wände (§ 113), sowie durch dicht schließende Türen und Fenster, insbesondere durch Doppelfenster, wirksam unterstützt. Die Menge der durch die einzelnen Heizmittel gespendeten Wärme ist verschieden; die Verbrennungswärme des Leuchtgases ist beispielsweise ungefähr 4mal so groß wie die des Holzes, und zwischen den für Gas und Holz berechneten Heizwerten liegen diejenigen für Anthrazitkohle, Koks, Holzkohle, Steinkohle, Braunkohle und Torf in der aufgeführten Reihenfolge.

Um die von den Heizstoffen gelieferte Wärme möglichst vollkommen ausnutzen zu können, kommt es wesentlich auf die Art der Heizanlage an, da diese bei mangelhafter Beschaffenheit nicht nur den Erfolg der Heizung in Frage stellen, sondern auch gesundheitsschädliche Nachteile mit sich führen kann. Eine brauchbare Heizanlage muß in Zeiten strenger Kälte hinreichend wärmen, sich indessen soweit regeln lassen, daß sie den zu erwärmenden Raum niemals überheizt; sie darf ferner ihre Wärme nicht ungleichmäßig verteilen, also nicht Anlaß geben, daß, wie man häufig wahrnimmt, der Fußboden kalt bleibt, während die höheren Luftschichten des geheizten Raumes übermäßig warm werden. Die Brennmaterialien müssen in der Heizanlage ohne Hinterlassung großer Mengen von Asche möglichst vollständig verbrannt werden, Rauch und Verbrennungsgase sollen nicht in das Zimmer eindringen, sondern guten Abzug haben, die Wohnungsluft soll stets einen gewissen Grad von Feuchtigkeit (§ 35) behalten, daher durch die Heizung nicht allzusehr ausgetrocknet werden; schließlich müssen Gefahren beim Betriebe der Heizanlage ausgeschlossen sein.

Die infolge mangelhafter Heizvorrichtungen zu fürchtenden Gesundheitsschädigungen sind mannigfacher Art. Bei den Bewohnern ungleichmäßig erwärmter Räume stellen sich leicht Erkältungskrankheiten ein; Rauch in der Zimmerluft wirkt reizend auf die Augenbindehaut sowie auf die Luftwege und veranlaßt Kopfschmerzen; andere Verbrennungsgase, insbesondere der gefürchtete Kohlendunst, dessen ge-

V. Die Wohnung. 123

fährlichster Bestandteil das Kohlenoxydgas ist, haben schon oft tödliche Vergiftungen verursacht.

§ 119. Kamin und Kanonenofen. Man unterscheidet Heizanlagen, welche der Einzelheizung (Lokalheizung, Zimmerheizung) und solche, welche der Sammelheizung (Zentralheizung) dienen.

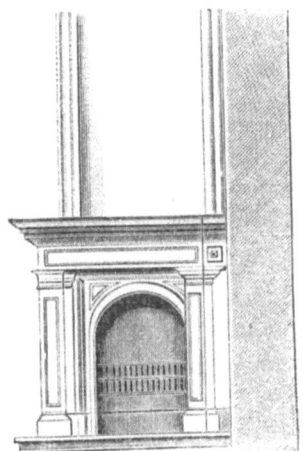
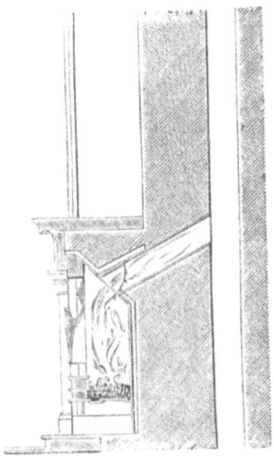

Die einfachste Anlage einer Einzelheizung ist der Kamin (Abbildung 33), welcher dem zu heizenden Raume unmittelbar die Wärme des offenen Feuers mitteilt und die Verbrennungsgase ohne besonderes Rauchrohr in die Esse (den Schornstein) abführt. Da die Kaminheizung indessen eine verhältnismäßig große Menge von Brennstoffen erfordert, das Zimmer nur in der Nähe des Feuers ausreichend erwärmt und bei gewisser Richtung und Stärke des Windes ein Zurückströmen des Rauches aus der Esse ins Zimmer nicht hindert, so bevorzugt man in Deutschland fast allgemein die Ofenheizung. Bei dieser teilt sich die Wärme des im Feuerraum entzündeten Feuers zunächst dem Heizkörper oder der Heizfläche, d. i. den Wän-

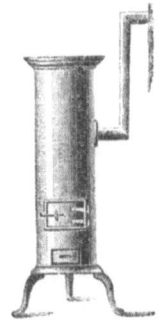

Abbildung 34. Kanonenofen.

den des Ofens, und von diesen aus erst der Luft des zu heizenden Raumes mit. Die Überreste der verbrannten Heizstoffe fallen von dem Feuerraume durch einen Rost in den Aschenkasten; Rauch und Verbrennungsgase entweichen durch das Rauchrohr in die Esse.

Der Wert eines Ofens richtet sich vornehmlich nach seiner Fähigkeit, die Verbrennungswärme auszunutzen. Je vollständiger diese dem Heizkörper mitgeteilt und je länger sie von ihm festgehalten wird, um so größer ist die Heizkraft des Ofens.

Der einfachste Ofen ist der sog. Kanonenofen (Abbildung 34), dessen Heizkörper einer Kanone ähnlich aus einem einfachen Rohre besteht. Ein derartiger Ofen erwärmt sich und den umgebenden Raum rasch, erkaltet aber mit dem Erlöschen des Feuers alsbald und erfordert daher häufige Beschickung mit Brennmaterial. Außerdem verbreitet er leicht einen brenzlichen Geruch, da die bis zur Glut gesteigerte Hitze des Eisenrohrs den aus der umgebenden Luft darauf abgelagerten Staub verkohlt; in der unmittelbaren Nähe des Ofens wird ferner die Hitze oft unerträglich, und endlich ist das Ableitungsrohr gewöhnlich nicht dicht genug, um das Austreten von Rauch in die Zimmerluft zu verhindern.

Der letztbezeichnete Übelstand hat sich insbesondere bei Benutzung der früher beliebten Ofenklappen, welche man auch an anderen Ofeneinrichtungen antraf, als lebensgefährlich erwiesen; seit einigen Jahren sind daher in vielen Städten auf behördliche Anordnung die Ofenklappen entfernt. Der Abschluß dieser im Rauchrohr dicht vor seiner Mündung in den Schornstein angebrachten Klappen sollte das Entweichen der Ofenwärme verhindern, zwang indessen oft die Verbrennungsgase, sich einen Weg in das Zimmer zu suchen; dadurch gelangte in die Zimmerluft das erwähnte Kohlenoxyd (§ 118), welches schon in geringer Menge giftig wirkt und um so gefährlicher ist, weil wir sein Vorhandensein in der Luft durch den Geruch nicht wahrzunehmen vermögen.

Eine Vergiftung der Luft mit Kohlendunst ist auch bei dem Gebrauche der sog. Karbon-Natron-Öfen beobachtet worden, einer Art eiserner Öfen, welche infolge der Verwendung einer besonderen, unter der Bezeichnung Karbon verkäuflichen Preßkohle wenig Rauch entwickeln, daher für Räume ohne Schornsteinanlage empfohlen worden sind.

§ 120. Füllöfen. Mantelöfen. Die Nachteile des Kanonenofens hat man durch Vervollkommnungen zu beseitigen versucht. So stellt man sogenannte Füllöfen (Abbildung 35) her, welche das Brennmaterial für 6, 12, sogar 24 Stunden auf einmal aufnehmen, daher längere Zeit hindurch ununterbrochen wärmen, ohne der Nachfüllung zu bedürfen. Die von ihnen gelieferte Wärme kann man steigern oder vermindern, indem man eine am Fuße des Ofens angebrachte Tür mehr oder weniger weit öffnet und so die Glut erhöht oder herabsetzt. Mittels der Mantelöfen (Abbildung 36) erzielt

V. Die Wohnung.

man eine regelmäßigere Verteilung der Wärme im Zimmer. Der Mantel — bei den eisernen Öfen aus einem Blechzylinder bestehend — umgibt den Ofen in der Weise, daß zwischen beiden ein einige Zentimeter breiter, oben und unten offener Raum frei bleibt. Die in diesem Raume befindliche Luft wird von der Heizfläche des Ofens zunächst erwärmt und dadurch leichter als die Luft im übrigen Zimmer; sie steigt infolgedessen nach aufwärts und strömt oben aus dem Mantelraume heraus, während von unten her frische Luft nachbringt, sich ihrerseits erwärmt und wieder nach oben abgeführt wird. Dieser Kreislauf der Zimmerluft durch den Mantelraum, welcher solchen Öfen auch den Namen der **Zirkulationsöfen** verschafft hat, ermöglicht einerseits die gleichmäßige Erwärmung eines größeren Raumes und verhindert andererseits eine Überheizung des dem Ofen zunächst gelegenen Zimmerabschnitts. Führt man vom Mantelraum aus eine mit einer verschließbaren Klappe versehene Röhre durch die Wand ins Freie (vgl. § 117), so kann man mittels Schließens oder Öffnens der

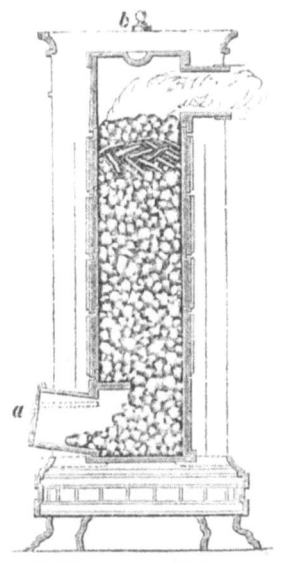

Abbildung 35. Füllofen.
Bei a Klappe zur Regelung des Lufteintritts, b durch Deckel verschließbare Öffnung zur Nachfüllung von Brennmaterial.

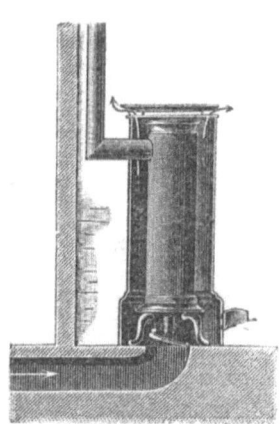

Abbildung 36. Mantelofen.

Klappe nach Belieben entweder nur die Zimmerluft durch den Mantelraum kreisen lassen oder Außenluft in den Mantelraum leiten, d. h. dem zu heizenden Raume mit der Wärme zugleich frische Luft zuführen. Durch eine solche Vorrichtung wird der Ofen zum

126   B. Die Lebensbedürfnisse des einzelnen Menschen.

Ventilationsofen, der nicht nur zur Heizung, sondern auch zur Lüftung dient.

Einer unter dem Einfluß der Ofenwärme leicht zustande kommenden Luftaustrocknung wirkt man durch Aufstellung eines mit Wasser gefüllten Beckens in der Nähe des Heizkörpers entgegen.

§ 121. Kachelöfen. Den Metallöfen haftet der Übelstand an, daß ihr Heizkörper die Wärme ebenso rasch verliert wie aufnimmt und daher einer unabläſſigen Erwärmung bedarf. Der hierdurch bedingten Vergeudung von Brennmaterial beugt man bei den Füllöfen durch die Regelung der Luftzufuhr erfolgreich vor, indem man die Schnelligkeit der Verbrennung herabsetzt, ohne der Erwärmung des

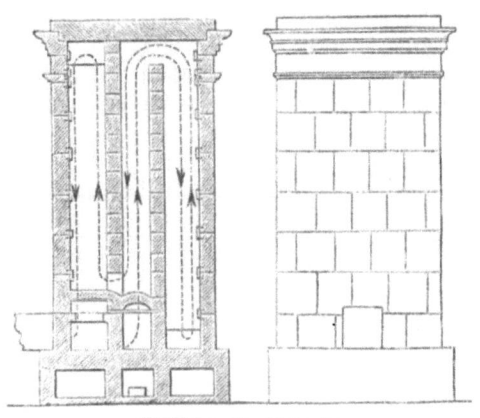

Abbildung 37. Kachelofen
im Durchschnitt   von vorn.

Heizkörpers Abbruch zu tun. Viel verbreiteter als die Füllöfen sind jedoch in Deutschland die Kachelöfen (Abbildung 37), bei denen statt des Metalls ein schlechterer Wärmeleiter, die Kachel, als Heizfläche dient. Bei den meisten Kachelöfen ist der Hohlraum des eigentlichen Heizkörpers in mehreren Windungen, den Zügen, angelegt, damit die Verbrennungsgase ihre Wärme möglichst vollständig an den Ofen abgeben, ehe sie in den Schornstein abgeleitet werden. Da ein Kachelofen sich nur allmählich erwärmt und seine Wärme nur langsam abgibt, vergeht nach dem Einheizen immer längere Zeit als bei Metallöfen, bis es im Zimmer warm wird.

§ 122. Sammelheizung durch Luft, Wasser und Dampf. Die mit der Einzelheizung verbundene Unbequemlichkeit der Bedienung zahlreicher Öfen in einem Hause wird durch die Sammelheizung vermieden. Bei diesem Verfahren besorgt eine Feuerungsanlage im Erdgeschosse die Heizung für ein ganzes Haus. Man unterscheidet Luft-, Warmwasser- und Dampfheizungen. Bei der erstgenannten wird frische Luft in einer Heizkammer erwärmt und strömt durch Kanäle zu den Räumen des Hauses; bei den anderen wird Wasser in einem geschlossenen Kessel bis fast zum Sieden oder bis zur Dampfbildung erhitzt. Das warme Wasser oder der Dampf werden durch Röhren den Räumen zugeführt, sie geben dort durch Heizkörper oder Schlangenwindungen der Röhren Wärme ab und fließen wieder zum Kessel zurück.

Ein Vorzug der Sammelheizung ist es, daß die Wärmezufuhr in den einzelnen Zimmern jederzeit mittels Klappen in den Luftröhren oder durch Hähne in den Wasser- und Dampfleitungen dem Bedürfnis entsprechend geregelt werden kann, auch läßt sich eine solche Anlage leicht mit Lüftungseinrichtungen verbinden; insbesondere bei der Luftheizung kann die Heizluft frisch aus dem Freien bezogen werden, ehe sie in der Heizkammer erwärmt und den Zimmern zugeführt wird. Dagegen wird bei einer Sammelheizung jede Betriebsstörung sehr unangenehm empfunden, weil sie sich immer in allen zu einer Leitung gehörigen Räumen bemerkbar macht. Die Sammelheizungen erfordern eine sorgfältige Bedienung und Überwachung in ihrem Betriebe. Es ist darauf zu achten, daß die Luft in den erwärmten Räumen durch Verdampfung von Wasser an geeigneten Stellen vor übermäßiger Trockenheit bewahrt wird. Die Heizkammer und die Kanäle der Luftheizungen müssen sorgfältig staubfrei gehalten werden, da das Austrocknen des Staubes einen unangenehmen Geruch in den Räumen und ein lästiges Gefühl der Trockenheit auf den Schleimhäuten der Atmungswege hervorbringen kann.

Am meisten verbreitet sind zur Zeit die Niederdruckdampfheizungen (der Dampf in ihnen hat höchstens $1/2$ Atmosphäre Spannung) und die Warmwasserheizungen. Jene haben den Vorzug, daß sie billiger als diese angelegt werden können, besitzen aber den Nachteil, daß die Oberflächen der Heizkörper sehr warm sind. Die Warmwasserheizungen andererseits lassen sich zwar in bezug auf die Wärmeabgabe besser regeln als die Niederdruckdampfheizungen und spenden im allgemeinen eine mildere Wärme, bedingen aber kürzere Rohrleitungen bei wagerechtem Verlauf, auch ist ihre Anlage teurer. Diese Übelstände suchen die neuen „Schnellumlaufheizungen", bei denen der Wasserumlauf durch besondere Vorrichtungen beschleunigt wird, zu vermeiden.

§ 123. Schutz der Wohnung vor Hitze. Durch eine zweckmäßig eingerichtete Heizung gelingt es unschwer, den Wohnräumen in der kalten Jahreszeit eine behagliche Wärme von etwa 18° C. zu erhalten, welche erfahrungsgemäß der Gesundheit am meisten zuträglich ist, da sie weder den Körper verweichlicht, noch auch die bei höherer Temperatur leicht eintretenden unangenehmen Empfindungen von Blutandrang nach dem Kopfe hervorzubringen pflegt.

Erheblichere Schwierigkeiten verursacht der Schutz der Wohnräume vor übergroßer Sommerhitze, welche die Spannkraft und Arbeitsfähigkeit des Körpers beeinträchtigt.

Am sichersten halten dicke Mauern die Wohnung kühl; wo solche indessen nicht hergestellt werden können, ist es nützlich, in geeigneter Weise eine ruhende Luftschicht innerhalb des Mauerwerkes zu schaffen, da die Luft einerseits die von der Außenwand des Hauses aufgefangene Glut der Sonnenstrahlen langsamer nach innen fortleitet als Stein und andererseits, sobald sie heiß geworden ist, ähnlich wie im Mantelraum eines Ofens aufwärts steigt und einen Teil der Wärme vom Hause fortleitet, falls sie geeignete Austrittsöffnungen im Mauerwerke findet. Auch die Farbe eines Hauses ist für dessen Kühlhaltung nicht ohne Belang, da die Hitze der Sonnenstrahlen an hellen Wänden zurückprallt, von dunklen Farben dagegen aufgesogen wird. Metalldächer erwärmen sich leichter und sind bessere Wärmeleiter als Ziegel-, Holz- oder Strohdächer. Die Wohnräume selbst schützt man durch Fenstervorhänge u. dgl. vor der unmittelbaren Einwirkung der Sonnenstrahlen; gute Lüftungseinrichtungen tragen wesentlich zur Abkühlung bei, besonders wenn die den Zimmern zugeführte frische Luft von der Schattenseite des Hauses kommt.

§ 124. Helligkeit. Natürliche Beleuchtung. Wenn die Möglichkeit des Schutzes gegen Sommerhitze demnach als Vorzug einer Wohnung gilt, so ist es doch ein größerer Nachteil, wenn dem Sonnenlichte der Zutritt zu den Räumen beschränkt wird. Nach Licht verlangen alle Menschen; der Gesunde verrichtet im hellen Raume seine Arbeit frischer und freudiger als im schlecht erleuchteten Zimmer, und der Sieche läßt sein Bett gern an das Fenster der Krankenstube bringen, um sich an dem Tageslichte zu erfreuen. Das Licht, welches auch die entlegensten Winkel der Wohnung erhellt, veranlaßt zur Reinlichkeit und vernichtet unmittelbar viele von jenen winzigen Lebewesen, welche die Erreger von Zersetzung, Fäulnis und Krankheit sind. Dagegen häuft sich im dunklen Raume leicht Schmutz und Staub; mangelhafte Beleuchtung verstimmt das Gemüt, zwingt zur Überanstrengung der Augen und schädigt allmählich die Sehkraft. Die Wohnung soll daher dem Tageslichte so viel und so lange wie möglich zugänglich sein, wenn es sich auch empfiehlt, die Fenster vorübergehend zu verhüllen, so lange sie unmittelbar der grellen Beleuchtung der sommerlichen Sonnenstrahlen ausgesetzt sind.

Zur ausreichenden Erhellung des Zimmers genügt es in der Regel, wenn die Gesamtfläche der Fenster etwa $1/5$ bis $1/6$ der Bodenfläche des Gemachs beträgt. Eine gegenüberliegende Wand beeinträchtigt den Zutritt des Lichtes zum Fenster, es sei denn, daß der Abstand zwischen ihr und dem Hause ihrer Höhe mindestens gleich ist. Im Zimmer selbst wird die Beleuchtung durch hellen Wandanstrich oder lichte Tapeten gefördert.

§ 125. Künstliche Beleuchtung. Kerzen. Öl- und Petroleumlampen. Soweit das Tageslicht nicht ausreicht, bedürfen wir der künstlichen Beleuchtung durch die Leuchtkraft der Flamme oder der Glühhitze. Man schätzt diejenige Beleuchtungsart am höchsten, deren Licht an Stärke, Farbe und Gleichmäßigkeit dem Sonnenlichte möglichst nahe kommt, welche große Wärmemengen nicht erzeugt, mit Explosionsgefahr nicht verbunden ist und der Luft am wenigsten Verunreinigungen zuführt.

Die aus Talg, Wachs, Stearin oder Paraffin gefertigten Kerzen liefern ein leicht flackerndes, dem Auge weniger zuträgliches Licht, das wir heutzutage als nicht mehr genügend für unsere Arbeiten erachten. Ihnen haftet auch der Übelstand an, daß sie verhältnismäßig viel Ruß abscheiden und zum Teil lästige Verbrennungsgase in die Zimmerluft ausströmen lassen.

Vorteilhafter ist die Lampenbeleuchtung, bei welcher als Brennmaterial verschiedenartige ölige Flüssigkeiten benutzt werden. Die wesentlichen Teile unserer heutigen Lampe sind 1. der Behälter für den flüssigen Brennstoff (das Bassin), 2. der Brenner mit dem Dochte, 3. der Glaszylinder mit der Glocke. Der aus einem saugfähigen Stoffe gearbeitete Docht hängt in den Behälter hinein und saugt die Flüssigkeit bis an den oberen Rand des Brenners, wo sie entzündet wird. Die Flamme erhält die zum Brennen notwendige Luftzufuhr von seitlichen Öffnungen der Brennervorrichtung; sie wird durch den Zylinder vor Zugluft geschützt und am Flackern gehindert. Die Regelung der Luftzufuhr ermöglicht eine vollständige Verbrennung, erhöht dadurch die Helligkeit der Flamme und vermindert zugleich die Rußabscheidung wie die Entstehung übelriechender Gase. Die Glocke blendet das den Augen schädliche allzu grelle Licht ab und verteilt es, falls sie aus der üblichen milchweißen Masse besteht, in zweckmäßiger Weise.

Als Brennstoff für die Lampen benutzt man jetzt vorzugsweise das Petroleum, welches gegenüber dem früher gebräuchlichen Rüböl, selbst bei Verwendung einfacher Lampen, ein helleres Licht liefert. Man findet das Petroleum in gewissen Erdschichten und unterzieht es vor seiner Anwendung einem Reinigungsverfahren, bei welchem es auch von leicht entzündbaren Stoffen befreit wird. Indessen ist auch das gereinigte Petroleum immer noch eine leicht entzündliche, daher feuergefährliche Flüssigkeit, deren unvorsichtige Aufbewahrung oder Anwendung oft zu Unglücksfällen geführt hat. (Vgl. § 144.)

Auch Spiritus findet zu Beleuchtungszwecken Verwendung. Die Flamme des reinen Spiritus hat keine genügende Leuchtkraft, sie wird jedoch durch die Anwendung bestimmter Stoffe leuchtfähig. Zumeist benutzt man hierzu ebenso wie bei dem später erwähnten Gasglühlichte Glühkörper, welche durch die Verbrennung des Spiritus bis zur Glühhitze erwärmt werden. Da Spiritus, wenn auch nicht explosiv, aber doch feuergefährlicher ist als Petroleum, erfordert namentlich das Nachfüllen der Spirituslampen besondere Vorsicht.

§ 126. Gasbeleuchtung. Elektrisches Licht. Helligkeit, Gleichmäßigkeit und bequeme Handhabung sind unbestreitbare Vorzüge der Gasbeleuchtung. Das in der Gasanstalt aus Kohlen mittels hoher Hitzegrade unter Luftabschluß erzeugte und demnächst gereinigte Leuchtgas tritt unmittelbar aus der Röhrenleitung in den Brenner ein und verbrennt daselbst geruchlos mit angenehmem Lichte, dessen Helligkeit von der Art des Brenners abhängig ist.

Früher wurde ausschließlich die Eigenschaft des Kohlengases, selbst mit leuchtender Flamme zu brennen, unter Anwendung verschiedener Brennersorten benutzt; jetzt wird durch das allgemein verbreitete Gasglühlicht eine bei weitem bessere Ausnutzung des Leuchtgases erreicht. Das Gasglühlicht entsteht dadurch, daß ein aus feuerbeständigem Materiale hergestelltes Gewebe, der Glühkörper oder sog. Strumpf, durch eine nicht leuchtende Gasflamme (Bunsenflamme) in Glut versetzt wird. Diese Beleuchtungsart erfordert einen nur mäßigen Gasverbrauch und liefert ein sehr helles Licht, ohne so viel Wärme wie gewöhnliche Gasflammen zu erzeugen. Ein gesundheitlich bedeutsamer Vorteil ist auch die verhältnismäßig geringe Entwicklung von Verbrennungsgasen.

Die Verwendung des Leuchtgases bringt die Unannehmlichkeit mit sich, daß die Wärme eines von ihm erleuchteten Raumes oft in belästigender Weise zunimmt und dann zu Kopfweh und Ohnmacht Veranlassung geben kann. Wenn ferner das Gas sich der Zimmerluft beimischt, kann es durch seine Giftigkeit und Explosionsfähigkeit Gesundheit und Leben der Menschen gefährden. Vorkommnisse solcher Art sind mehrfach bei Rohrbrüchen unterirdischer Leitungen besonders in Kellergeschossen beobachtet worden, deren Wärme mit der Bodenluft auch das aus den Röhren entweichende Gas ansaugte; in anderen Fällen haben Undichtigkeiten der Leitungen in den Häusern oder unterlassener Abschluß nicht benutzter Gasausläsſe zu Geſundheitsſchädigungen geführt. Glücklicherweiſe pflegt der eigentümliche Geruch des Leuchtgaſes die Aufmerkſamkeit etwa anweſender Perſonen raſch auf die Gefahr zu lenken, deren Beſeitigung dann durch Abſchluß der Gasleitung und gründliche Lüftung erreicht wird. **Niemals darf man einen Raum, in welchem es nach Gas riecht, mit einem brennenden Lichte betreten.**

Sodann findet das Acetylengas für ſich allein oder in Miſchung mit anderen Gaſen wegen ſeiner hohen Leuchtkraft zu Beleuchtungszwecken Verwendung. Da dieſes Gas mit Luft gemiſcht unter Umſtänden heftige Explosionen hervorruft, müſſen ſolche Beleuchtungsanlagen ſorgfältig überwacht werden. Über die Herſtellung und Verwendung des Acetylens ſind beſondere Vorſchriften erlaſſen worden.

Immer mehr wird die Elektrizität für die Beleuchtung nutzbar gemacht. Man unterſcheidet Bogenlicht und Glühlicht. Erſteres entſteht, wenn ein elektriſcher Strom zwiſchen zwei Kohlenſpitzen unter Bildung eines Lichtbogens übergeht; die gewöhnlichen Bogenlampen verdanken ihre große Leuchtkraft nicht dem Lichtbogen ſelbſt, ſondern weſentlich den weißglühenden Enden der Kohlenſpitzen. Bei Bogenlampen mit gefärbtem Lichte (Bremerlicht, Effekt-Bogenlampen) werden der Kohle Stoffe zugeſetzt, welche, durch die Glühhitze in Dämpfe verwandelt, dem Lichte beſtimmte Färbungen geben und gleichzeitig die Lichtausbeute beträchtlich erhöhen. Die Erzeugung des Glühlichts beruht darauf, daß gewiſſe Stoffe durch den elektriſchen Strom in helle Glut verſetzt werden können. Bei der Kohlenfadenglühlampe dient hierzu ein in einer luftleeren Glaskapſel (ſog. Birne) eingeſchloſſener Kohlenfaden, bei anderen Lampen ein ebenſo eingeſchloſſener Metallfaden. Auch die Nernſtlampe gehört hierher; bei dieſer wird ein faden- oder ſtiftförmiger Leuchtkörper von ſchwer ſchmelzbaren Erden **ohne** Luftabſchluß durch den Strom zur Weißglut erhitzt. Neuerdings kommen auch ſogenannte Queckſilberdampflampen in Gebrauch, deren Licht ſich vorwiegend aus grünen und blauen Strahlen zuſammenſetzt. Das elektriſche Licht iſt gleichmäßig und bei geeigneter Abblendung den Augen angenehm; es erzeugt nur ſehr wenig Wärme und weder Ruß noch Verbrennungsgaſe.

§ 127. Schutz des Auges durch Lichtſchirme. Bei jeder Art der Beleuchtung muß das Auge vor allzu grellen und unmittelbar einfallenden Lichtſtrahlen geſchützt ſein, daher mildert man helles Licht, wo die Lampenglocke für dieſen Zweck nicht genügt, durch verſchiedenartige Vorrichtungen (Lampenſchirme). Lampenſchirme aus Metall, welche innen glänzend blank sind, blenden; sie sollten daher nur dann Verwendung finden, wenn das Auge der unmittelbaren Einwirkung der zurückgeworfenen Lichtstrahlen entzogen ist oder wenn man eine Fernwirkung der Beleuchtung beabsichtigt.

§ 128. Reinlichkeit in der Wohnung. Müllabfuhr. Eine Wohnung, welche einen für Menschen zuträglichen Aufenthaltsort bieten soll, bedarf vor allem der Reinlichkeit. — Staub, Schmutz, üble Gerüche, verdorbene Luft wurden schon mehrfach in den vorhergehenden Abschnitten als Feinde der menschlichen Gesundheit bezeichnet (vgl. § 49); ihre Fernhaltung und Beseitigung aus der Wohnung ist daher eine durch die Grundsätze der Gesundheitspflege gebotene Pflicht.

Hierzu genügt aber nicht allein regelmäßiges Staubwischen, Kehren und Scheuern; es bedarf außerdem einer sorgsamen Entfernung des Kehrichts, der Haushaltungsabfälle und der menschlichen Abgänge aus der Wohnung, dem Hause und seiner Umgebung.

Kehricht, Haus- und Küchenabfälle (Müll) würden durch Verbrennung am zuverlässigsten beseitigt werden, indessen stößt dieses Verfahren wegen des reiches Gehalts jener Massen an schwer oder überhaupt nicht brennbaren Stoffen oft noch auf Schwierigkeiten, welche vorläufig nur mit erheblichen Kosten überwunden werden können. Man pflegt daher die bezeichneten Abfälle in Kästen oder anderen Behältern zu sammeln und sie von Zeit zu Zeit an geeignete Ablagerungsplätze, auf welchen sie nicht schädlich werden können, abfahren zu lassen. Erfolgt die Entleerung der Behälter nicht häufig und sorgfältig genug, so verbreiten sich aus den Abfällen Fäulnis- und Verwesungsgase, welche durch ihren Geruch lästig fallen und die Luft im Hause oder in seiner Umgebung verunreinigen. (Vgl. § 137.)

In unreinlich gehaltenen sowie in alten Wohnungen, die durch Spalten und Risse des Holzes oder Mauerwerkes zahlreiche schwer zugängliche Schlupfwinkel bilden, setzt sich leicht Ungeziefer fest, das oft nur schwer zu vertreiben ist. So entwickeln sich in Dielenritzen, Kehricht, schlecht gehaltenen Spucknäpfen usw. die Larven des Flohes. In allerhand Spalten, hinter Tapeten, Bildern, in Möbeln und Bettstellen leben die Wanzen (Bettwanzen), die, am Tage versteckt, des Nachts den Menschen befallen, um an ihm Blut zu saugen.

Ein höchst lästiges Ungeziefer sind die Küchenschaben (Kakerlaken), von denen eine größere, dunklere und eine kleinere, heller gefärbte Art sehr verbreitet sind; sie leben besonders an dunklen, warmen Stellen, in Küchen, Backstuben, Heizräumen usw., wo sie auch ihre bohnenförmigen, braunen Eikapseln absetzen.

Die Stubenfliegen, durch deren Vermittelung Krankheitskeime verschleppt werden können, legen ihre Eier besonders gern in Pferdemist sowie Abfälle, Kehrichthaufen und andere Stoffe, welche in Gärung übergehende pflanz-

V. Die Wohnung.

liche Überreste enthalten. An ähnlichen Stellen entwickelt sich die Stechfliege, die sich durch die Zuspitzung des Rüssels und etwas weiter abstehende Flügel von der gewöhnlichen Stubenfliege unterscheidet, vor allem aber auch dadurch, daß sie Blut saugt und dabei empfindlich sticht; sie lebt gewöhnlich in Ställen, in denen größere Haustiere gehalten werden, bringt aber auch öfter in die Wohnungen ein.

Stechmücken (Schnaken, Gelsen, Moskitos) suchen die menschlichen Wohnungen im Sommer zum Blutsaugen auf; sie sitzen dann tagsüber an den Decken und Wänden, zum Teil auch gern an dunkleren Stellen. Durch die empfindlich juckenden Stiche und die Störung des Schlafes, die sie verursachen, werden sie an vielen Orten zu einer großen Plage. Die Eier werden im Wasser abgelegt. Den Winter verbringt ein Teil der Stechmücken in warmen, dunklen Räumen der Häuser (Keller usw.).

Zur Vertilgung*) der Flohbrut und der Wanzen dient Petroleum oder eine wässerige Verdünnung (2,5 bis 4%) von Kresolseifenlösung, die in die von ihnen bewohnten Spalten und Ritzen eingeträufelt werden; außerdem sind die Tiere aufzusuchen und zu vernichten sowie durch Streuen von Insektenpulver zu bekämpfen. Gegen Küchenschaben wird ein Gemisch von 2 Teilen Borax und 1 Teil Salizylsäure empfohlen, das zu 3 Teilen Erbsenbrei zugesetzt und des Abends ausgelegt wird. Zur Bekämpfung der Fliegenplage verwendet man in Wohnräumen Papier, Weidenruten u. dgl., die mit einer geeigneten Klebemasse bestrichen und aufgehängt werden. 2 Teile Kolophonium, 1 Teil Terpentinöl, 1 Teil Rüböl werden zusammengeschmolzen; 3 Teile dieser Mischung werden mit 1 Teil Sirup versetzt und auf Papier usw. ausgestrichen. Vorbeugend wirkt die möglichst häufige Abfuhr von Kehricht, Mist und anderen Brutstätten der Fliegen. Über Bekämpfung der Mücken siehe § 211.

§ 129. Beseitigung der menschlichen Abgänge. Die menschlichen Abgänge wurden von jeher ihres widrigen Aussehens und Geruchs halber bald aus den Wohnstätten entfernt und zwar meist in Gruben entleert, wo die flüssigen Bestandteile in den Boden einsickerten, die festen Massen allmählich der Zersetzung und Auflösung anheimfielen. Solche Versitzgruben, welche man auch gegenwärtig, namentlich auf dem Lande, noch häufig antrifft, machen sich nicht nur durch ihren unangenehmen Geruch weithin bemerkbar, sondern verunreinigen auch den Boden und das Wasser benachbarter Brunnen in bedenklichem Maße und können dadurch zur Verbreitung gefährlicher Krankheiten Anlaß geben (vgl. § 44). Durch eine luftdichte Bedeckung der Grubenöffnung sowie durch die Ausmauerung und Abdichtung der Grubenwände werden diese Übelstände nicht zu-

---

*) Vgl. auch das in der Kaiserlichen Biologischen Anstalt für Land- und Forstwirtschaft bearbeitete Flugblatt Nr. 46 — Mai 1909: Erprobte Mittel gegen tierische Schädlinge. Von Dr. Martin Schwartz. (Verlag von Paul Parey und Julius Springer, Berlin.)

verläſſig beſeitigt, da ſelbſt die beſten Dichtungsmaterialien der Jauche auf die Dauer nicht Widerſtand leiſten. Immerhin läßt ſich die Bodenverunreinigung durch doppelte Zementwandungen, deren Zwiſchenraum mit undurchläſſigem Tone ausgefüllt iſt, auf längere Zeit vermeiden, vorausgeſetzt, daß der Grubeninhalt durch Auspumpen oder gründliches Ausräumen häufig entfernt und durch Abfuhr fortgeſchafft wird. Beſſere Gewähr für die Beſeitigung der menſchlichen Abgänge aus den Wohnſtätten und ihrer Umgebung bietet das ſog. Tonnenſyſtem und die Schwemmkanaliſation. Bei erſterem werden die Abgänge durch „Abfallrohre" unmittelbar in dicht verſchloſſene Behälter von Tonnenform entleert, welche von Zeit zu Zeit abgefahren und durch leere gleichartige Gefäße erſetzt werden. Bei dem Syſteme der Schwemmkanaliſation münden die Abfallrohre in unterirdiſche Röhren, in welchen die Abgänge durch zugeleitetes Waſſer fortgeſchwemmt werden (vgl. §§ 136, 137).

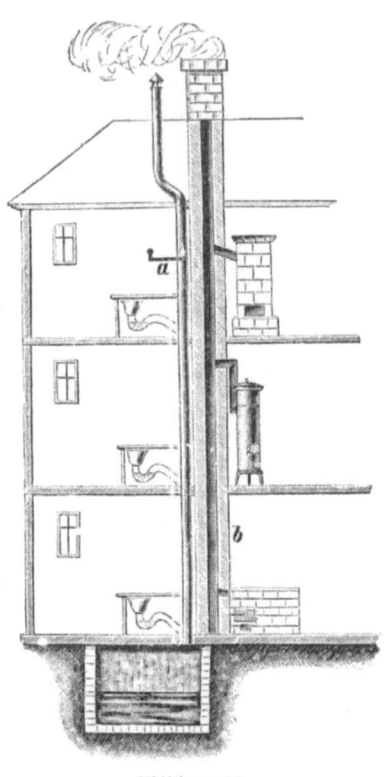

Abbildung 38.
Kloſetteinrichtung in einem Wohnhauſe. a Lockflamme im Dunſtrohr, b Schornſtein.

Die zur erſten Aufnahme der Abgänge beſtimmten Kloſetteinrichtungen (Abbildung 38) ſollen ſich in einem nicht zu engen, möglichſt abgeſondert liegenden Raume der Wohnung befinden. Dieſer ſoll zum Zwecke der Reinhaltung hell ſein und durch gute Lüftungseinrichtungen geruchlos erhalten werden können. Wo die Abgänge aus dem Kloſette nicht unmittelbar in Ableitungsröhren fallen, beugt man der Verbreitung üblen Geruchs dadurch vor, daß man die Sammelgefäße öfters mit Torfſtreu oder Desinfektionsmitteln verſieht und häufig ausleert und reinigt. Ableitungsröhren von Kloſetts müſſen Einrichtungen beſitzen, welche das Zurückſtrömen übelriechender und un=

gesunder Gase in den Klosettraum verhindern. Eine zweckmäßige Vorkehrung dieser Art ist der viel gebräuchliche Wasserverschluß (Siphon), welcher bei bestehender Wasserspülung der Klosetts dadurch erreicht wird, daß das Ableitungsrohr des Klosetttrichters in einer ∽-förmigen Krümmung zum eigentlichen Abfallrohre verläuft. Das in dieser Krümmung sich bei jeder Klosettspülung frisch ansammelnde Wasser scheidet die Luft im Klosetttrichter sicher von der des Abfallrohrs ab. Das Wasser für die Spülung wird in der Regel der dem allgemeinen Gebrauche dienenden Wasserleitung entnommen; es darf dies jedoch nicht durch einen einfachen Hahn geschehen, sondern mittels einer Vorrichtung, welche das Zurückströmen von Wasser aus dem Klosett in die Wasserleitung und damit die Verunreinigung und Verseuchung des Leitungswassers verhindert. Das Abfallrohr selbst wird zweckmäßig aufwärts bis über Dachhöhe verlängert, damit die darin enthaltenen Gase in die freie Luft entweichen können. Hierzu ist es förderlich, die Luft im Abfallrohre durch eine darin brennende Flamme oder einen daneben verlaufenden Schornstein zu erwärmen und sie dadurch zum Aufsteigen zu veranlassen. Das Abfallrohr dient hierbei zugleich zur Lüftung der Abortgruben, Tonnen oder Ableitungsrohre, deren übelriechende Dünste dann nicht erst durch besondere Ventilationsröhren abgeleitet werden müssen.

§ 130. Höhenlage der Einzelwohnung. Dach- und Kellergeschosse. Bedeutsam für die gesundheitsgemäße Beschaffenheit der menschlichen Wohnung ist auch deren Höhenlage innerhalb des Hauses. Hochgelegene Wohnungen zwingen zum häufigen Treppensteigen, einer Anstrengung, welche dem Gesunden nicht nachteilig, aber kranken oder alten Personen oft nicht ratsam ist. Im übrigen kommen hinsichtlich der Höhenlage vom gesundheitlichen Standpunkt nur die Dach- oder Kellerwohnungen in Betracht. Bei Anlage dieser Geschosse ist es oft schwierig, für hinreichenden Luftraum und ergiebige Ventilation zu sorgen. Namentlich ist es schwer zu vermeiden, daß einerseits die Dachwohnungen von der Sommerhitze und Winterkälte mehr betroffen werden als die übrigen Geschosse, und daß andererseits die Bodenfeuchtigkeit und die Ausdünstungen benachbarter Abort- oder Müllgruben sich den Kellerwohnungen mitteilen; in Kellergeschossen läßt auch häufig die Beleuchtung viel zu wünschen übrig.

Nach der Berliner Baupolizeiordnung soll der Fußboden eines Wohnzimmers im allgemeinen nicht tiefer als $1/2$ m unter dem Erdboden liegen; nur wenn ein Lichtgraben, dessen Breite wenigstens 1 m beträgt, und dessen Sohle um 15 cm tiefer als der Fußboden des anstoßenden Raumes hinabreicht, angelegt ist, darf ein Wohnzimmer bis 1 m tief in den Boden eingebaut werden. Der Fußboden solcher Räume muß aber mindestens 0,4 m über dem höchsten bekannten Grundwasserstande liegen und eine undurchlässige, massive Sohle besitzen. Ihre Umfassungswände sind durch Isolierschichten (vgl. § 112) gegen aufsteigende Erdfeuchtigkeit zu sichern; bei Räumen ohne Lichtgraben müssen diese auch gegen seitlich eindringende Feuchtigkeit durch bewährte Mittel verwahrt werden. — Dachräume dürfen zum dauernden Aufenthalte für Menschen nur dann dienen, wenn sie höchstens 4 bewohnte Untergeschosse haben, nicht mehr als 18 m über dem Bürgersteige liegen, Luft und Licht unmittelbar von der Straße oder vom Hofe beziehen und durch feuersichere Wände von den angrenzenden Teilen des Dachbodens geschieden sind.

§ 131. Gebrauchsgegenstände. Was die zum Hausgebrauche dienenden Gegenstände und die innere Ausstattung der Wohnung betrifft, so ist darauf hinzuweisen, daß Möbelstoffe, Teppiche, Vorhänge und andere Gegenstände zuweilen giftige Bestandteile enthalten; meistens handelt es sich um Farben mit giftigen Metallsalzen, insbesondere um arsenhaltige Farben, welche zu Schädigungen der Gesundheit beitragen können. Im Deutschen Reiche ist aus diesem Grunde am 5. Juli 1887 ein Gesetz erlassen worden, welches den Verkehr mit Farben bei Gebrauchsgegenständen regelt. Man tut gut, sich beim Einkauf von Gebrauchsgegenständen, insbesondere von Spielwaren, Kleiderstoffen, Tapeten, Gewähr für ihre Unschädlichkeit zu verschaffen, z. B. grüne Tapeten auf Arsenik untersuchen zu lassen.

VI. Tätigkeit und Erholung.

§ 132. Tätigkeit und Erholung. Zu den Lebensbedürfnissen des Menschen gehört auch eine geregelte Tätigkeit. Ein träger Körper erleidet selbst bei sorgsamer Pflege eine Einbuße an seiner Gesundheit, und die durch Untätigkeit verursachte Langeweile treibt leicht zu sittlich und gesundheitlich verwerflichen Ausschreitungen, deren Folgen Trunksucht und andere Laster sind. Andererseits verlangen Körper und Geist eine regelmäßige Erholung und Ruhe nach der Arbeit, damit nicht Leistungsfähigkeit und Widerstandskraft Schaden leiden und übermäßige Reizbarkeit, Abspannung, Schlaflosigkeit, Kopfschmerz sowie vorzeitiger Kräfteverfall sich einstellen.

Die Pflege der Gesundheit erfordert ein richtiges Verhältnis zwischen Tätigkeit und Erholung, für das sich jedoch allgemeine Vorschriften nicht aufstellen lassen, weil Arbeitskraft und Erholungsbedürfnis bei jedem Menschen verschieden sind. Vor allem ist es für die Gesundheit nicht gleichgültig, in welcher Art die neben der Schlafzeit uns übrig bleibenden Ruhestunden ausgefüllt werden.

VI. Tätigkeit und Erholung.

Geistige Anregung auf der einen, Naturgenuß auf der anderen Seite verschönen allen gebildeten Menschen die Erholungszeit, und zwar soll namentlich derjenige, welchen sein Beruf zur körperlichen Anstrengung und Bewegung in freier Luft nötigt, seinem Körper in den Freistunden Ruhe gönnen und seine Zerstreuung vorzugsweise in geistiger Anregung, d. h. in verständiger Unterhaltung, im Lesen nützlicher Bücher, in der Betrachtung schöner Bildwerke oder in musikalischen Genüssen suchen. Wer dagegen vorwiegend geistig beschäftigt ist und seine Arbeitszeit stehend oder sitzend im geschlossenen Raume zubringen muß, soll in der Freizeit seinem Körper Bewegung verschaffen, durch zweckmäßige Leibesübungen, wie Turnen, Rudern, Reiten, Radfahren u. dgl. die Muskeln stählen und durch Aufenthalt in der freien Natur seinen Atmungswerkzeugen frische, reine Luft zuführen; bezüglich des Radfahrens ist allerdings verständiges Maßhalten geboten, damit nicht durch Überanstrengung dauernde körperliche Schäden, insbesondere Herzleiden, sich dabei herausbilden. Wo aber durch körperliche Leiden oder Gebrechen die Gesundheit bereits beeinträchtigt ist, da muß ärztlicher Rat die Anleitung geben, wie die Erholungsstunden nützlich angewendet werden.

Auch die Geselligkeit gewährt eine angenehme und der Gesundheit nicht schädliche Erholung, sofern sie auf ein richtiges Maß beschränkt bleibt. Der Gedankenaustausch mit anderen Menschen regt den Geist vorteilhaft an und erweitert den Gesichtskreis des einzelnen, die Mitteilung eigener Empfindungen und Erlebnisse ist überdies den meisten ein Bedürfnis und erfordert, wie auch unsere berechtigte Teilnahme an dem Ergehen unserer Mitmenschen, eine gesellige Aussprache. Nur wenn das gesellige Zusammensein mit Unmäßigkeit in leiblichen Genüssen verbunden ist, wenn dabei Leidenschaften erregt werden (z. B. durch Spiel), und dem Körper der notwendige Schlaf entzogen wird, ist Geselligkeit ebenso verderblich wie Überanstrengung; dann beeinträchtigt sie die Leistungskraft, macht den Menschen unlustig zur Arbeit und führt zu Krankheiten und vorzeitiger Abnutzung des Körpers und Geistes.

Eine Verwendung der Erholungsstunden zum regelmäßigen Besuche der meist mangelhaft gelüfteten und vom Tabakrauch erfüllten Wirtshäuser ist nicht nur der Gesundheit, sondern auch vielfach dem Wohlstand des einzelnen nachteilig; noch schädlicher ist der damit gewöhnlich verbundene reichliche Alkoholgenuß (vgl. §§ 93 und 96), am verderblichsten die Unmäßigkeit, welche auf die Bahnen der Ausschweifungen und des Lasters führt.

C. Der Mensch in seinen Beziehungen zur Gesellschaft.

§ 133. Menschliche Gemeinwesen. Öffentliche Gesundheitspflege. Zur Befriedigung seiner Lebensbedürfnisse ist in der heutigen Gesellschaft der einzelne vielfach auf die Hilfe seiner Mitmenschen angewiesen. Die Bereitstellung guter und wohlschmeckender Nahrung, die Fertigung zweckmäßiger Kleidung, der Bau gesunder und behaglicher Wohnungen gelingt erst, wenn mehrere Personen zu gemeinsamer Tätigkeit sich vereinen. Je vollkommener Landwirtschaft, Handwerk und andere Gewerbe, auch Kunst und Wissenschaft unseren vielseitigen Bedürfnissen zu genügen vermögen, je mehr der einzelne Mensch gezwungen ist, seine Kraft einem bestimmten Fache zu widmen und seine Leistungen den Anforderungen eines einzigen Berufs anzupassen, um so mehr bedarf er der Mitwirkung anderer für die Erfüllung der Bedürfnisse des eigenen Daseins.

Dieser Umstand und das Bewußtsein, daß wir in größerer Gemeinschaft die Fähigkeit zum Kampfe gegen Tiere und feindlich gesinnte Menschen erhöhen, hat die Familien, Sippen, Stämme und Völker veranlaßt, sich aneinander zu schließen, gemeinsame Ansiedelungen zu gründen, Staatswesen zu bilden, gegenseitige Verkehrsbeziehungen zu suchen und die zur Befriedigung der Lebensbedürfnisse notwendigen Dinge untereinander auszutauschen.

Wenn die Vereinigung der Menschen demnach die Bereitstellung der Mittel zur Erhaltung des Lebens und der Gesundheit erleichtert, so bringt sie doch auch mancherlei Übelstände mit sich, welche der Gesundheit nachteilig sind. Die Erkenntnis und Beseitigung derartiger Schädlichkeiten sowie andererseits die Vervollkommnung der die Volksgesundheit fördernden Einrichtungen sind das Ziel der öffentlichen Gesundheitspflege; diese ist eine der wichtigsten und lohnendsten Aufgaben der Verwaltung eines jeden Gemeinwesens.

I. Ansiedelungen.

§ 134. Bedeutung der Ansiedelungen für die Gesundheit. Die Annäherung der Menschen aneinander hat zu jenen gemeinsamen Ansiedelungen geführt, welche als Häusergruppen, Weiler, Dörfer, Flecken, kleine und große Städte über die ganze Erde zerstreut liegen. In jeder dieser Niederlassungen ist die Gesamtheit der Bewohner bestimmten, für ihre Gesundheit bedeutsamen Einflüssen unterworfen; diese sind bedingt durch die Ortslage, die Bodenbeschaffenheit, die Beseitigung von Abfallstoffen, die Wasserversorgung, den Umfang und die Bauart der Ansiedelung, die Art der Gewerbebetriebe, den Wohlstand und die Bildungsstufe der Bevölkerung, die Beaufsichtigung des Verkehrs mit Lebensmitteln, die Fürsorge für Arme und Kranke, die Einrichtungen für die Leichenbestattung u. a. m.

§ 135. Ortslage. Für die Beurteilung der Lage und Ortsbeschaffenheit einer Ansiedelung ergeben sich vom Standpunkt der Gesundheitspflege aus im wesentlichen dieselben Gesichtspunkte, welche für das einzelne Wohnhaus maßgebend sind (vgl. § 112), doch wird es der größeren Anzahl der zu einer Niederlassung vereinigten Menschen in der Regel leichter, gesundheitsschädliche Mißstände zu beseitigen. So gelingt es der Gemeinschaft durch Abholzung von Waldungen, Abtragung von Bodenunebenheiten, Sprengung von Felswänden u. dgl. der Luft freieren Zutritt zu verschaffen, durch Anlage von Gräben und Abzugsröhren, durch Ableitung von Quellen, Vertiefung und Erweiterung von Wasserläufen den Boden auf weite Strecken hin von Feuchtigkeit zu befreien und Sümpfe auszutrocknen, welche die Erfahrung als Brutstätten fieberhafter Krankheiten kennen gelehrt hat.

§ 136. Beseitigung der Abfallstoffe in Ansiedelungen. Die Reinhaltung des Bodens und Wassers (§§ 128, 129) erfordert in jeder Ansiedelung eine besondere Fürsorge, da durch das Zusammenwohnen vieler Menschen eine gesundheitsschädliche Häufung der Abfälle und Abgänge verursacht wird. Wie rasch diese sich ansammeln, ergibt sich daraus, daß nach den in großen Gemeinwesen gemachten Erfahrungen jeder erwachsene Mensch in Jahresfrist durchschnittlich 34 kg Kot, 400 kg Harn, 110 kg feste Küchenabfälle und Kehricht, sowie 36 000 kg Küchen- und Waschwasser liefert (nach einer Berechnung von Flügge). Es ist die Pflicht der Ortsbehörde, die Beseitigung solcher Mengen von Abfallstoffen zu beaufsichtigen und so zu regeln, daß nicht durch Unachtsamkeit oder Nachlässigkeit einzelner der Gesamtheit Schaden erwächst.

Für die Fortschaffung kommen hauptsächlich in Betracht die Abfuhr, die Ableitung und die Abschwemmung.

Die Abfuhr ist da die Regel, wo es sich nur um Entfernung des trockenen Unrats (Mülles) sowie der in Tonnen und Senkgruben gesammelten menschlichen Abgänge handelt. Ihre Ausführung bleibt in kleinen Ortschaften den einzelnen überlassen, während sie in größeren Niederlassungen meistens einem Unternehmer anvertraut wird. Die Abfuhr geschieht am besten möglichst unauffällig in den Nachtstunden; die zur Fortschaffung des Unrats bestimmten Behälter müssen zur Verhütung von Verunreinigungen der Luft und des Bodens luft= und wasserdicht hergestellt sein.

Durch die einfache Ableitung (Abwässerung) sollen in erster Linie die beim Kochen und Waschen verbrauchten Wassermengen abgeführt werden; oft wird auf demselben Wege auch der menschliche und tierische Harn entfernt, welchen man teils gesondert auffängt (Nachtgeschirre, Pissoirs), teils durch geeignete Einrichtungen in den Senkgruben und auf den Dunghaufen von den festen Abgängen trennt. Für die Abwässerung eignen sich unterirdische, gut gedichtete Röhren und Kanäle besser als die in kleineren Ortschaften noch gebräuchlichen Gräben und Rinnsteine, da deren schmutziger Inhalt sich leicht staut, übertritt und den Boden verunreinigt.

In vielen größeren Orten und in den meisten Großstädten werden die festen und flüssigen Abfallstoffe ausschließlich des Mülles gemeinsam durch die Schwemmkanalisation entfernt, indem sie durch Röhren in unterirdische Kanäle mit dichten Wandungen gelangen. Ihr weiterer Abfluß wird durch ein hinreichendes Gefälle der Kanäle, durch die Beimischung der gesamten flüssigen Abwässer und durch Wasserspülung, welche bereits in den Klosetts beginnt, ermöglicht. In den größeren Städten läßt man vielfach auch das Regenwasser in die Kanäle einfließen, wobei es indessen notwendig ist, die von der Straße mitgeführten gröberen Verunreinigungen an den Zuflußstellen durch Schlammfänge (sog. Gullys) zurückzuhalten. In den kleineren Städten pflegt man das Regenwasser, wenn möglich, für sich allein ablaufen zu lassen (Trennsystem).

Das Zurücktreten der übelriechenden und gesundheitsschädlichen Kanalgase muß durch Ventilationseinrichtungen in den Häusern sowie durch Wasserverschlüsse (§ 129) in den Klosetts und Gullys verhindert werden.

Zur Verhütung einer Überfüllung der Kanäle bei starken Regengüssen sowie von Überschwemmungen dienen Notausläsie, durch welche

I. Ansiedelungen.

ein Teil des zu stark angeschwollenen Inhalts der Kanäle vorübergehend in Wasserläufe entleert werden kann.

§ 137. Endgültige Vernichtung der Abfallstoffe. Nicht geringere Schwierigkeiten als die Fortführung der Abfallstoffe verursacht deren endgültige Beseitigung. Erleichtert wird letztere nur dadurch, daß diese Massen, weil sie die zum Aufbau der Feldfrucht notwendigen Stoffe liefern, zur Düngung des Bodens benutzt werden können, daher in der Landwirtschaft verwendbar sind. Man ist seit langem darauf bedacht gewesen, die Abfallstoffe durch geeignete Behandlung in eine Form überzuführen, in welcher sie leicht versendet und lange aufbewahrt werden können. Entweder sucht man die Fäulnis derselben aufzuhalten, indem man die festen Teile gesondert sammelt und mit austrocknenden, den Geruch mindernden Stoffen, z. B. Torfmull, mischt, oder man verarbeitet die Abfallstoffe zu Düngerpulver (Poudrette), wobei zugleich die Fäulnis- und Krankheitskeime vernichtet werden. Beide Verfahren haben jedoch eine größere Verbreitung bisher nicht gefunden. In vielen Städten, Ortschaften und Betrieben, insbesondere in den Großstädten, findet man es zurzeit noch zweckmäßiger, durch andere Mittel sich des Unrats zu entledigen, und zwar pflegt man die einzelnen Arten der Abfallstoffe auf verschiedene Weise zu behandeln.

Die trockenen Hausabgänge (der Müll) werden neuerdings mehr und mehr durch Verbrennen beseitigt und liefern dann zugleich die Wärme zum Betriebe von Maschinen; sonst lagert man den Müll auf entlegenen freien Plätzen ab und überläßt ihn der Verwesung, obgleich es nicht leicht ist, für die gewaltigen Massen von Müll, welche z. B. in Berlin zurzeit jährlich über 800000 cbm betragen dürften, überall einen für längere Zeit ausreichenden Raum zu finden. Unter Umständen ist Moorland ein geeigneter Abladeplatz; es gewinnt nämlich durch die aufgepackten, festen Bestandteile des Mülles an Festigkeit und kann so der Urbarmachung leichter entgegengeführt werden. Ferner benutzt man jetzt in einzelnen Städten (z. B. in Charlottenburg) zur Beseitigung des Mülles das sogenannte Dreiteilungsverfahren, bei welchem schon im Haushalt die Trennung des Mülles in Asche, Speisereste und Sperrstoffe (Glas, Konservenbüchsen usw.) vorgenommen wird; hierdurch sucht man eine bequemere Unterbringung und zugleich eine Verwertung des Mülles zu erzielen.

Des Inhalts von Tonnen, Senkgruben und Schwemmkanälen entledigt man sich am einfachsten durch Ausleerung in Wasserläufe und andere Gewässer. Ein solches Verfahren entzieht indessen der Landwirtschaft bedeutende Mengen wertvoller

Dungmittel und veranlaßt leicht eine für die Gesundheit der Anwohner höchst bedenkliche Verunreinigung des Wassers, namentlich da, wo nicht große Wassermassen vorhanden sind oder durch starke Strömung eine rasche und ausgiebige Beseitigung der eingeführten Schmutzstoffe erfolgt (vgl. § 45). Man verwertet deshalb den Inhalt der Tonnen und Senkgruben besser als Dünger oder unterwirft die in Schwemmkanälen fortgeführten Massen vor ihrer Einleitung in öffentliche Gewässer einer besonderen Behandlung, durch welche die zum Teil noch landwirtschaftlich verwertbaren ungelösten Schmutzstoffe zurückgehalten und die gröbsten Unratmassen von den Wasserläufen ferngehalten werden.

Ein solches Verfahren besteht in der **mechanischen Klärung** der Abwässer, bei welcher diese entweder in großen Becken gesammelt werden, wo sie einen Teil der ungelösten Schmutzstoffe zu Boden sinken lassen, oder durch Rechen=, Sieb= oder ähnliche Vorrichtungen geschickt werden, durch die ein Teil der Schmutzstoffe abgefangen wird. Die mechanische Abwässerklärung kann auch durch Zugabe chemisch wirkender Stoffe unterstützt werden. Etwa in den Abwässern vorhandene Krankheitskeime werden durch diese Verfahren nicht vernichtet; immerhin scheidet mit den Schmutzstoffen ein Teil der Krankheitskeime aus. Die durch Becken, Rechen oder dgl. herausgefangenen Schmutzstoffe haben zwar einen gewissen Düngewert, doch ist dieser gewöhnlich geringer als derjenige des Inhalts von Senkgruben oder Tonnen. Deshalb ist es, zumal bei großen Anlagen, unter Umständen schwierig, die Schlammrückstände in zweckmäßiger und nutzbringender Weise zu beseitigen.

Zur Beseitigung der Abfallstoffe hat sich ferner bei geeigneten Bodenverhältnissen die **Berieselung** bewährt. Man läßt Kanalwässer über ein etwas geneigt liegendes, tiefgründiges, gut drainiertes Feld, am besten Sandboden, hinwegrieseln und daselbst einsickern; die Schmutzstoffe werden dann im Boden zurückgehalten, wobei neben mechanischer Filtration auch biologische und chemische Umwandlungs= und Zersetzungsvorgänge stattfinden; die durchgesickerte, von den Schmutzstoffen befreite Flüssigkeit wird mittels der Drainröhren in Wasserläufe abgeführt. Durch landwirtschaftliche Bebauung des Rieselfeldes mit Getreide, Gemüsen und anderen Nutzpflanzen wird die Unschädlichmachung der Schmutzstoffe beschleunigt und zugleich deren Dungkraft verwertet. Ein Übelstand der Rieselfelder besteht darin, daß bei scharfem Winterfroste das zugeführte Kanalwasser in den gefrorenen Boden nicht einsickert, sondern sich auf der Oberfläche oder in den Bodenspalten einen anderweitigen Abfluß sucht und so unter Umständen ungereinigt in die Wasserläufe gelangt. Man sammelt daher die Rieselwässer zur Frostzeit in großen Staubecken, in welchen sie allmählich versinken.

Dem Rieselverfahren verwandt sind die neuerdings viel benutzten **künstlichen biologischen Abwasserreinigungsverfahren**. Bei diesen wird das mechanisch vorgereinigte Abwasser auf runde oder rechteckige, ½ bis mehrere Meter hohe Körper geleitet, die aus Koks, Schlacke, Ziegelsteinbrocken oder dgl. aufgebaut sind. Beim Rieseln durch diese Körper kommt das Abwasser in ausgiebige Berührung mit dem Sauerstoffe der Luft. Dies und zugleich die Mitarbeit zahlloser Mikroorganismen zerstören einen Teil der gelösten organischen Schmutzstoffe des Abwassers. Durch die Berieselung und das künstliche biologische Verfahren wird ein Abwasser gründlicher gereinigt als durch die mechanische Klärung. Während aber ein ordnungsmäßig angelegtes und betriebenes Rieselfeld den größten Teil der im Abwasser vorhandenen Mikroorganismen (einschließlich etwa vorhandener krankheitserregender Bakterien) abfängt und von den Wasserläufen fernhält, beseitigt das künstliche biologische Verfahren diese Mikroorganismen nur unvollständig. In gesundheitlicher Beziehung steht deshalb die Berieselung an erster Stelle.

§ 138. Beseitigung von Abwässern gewerblicher Anlagen. Eine besondere Aufmerksamkeit ist der Beseitigung der **Abwässer aus gewerblichen Anlagen und Werkstätten** zu widmen. Viele derartige Anlagen, z. B. Schlächtereien, Leimsiedereien, Papiermühlen, liefern Abgänge, welche infolge ihres reichen Gehalts an fäulnisfähigen Stoffen üble Gerüche entwickeln, ja mit den Abwässern von chemischen Fabriken werden nicht selten giftige Stoffe mitgeführt, und an den Abfällen der Schlachthäuser, Gerbereien u. a. haften zuweilen gefährliche Krankheitskeime (Milzbrand u. dgl.). Die Leitungen solcher Betriebe müssen daher angehalten werden, ihre Abfälle nach Möglichkeit unschädlich zu machen und zuverlässig zu beseitigen, wobei ähnliche Einrichtungen wie bei der Beseitigung der Haushaltsabfälle in Betracht kommen.

§ 139. Straßenreinigung. Auch für die Straßenreinigung finden die beschriebenen Einrichtungen Verwendung; denn ihre Aufgabe ist es, auf die Straße gelangten Schmutz, pflanzliche und tierische Abfälle, auch Schneemassen möglichst rasch zu entfernen. Undurchlässiges Pflaster aus gut aneinander gepaßten Steinen, aus Holz oder Asphalt erleichtert wesentlich deren erfolgreiche Durchführung, findet daher mehr und mehr Verbreitung. Neben dieser Straßenreinigung, welcher bei nassem Wetter, namentlich im Winter, die schwerste Aufgabe zufällt, wird bei Trockenheit und Hitze eine regelmäßige Besprengung der Straßen notwendig, damit der unserer Gesundheit nachteilige Staub (§ 38) durch Anfeuchtung am Emporwirbeln gehindert und die Luft abgekühlt wird.

§ 140. Wasserversorgung. Eine wohl durchgeführte Reinhaltung des Bodens räumt zwar viele Möglichkeiten aus dem Wege, welche zur Verunreinigung der Wasserläufe und Brunnen führen können, enthebt jedoch keineswegs der Pflicht, die zur Entnahme von Trink- und Wirtschaftswasser dienenden Brunnen und Gewässer sorgsam zu beaufsichtigen. Wo es an gutem Wasser fehlt oder wo die Wasserentnahmestellen gegen Verunreinigungen nicht geschützt sind, ist die Beschaffung reinen und gesundheitlich unverdächtigen Wassers eine von der Gesundheitspflege dringend gebotene Pflicht. Hierbei ist besonders darauf zu achten, daß die Menge des gelieferten Wassers dem Bedarf entspricht. Man hat berechnet, daß eine Wasserversorgung erst dann alles Trink-, Wasch- und Wirtschaftswasser für die Haushaltungen, sowie das zur Straßenreinigung und zur Unterhaltung öffentlicher Springbrunnen, Gartenanlagen u. dgl. erforderliche Wasser reichlich liefert, wenn auf jeden Einwohner ein täglicher Verbrauch von 150 l kommt. Wo die Leistungsfähigkeit der Wasserversorgung hierzu nicht ausreicht, darf das mühsam beschaffte gute Wasser zur Speisung von Maschinen oder Springbrunnen und zur Bewässerung von Gärten nicht verwendet werden, da solchen Zwecken auch mit anderem, aus Flüssen oder Teichen unmittelbar entnommenem Wasser genügt werden kann. Außerdem empfiehlt es sich, da, wo gutes Wasser knapp ist, einer Wasserverschwendung seitens der Bevölkerung dadurch vorzubeugen, daß man entweder durch Einfügung sogenannter Eichhähne in die Leitung die Wasserzufuhr für jede Haushaltung auf ein bestimmtes Maß festsetzt oder besser Wassermesser in den Wohnungen aufstellt, welche eine Ermittelung der über das festgesetzte Maß in jeder Wohnung verbrauchten Wassermenge ermöglichen und die Bevölkerung, da jeder Mehrverbrauch bezahlt werden muß, zur Sparsamkeit beim Wasserverbrauche veranlassen.

Wo es nicht gelingt, den Verbrauch des beschafften guten Wassers der Leistungsfähigkeit der Wasserversorgung anzupassen, oder wo, z. B. in mittleren oder kleineren Gemeinden, nicht einmal das Tagesmaß von 50 l für jeden Einwohner sich erreichen läßt, stellt sich Wassermangel ein. Dieser hat gesundheitlich nachteilige Folgen, indem entweder die Reinlichkeit in den Haushaltungen abnimmt, oder ungereinigtes Oberflächenwasser aus Flüssen, Gräben, Seen u. s. w. für den Trink- und Hausgebrauch verwendet wird. Wird das den Bewohnern eines Ortes gelieferte Wasser durch Filteranlagen gereinigt, so läßt man sich bei Wassermangel auch leicht verleiten, das Wasser zu rasch durch die Filter laufen zu lassen, wodurch man zwar reichere Wassermengen gewinnt, indessen die Reinheit des Wassers beeinträchtigt und unter Umständen die Gesundheit der Abnehmer gefährdet.

§ 141. Bauart der Ansiedelung. Bei der Beurteilung einer Ansiedelung muß ihre Bauart insofern berücksichtigt werden, als hiervon der Zutritt von Luft und Licht zu den einzelnen Wohnstätten abhängt. In dieser Beziehung kommt zunächst die räumliche Ausdehnung der Niederlassung in Betracht; denn frische, gesunde Luft dringt leichter in die engen Gassen eines kleines Ortes als in die breiten Straßen der inneren Teile von Großstädten. In Orten, welche durch Festungsmauern eingeengt sind, zwingt die Raumbeschränkung zur Anlage enger Straßen und zur Errichtung hoher Häuser, während in einer offenen Stadt die Bauart dem Luft- und Lichtbedürfnisse der Bewohner leichter angepaßt werden kann.

Die meisten gesundheitlichen Vorteile bietet das sogenannte Parzellensystem, welches jedem einzelnen Wohnhause einen nach allen Seiten freien Bauplatz innerhalb Garten- oder Hofanlagen gewährt; seine Durchführung erfordert indessen eine große, dem Verkehr unbequeme räumliche Ausdehnung der Ansiedelung und wird in den größeren Städten durch die teuren Preise der Grundstücke erschwert, so daß man dort in der Regel genötigt ist, die Häuser in geschlossenen Reihen und Gruppen zu vereinigen. Die Wohnungen erhalten dann Luft und Licht meist nur von den Straßen und den hinter den Häusern, in der Mitte der Häusergruppen befindlichen Höfen, günstigenfalls von freien Plätzen und Gartenanlagen. Da in verkehrsreichen Städten schon der Ankauf des Bauplatzes verhältnismäßig hohe Summen erfordert, so ist zur Erzielung billiger Wohnungen das Aufschließen des umliegenden Geländes angezeigt.

Auf die Errichtung freier, mit Garten- und Parkanlagen geschmückter Erholungsplätze muß man in den Städten hohen Wert legen; denn sie bieten zahlreichen Stadtbewohnern, insbesondere den Kindern, einen wenn auch nicht immer ausreichenden, so doch notwendigen und willkommenen Ersatz für den Aufenthalt in freier Natur. In neuerer Zeit sucht man außerdem durch geräumige Höfe und breite Straßen dem Mangel an Licht und frischer Luft in den Großstädten einigermaßen vorzubeugen.

Nach den Vorschriften der Berliner Baupolizeiordnung soll die Höhe neu zu erbauender Häuser nicht mehr als 22 m betragen und die Breite des Hofraums um höchstens 6 m, die Breite der Straße überhaupt nicht übertreffen.

Durch baupolizeiliche Vorschriften wird den Forderungen der Gesundheitspflege zwar nach Möglichkeit genügt, indessen können die letzteren meist nur bei Neuanlagen zur Durchführung gelangen, in älteren Städten und Stadtteilen vermag man ihnen oft nur mangelhaft Rechnung zu tragen. Die Straßenrichtung kann überdies auch in neuen Stadtteilen nicht immer der herrschenden Windrichtung und der Stellung der Sonne in der Weise angepaßt werden, daß der Zutritt von Luft und Licht zu den einzelnen Häusern möglichst frei ist, vielmehr bleiben vorteilhafte Ausnutzung des Raumes und Herstellung guter Verbindungen zwischen inneren und äußeren Stadtteilen in erster Linie die ausschlaggebenden Gesichtspunkte für die Bauart.

§ 142. Abführung von Rauch und anderen Luftverunreinigungen. Vermeidung von Belästigungen durch Gewerbebetrieb. Um so mehr ist Fürsorge dafür geboten, daß die Luft möglichst rein zu den in einer Stadt gelegenen menschlichen Wohnungen gelangt. Gute Einrichtungen zur Beseitigung der Abfallstoffe fördern die Reinhaltung der Luft, reichen aber hierzu nicht aus. In dem Rauche, welcher aus Wohnhäusern und gewerblichen Anlagen aufsteigt, sowie in den von letzteren sich verbreitenden Gasen finden sich weitere Ursachen zu Verunreinigungen der Luft, welche besonders in Städten die Atmung der an sich schon durch die Berufstätigkeit von freier Luft ferngehaltenen, vielfach auch sonst bereits geschwächten und leichter anfälligen Einwohner beeinträchtigen, unter Umständen auch die Ansiedelung von Krankheitserregern begünstigen. Mittelbare Schädigungen der Gesundheit bedingt der Rauch dadurch, daß Wohn- und Aufenthaltsräume zur Vermeidung des Eindringens von Ruß oder Gasen nicht gehörig gelüftet werden, und daß der in der Atmosphäre befindliche Rauch durch Nebelbildung das Tageslicht und die Wirkung und Häufigkeit des Sonnenscheins beeinträchtigt. Rauch und Gase müssen daher durch geeignete Einrichtungen tunlichst beseitigt oder wenigstens durch Schornsteine abgeführt werden, welche die Haushöhe soweit überragen, daß eine Verunreinigung der tieferen, zur Atmung dienenden Luftschichten nach Möglichkeit vermieden wird. In manchen Städten geht die Rauchbelästigung nicht von Fabriken aus, sondern von den Hausfeuerstätten. In solchem Falle kann jeder Haushalt bis zu einem gewissen Grade durch richtige Auswahl des Brennstoffs zur Minderung der Rauchplage das Seinige beitragen; daraus erwächst zugleich der Vorteil einer mit sachgemäßer Heizung gewöhnlich verknüpften Brennstofferparnis. Als Brennstoffe sind möglichst Magerkohlen, Anthrazit, Koks, Briketts oder Mischungen von Fett- und Magerkohlen oder von Fettkohlen und Koks zu wählen; rußende Kohlen

I. Ansiedelungen. 147

(Gasflammkohlen, Fettkohlen) sind zu vermeiden. Außerdem ist den mit der Heizung betrauten Personen eine Anweisung für die richtige Bedienung der Öfen zu geben. Solche Fabriken, bei deren Betrieb Belästigungen für die Nachbarschaft auch durch sorgfältige Einrichtungen (sog. rauchfreie Feuerungsanlagen) und hohe Essen nicht ausgeschlossen werden können, sollten entweder abseits von menschlichen Wohnstätten errichtet oder doch nur an den Grenzen einer größeren Ansiedelung geduldet werden. Das gleiche gilt für gewerbliche Anlagen, deren Betrieb nicht ohne lautes Geräusch möglich ist, z. B. für Kesselschmieden, Kreissägen, Eisenwerke u. dgl. Benachteiligt der in solchen Arbeitsstätten verursachte Lärm auch nicht immer unmittelbar die Gesundheit, so stört er doch das Behagen und gibt Veranlassung, daß das notwendige Öffnen der Fenster eingeschränkt wird.

§ 143. Bildungsstufe und Wohlstand der Bevölkerung. Wie weit die Forderungen der Gesundheitspflege bei Anlage und Unterhaltung einer Niederlassung berücksichtigt werden, hängt von der Bildungsstufe und dem Wohlstand der Bevölkerung ab. Die Ansiedelungen wilder Völkerschaften lassen uns unentbehrlich scheinende gesundheitliche Einrichtungen noch vielfach vermissen, und eine wohlhabende Bürgerschaft entschließt sich leichter zum Baue einer kostspieligen Wasserleitung oder zur Einrichtung einer geregelten Abfuhr als eine in ärmlichen Verhältnissen lebende Gemeinde. Ferner erleichtern Bildung und Wohlstand dem einzelnen die Führung einer gesunden Lebensweise und tragen hierdurch zur Festigung seiner Widerstandskraft gegen Krankheiten bei, während Entbehrungen und unzweckmäßiges Verhalten den Körper des Darbenden und des Ungebildeten schädlichen Einflüssen eher zugänglich machen. Die Erkrankung des einzelnen entzieht aber der Gesamtheit nicht nur dessen Arbeitskraft, sondern fordert auch zu seiner Pflege Geldmittel und gefährdet oft die übrigen Bewohner der Ansiedelung durch die Möglichkeit einer Krankheitsübertragung.

Eine aufgeklärte, wohlhabende Bevölkerung gewährt daher der Verwaltung bereitwillig das Recht zu Aufsichtsmaßregeln und die Mittel zu den im gesundheitlichen Interesse der Gesamtheit gebotenen Einrichtungen.

§ 144. Beaufsichtigung des Lebensmittelverkaufs. Beaufsichtigung der Menschenansammlungen, Theater, Vergnügungslokale u. s. w. Die Beschaffenheit der Volksnahrung ist in der Regel dem freien Wettbewerbe durch Händler und Gewerbetreibende überlassen und wird höchstens in Notstandszeiten von der Behörde übernommen. Unlauterkeit und Übervorteilung sind hier verwerflicher als in anderen geschäftlichen Unternehmungen, weil es sich um Gegenstände handelt, welche jeder, selbst der Ärmste, sich täglich kaufen muß, deren Beschaffenheit zu beurteilen aber der Erwerber beim Ankauf häufig nicht imstande ist. Die Behörden haben daher die Pflicht, den Verkehr mit Nahrungsmitteln einer strengen sachkundigen Beaufsichtigung zu unterstellen und den Verkauf solcher Nahrungsmittel zu verhindern, welche durch Verderbnis, Verfälschung oder aus anderen Gründen der Gesundheit der Einwohner schädlich sein können. Eine solche Schädigung kann schon in der Vorspiegelung einer anderen als der wirklichen Beschaffenheit und dem dadurch gegebenen Anreiz zum Ankauf gefunden werden; denn der Käufer wird dadurch veranlaßt, Geld zur vermeintlichen Befriedigung eines Lebensbedürfnisses aufzuwenden und sich in anderen, der Gesundheit besser zugute kommenden Ausgaben einzuschränken.

In Deutschland finden die Behörden bei Erfüllung der bezeichneten Aufgaben eine Handhabe in dem Gesetze, betreffend den Verkehr mit Nahrungsmitteln, Genußmitteln und Gebrauchsgegenständen, vom 14. Mai 1879.

Dieses ermächtigt die Beamten der Polizei, in die Räumlichkeiten, in welchen derartige Gegenstände feilgehalten werden, einzutreten und Proben zu entnehmen. Verboten ist das Nachmachen und Verfälschen von Nahrungs- oder Genußmitteln zum Zwecke der Täuschung im Handel und Verkehre, der Verkauf verdorbener, nachgemachter oder verfälschter Nahrungs- oder Genußmittel sowie ihr Feilhalten unter einer zur Täuschung geeigneten Bezeichnung.

Verboten ist ferner und mit schwerer Strafe (Zuchthaus oder Gefängnis) bedroht die Herstellung, der Verkauf, das Feilhalten oder sonstige Inverkehrbringen von Nahrungs- oder Genußmitteln und Gebrauchsgegenständen, welche geeignet sind, durch den Genuß oder Gebrauch die menschliche Gesundheit zu beschädigen oder gar zu zerstören.

Da die Anwendung dieser Bestimmungen davon abhängt, ob je im einzelnen Falle der betreffende Gegenstand verfälscht oder gesundheitsschädlich war, die Ansichten der Sachverständigen aber bei der Beurteilung nicht selten auseinandergehen, oft auch nachträglich eine Untersuchung nach dieser Richtung hin unausführbar ist, so sind zur Ergänzung des Nahrungsmittelgesetzes nachstehende Sondergesetze und Verordnungen erlassen:

1. Kaiserliche Verordnung über das gewerbsmäßige Verkaufen und Feilhalten von Petroleum vom 24. Februar 1882. Nach derselben ist der Vertrieb von Petroleum, welches schon bei einer Erwärmung auf weniger als 21° C. entflammbare Dämpfe entweichen läßt, nur in solchen Gefäßen gestattet, welche an augenfälliger Stelle die nicht verwischbare Inschrift „Feuergefährlich" tragen.
2. Gesetz, betreffend den Verkehr mit blei- und zinkhaltigen

Gegenständen, vom 25. Juni 1887. Nach demselben dürfen Eß-, Trink- und Kochgeschirre, ferner die mit dem Inhalt in Berührung kommenden Teile von Geschirren und Gefäßen zur Verfertigung von Getränken und Fruchtsäften sowie die Innenseiten von Konservenbüchsen nicht aus Blei oder einer mehr als 10 Hundertteile Blei enthaltenden Metallmasse hergestellt sein; sie dürfen auch nicht an der Innenseite mit einer mehr als 1 Hundertteil Blei enthaltenden Metallmasse verzinnt oder mit einer mehr als 10 Hundertteile Blei enthaltenden Masse gelötet, sowie nicht mit Email oder Glasur versehen sein, welche bei halbstündigem Kochen mit dem gewöhnlichen (4%igen) Gebrauchsessig an letzteren Blei abgeben. Zur Herstellung von Druckvorrichtungen zum Ausschank von Bier sowie von Siphons für kohlensäurehaltige Getränke und von Metallteilen für Kindersaugflaschen dürfen nur Metallmassen verwendet werden, welche nicht mehr als 1 Hundertteil Blei enthalten. Blei- oder zinkhaltiger Kautschuk darf zur Herstellung von Mundstücken für Saugflaschen, Saugringen und Warzenhütchen, — bleihaltiger Kautschuk zur Herstellung von Trinkbechern und Spielwaren, mit Ausnahme der massiven Bälle, sowie zu Leitungen für Bier, Wein oder Essig nicht verwendet werden. Zur Aufbewahrung von Getränken dürfen Gefäße, in welchen sich Rückstände von bleihaltigem Schrote befinden, zur Packung von Schnupf- und Kautabak und Käse Metallfolien nicht verwendet sein, welche mehr als 1 Hundertteil Blei enthalten.

3. **Gesetz, betreffend die Verwendung gesundheitsschädlicher Farben bei der Herstellung von Nahrungsmitteln, Genußmitteln und Gebrauchsgegenständen, vom 5. Juli 1887.** Als gesundheitsschädliche Farben, welche zur Herstellung von Nahrungs- und Genußmitteln nicht verwendet werden dürfen, sind bezeichnet: Farbstoffe und Farbzubereitungen, welche Antimon, Arsen, Baryum, Blei, Kadmium, Chrom, Kupfer, Quecksilber, Uran, Zink, Zinn, Gummigutti, Korallin, Pikrinsäure enthalten. Solche Farben dürfen auch in den Gefäßen, Umhüllungen und Schutzbedeckungen von Nahrungs- und Genußmitteln nicht enthalten sein und zur Herstellung von Mitteln zur Reinigung, Pflege oder Färbung der Haut, des Haares oder der Mundhöhle, ferner von Spielwaren, Bilderbüchern u. dgl. nicht verwendet werden; doch sind hier Ausnahmen zugunsten einzelner Farbenarten vorgesehen. Das Gesetz verbietet ferner für Buch- und Steindruck in bestimmten Fällen und für die Herstellung von Tapeten, Möbelstoffen, Bekleidungsstücken, künstlichen Blumen und einigen anderen Gegenständen die Anwendung von Arsenfarben sowie ganz allgemein die Benutzung arsenhaltiger Wasser- und Leimfarben zur Herstellung des Anstrichs von Fußböden, Wänden, Decken, Türen u. dgl.

4. **Kaiserliche Verordnung, betreffend das Verbot von Maschinen zur Herstellung künstlicher Kaffeebohnen, vom 1. Februar 1891.**

5. **Weingesetz** vom 7. April 1909 nebst Ausführungsbestimmungen vom 9. Juli 1909. Das Gesetz gibt eine Bestimmung des Begriffs Wein, setzt die Behandlungsweisen fest, die bei der Herstellung des Weines erlaubt sind, enthält Vorschriften über die Benennung des Weines sowie über die Bezeichnung des Schaumweins und des Kognaks, über die erforderliche Buchführung der Winzer und Weinhändler, ferner über die Beaufsichtigung des Verkehrs mit Wein durch besondere Beamte und Sachverständige.

6. **Gesetz, betreffend den Verkehr mit Butter, Käse, Schmalz und deren Ersatzteilen,** vom 15. Juni 1897 nebst Ausführungsbestimmungen vom 4. Juli 1897. Nach diesem Gesetze müssen die Verkaufsstellen und Gefäße, in denen Margarine, Margarinekäse oder Kunstspeisefett feilgehalten wird, sowie die Umhüllungen, in denen diese Waren im Einzelverkaufe abgegeben werden, als Inschrift den Namen dieser Waren tragen. Die Vermischung von Butter oder Butterschmalz mit Margarine oder anderen Speisefetten zwecks Handels mit diesen Mischungen ist verboten. Margarine und Margarinekäse, welche zu Handelszwecken bestimmt sind, müssen zur allgemeinen Erkennbarkeit der Ware mittels chemischer Untersuchung einen Zusatz von mindestens 10% bezw. 5% Sesamöl enthalten.

7. **Bekanntmachung, betreffend den Fett- und Wassergehalt der Butter,** vom 1. März 1902. Butter, welche in 100 Gewichtsteilen weniger als 80 Gewichtsteile Fett oder in ungesalzenem Zustand mehr als 18 Gewichtsteile Wasser enthält, darf gewerbsmäßig nicht verkauft oder feilgehalten werden.

8. **Gesetz, betreffend die Schlachtvieh- und Fleischbeschau,** vom 3. Juni 1900 nebst den zu demselben vom Bundesrat erlassenen Ausführungsvorschriften vom 30. Mai 1902. Rindvieh, Schweine, Schafe, Ziegen, Pferde und Hunde, deren Fleisch zum Genusse für Menschen verwendet werden soll, unterliegen vor und nach der Schlachtung einer amtlichen Untersuchung durch Tierärzte oder andere Personen, welche den Befähigungsausweis als Beschauer auf Grund einer vorgeschriebenen Prüfung erlangt haben. Einer amtlichen Untersuchung unterliegt auch das in das Zollinland eingehende Fleisch (einschließlich Fette). Für die Untersuchung, Beurteilung der Genußtauglichkeit und die weitere Behandlung des untersuchten Fleisches sind einheitliche Grundsätze aufgestellt. Auf Grund der Bestimmungen im § 21 des Fleischbeschaugesetzes dürfen Borsäure, Formaldehyd, Alkali- und Erdalkali-Hydroxyde und -Karbonate, schweflige Säure und unterschwefligsaure Salze, Flußsäure, Salicylsäure, chlorsaure Salze und Farbstoffe dem Fleische nicht mehr zugesetzt werden. (Bekanntmachung, betreffend gesundheitsschädliche und täuschende Zusätze zu Fleisch und dessen Zubereitungen, vom 18. Februar 1902.)

9. **Süßstoffgesetz** vom 7. Juli 1902. Unter Zulassung bestimmter Ausnahmen verbietet das Gesetz, künstlichen Süßstoff herzustellen oder Nah-

rungs- und Genußmitteln bei deren gewerbsmäßiger Herstellung zuzusetzen, ferner Süßstoff oder süßstoffhaltige Nahrungs- oder Genußmittel aus dem Ausland einzuführen, feilzuhalten oder zu verkaufen.

10. **Kaiserliche Verordnung, betreffend den Verkehr mit Essigsäure, vom 14. Juli 1908.** Essigessenz mit einem höheren Gehalt an Essigsäure als 15 % darf in Mengen unter 2 l nur in Flaschen von bestimmter Form, mit vorgeschriebenen Bezeichnungen und Sicherheitsstopfen versehen, gewerbsmäßig feilgehalten oder verkauft werden. Die Aufschrift muß u. a. die Warnung: „Vorsicht! Unverdünnt lebensgefährlich" enthalten.

Eine wachsame Behörde vermag ferner manche Gefahren abzuwenden, welche der Gesundheit der Einwohner bei ihren gemeinsamen Zusammenkünften, bei Lustbarkeiten u. dgl. drohen. Sie soll bei Volksfesten, Aufzügen und ähnlichen Veranstaltungen durch geeignete Verteilung der Menschenmassen, bei geschlossenen Versammlungen oder öffentlichen Aufführungen durch Verhinderung einer Raumüberfüllung Unglücksfällen vorzubeugen bemüht sein, sie soll fordern, daß in Versammlungsräumen, Theatern, Konzertsälen und Vergnügungslokalen die Bauart nebst den Einrichtungen für Lüftung, Heizung und Beleuchtung gesundheitsgemäßen Anforderungen entspricht, sie soll darauf bringen, daß in Sälen und Gebäuden dieser Art weite Ausgänge vorhanden sind, welche zu jeder Zeit, besonders aber bei Feuersgefahr, eine rasche Entleerung ohne gefährliches Gedränge möglich machen.

§ 145. Fürsorge für Arme und Heilbedürftige. Zu den Pflichten einer Verwaltungsbehörde gehört auch die Fürsorge für Arme und Heilbedürftige. Indem man die Not der ersteren lindert, bekämpft man zugleich die Entstehung von Seuchen; denn Hunger und Entbehrungen bilden die günstigste Vorbedingung für die Entwickelung von Volkskrankheiten. Den Erkrankten soll durch Heranbildung tüchtiger Ärzte und eines wohl unterrichteten Pflegepersonals sowie durch Regelung des Krankenkassenwesens (vgl. Einleitung und § 179), den unbemittelten Kranken außerdem durch Gewährung von Unterstützungen die Sorge für ihre Genesung erleichtert werden; die Gefahr einer unzweckmäßigen Behandlung und einer ungenügenden Verhütung der Übertragung von Krankheiten soll durch Einschränkung der Kurpfuscherei abgewendet werden. Anordnungen über Krankenabsonderung und Desinfektion sowie andere Maßregeln müssen ferner in geeigneten Fällen der Weiterverbreitung ansteckender Krankheiten vorbeugen. In Deutschland ist zur Bekämpfung gemeingefährlicher Krankheiten, insbesondere von Aussatz, Cholera, Fleckfieber, Gelbfieber, Pest und Pocken, ein Gesetz unter dem 30. Juni 1900 ergangen.

Eine reine und wissenschaftlichen Anforderungen entsprechende Beschaffenheit der verkäuflichen Heilmittel wird durch Regelung des Apothekenwesens verbürgt.

Personen, welche das Apothekergewerbe ausüben wollen, müssen ihre Befähigung dazu in Prüfungen nachweisen. Durch Kaiserliche Verordnung vom 22. Oktober 1901 ist in Deutschland der Vertrieb von Arzneimitteln in der Hauptsache den Apotheken vorbehalten. Gemäß einem Bundesratsbeschlusse vom 13. Mai 1896 dürfen auch in den Apotheken bestimmte, stark wirkende Mittel nicht im Handverkaufe, sondern nur auf ärztliche Anweisung (Rezept) abgegeben werden. Die Einrichtungen und Vorräte in den Apotheken werden von Zeit zu Zeit durch beamtete Ärzte geprüft; zur Beurteilung der Beschaffenheit der Arzneimittel bietet dabei das „Deutsche Arzneibuch", dessen letzte Ausgabe mit dem Jahre 1911 in Geltung getreten ist, die Handhabe. Die Preise der Arzneien werden einheitlich für das ganze Reichsgebiet durch die Deutsche Arzneitaxe bestimmt; ihre Überschreitung ist strafbar.

Als Geheimmittel zur Verhütung und zur Heilung mannigfacher, insbesondere langwieriger und schwer heilbarer Krankheiten, auch als sogenannte Universalmittel, werden oft Stoffe und Gegenstände unter marktschreierischen Anpreisungen, häufig vom Ausland her, in den Handel gebracht. Diese Geheimmittel sind in vielen Fällen völlig wirkungslos; häufig enthalten sie aber auch stark wirkende Stoffe, welche nur auf ärztliche Verordnung gebraucht werden sollten, und wohl in allen Fällen werden sie weit über ihren Wert bezahlt. Da bei ihrem Gebrauche leicht die rechtzeitige Zuziehung sachverständiger ärztlicher Hilfe versäumt wird, so muß vor der Verwendung von Geheimmitteln gewarnt werden. Durch Bundesratsbeschluß ist den Bundesregierungen der Erlaß einheitlicher Vorschriften über den Verkehr mit Geheimmitteln und ähnlichen Arzneimitteln empfohlen worden, welche, seit 1904 gültig, zur Abstellung der vorher beschriebenen Gefahren und Benachteiligungen des arzneibedürftigen Publikums beitragen sollen. Die hierdurch getroffenen Mittel, deren Zahl inzwischen vermehrt worden ist, dürfen nicht mehr öffentlich (durch Zeitungen, Kalender, Druckschriften u. dgl.) unmittelbar oder mittelbar angekündigt oder angepriesen werden; auch ist es verboten, auf den Gefäßen und äußeren Umhüllungen, in denen diese Mittel abgegeben werden, Anpreisungen, insbesondere Empfehlungen, Bestätigungen von Heilerfolgen, gutachtliche Äußerungen oder Danksagungen, in denen dem Mittel eine Heilwirkung oder Schutzwirkung zugeschrieben wird, anzubringen oder solche Anpreisungen bei der Abgabe des Mittels oder auf sonstige Weise zu verabfolgen. Abgesehen von denjenigen Mitteln, welche stark wirkende Arzneistoffe enthalten oder deren Zusammensetzung nicht sicher zu ermitteln ist, darf auch eine weitere Anzahl Mittel nur dann in den Apotheken abgegeben werden, wenn eine ärztliche Anweisung hierfür beigebracht werden kann. Die am meisten angekündigten Mittel zur angeblichen Heilung der Trunksucht (vgl. § 96) unterliegen diesen beschränkenden Bestimmungen.

I. Ansiedelungen.

Ein wesentliches Mittel zur Förderung der Gesundheitsverhältnisse in einer menschlichen Niederlassung bilden die **Krankenheilanstalten, Siechenhäuser und Irrenanstalten**, welche man zweckmäßig in einiger Entfernung von den eigentlichen Wohnhäusern des Ortes an einem luftigen und gesunden Platze anlegt und mit Gartenanlagen umgibt. Die Kranken sollen in ihnen ärztliche Hilfe, Pflege, geeignete Kost, Arznei, Bäder und andere Heilmittel in tadelloser Beschaffenheit erhalten, so daß daselbst nicht nur die Unbemittelten, sondern auch wohlhabende Personen die Bedingungen zu ihrer Genesung besser als in der eigenen Behausung erfüllt finden, und die Angehörigen der Kranken durch Entlastung von der Krankenpflege in den Stand gesetzt werden, ihrem Erwerbe nachzugehen. Diese Vorteile, zu denen bei Seuchengefahr noch die stattfindende Absonderung des Kranken tritt, kommen jedoch nur in gut eingerichteten Krankenhäusern vollkommen zur Geltung; unzweckmäßig angelegte, schlecht geleitete derartige Anstalten tragen unter Umständen durch ihre Abwässer und Abfallstoffe oder durch den von ihnen ausgehenden Verkehr zur Verbreitung von Krankheiten bei; den Verwaltungsbehörden liegt daher neben der Sorge für die **Errichtung** von Krankenhäusern auch die **Aufsicht** über deren Anlage und Betrieb ob.

§ 146. Leichenbestattung. Bei der **Beerdigung**, wie sie meist in Deutschland üblich ist, wird die eingesargte Leiche in ein etwa 2 m tiefes Grab versenkt und mit Erde bedeckt. Fäulnis und Verwesung vollziehen sich dann verhältnismäßig rasch, beanspruchen indessen in durchlässigem Sandboden immerhin einen Zeitraum von mindestens 4 bis 7 Jahren, in ungünstigem Boden, wie Lehm oder Ton, eine noch längere Frist, bis die Weichteile des menschlichen Leichnams zerstört sind. Die Lebensfähigkeit von Krankheitskeimen wird, soweit unsere Kenntnis reicht, in beerdigten Leichen schon viel früher vernichtet, jedenfalls werden diese Keime, ebenso wie die Fäulnis- und Verwesungsgase durch die den Sarg bedeckende Bodenschicht von der Erdoberfläche fern gehalten. Um eine Verunreinigung des Grundwassers zu vermeiden, soll man für die Beerdigungsplätze Orte mit tiefem Grundwasserstande wählen.

Gut angelegte Begräbnisplätze sind für die Gesundheit der Umwohner nicht gefährlich, da von ihnen weder eine Verderbnis der Luft noch eine Verunreinigung des Wassers ausgeht. Man sieht Kinder, welche von ihren Wärterinnen täglich in den Gartenanlagen der Friedhöfe umhergetragen werden, wohl gedeihen, und findet in der Nähe von Begräbnisplätzen häufig recht gutes Brunnenwasser.

Nur da ist die Luft vor Verwesungsgasen und die Erdoberfläche vor Krankheitskeimen aus Leichen nicht genügend geschützt, wo die Gräber entweder oberflächlich angelegt, d. h. bis zu einer zu geringen Tiefe ausgehoben oder mit Flugsand bedeckt werden, oder wo die Wiederbenutzung eines Begräbnisplatzes in zu kurzer Zeit nach früheren Beerdigungen erfolgt; eine der Verwesung hinderliche Bodenbeschaffenheit, eine übermäßige Ausnutzung des Raumes oder ein hoher Grundwasserstand können ferner zur Verunreinigung von Boden und Wasser des Begräbnisplatzes führen. Solche Übelstände des Beerdigungswesens dürfen jedoch unter geordneten Verhältnissen nicht hervortreten, sie haben sich ausnahmsweise bemerkbar gemacht, wenn nach Schlachten, großen Unglücksfällen u. s. w. eine gleichzeitige Beerdigung ungewöhnlich zahlreicher Leichen auf beschränktem Raume erforderlich gewesen ist, sind aber sonst durchaus vermeidbar.

Der Beisetzung von Leichen in Grüften stehen gesundheitliche Bedenken nur dann nicht entgegen, wenn die Grüfte nicht überfüllt werden und überall, am Boden, an den Wänden und hinsichtlich des Verschlusses, hinreichend dicht sind. Diese Voraussetzungen treffen gewöhnlich nur in Erbbegräbnissen einzelner Familien zu; die Verwendung gemauerter Grüfte, unterirdischer Gänge (Katakomben), Höhlen u. dgl. zum allgemeinen Bestattungsort empfiehlt sich nicht; denn sie sichert nicht den notwendigen Abschluß der Leichen von den Lebenden, zumal die Räume häufig geöffnet und sogar betreten werden müssen.

Die in neuerer Zeit von mehreren Seiten befürwortete **Leichenverbrennung** ist in Deutschland zu einer erheblichen Ausdehnung bisher nicht gelangt. Die Verbrennung erfolgt durch sehr stark erhitzte Luft in besonders dazu eingerichteten Öfen.

Die Furcht vor der Möglichkeit einer Beerdigung noch lebender, nur scheinbar toter Personen ist, wenn die Bestimmungen hinsichtlich der Beerdigung genau befolgt werden, unbegründet. Die Berichte über Fälle eines Scheintodzustandes von längerer Zeitdauer als die zwischen Todeseintritt und Beerdigung gesetzlich vorgeschriebene Frist beträgt, haben sich regelmäßig einer sorgfältigen Prüfung gegenüber als unverbürgt erwiesen.

§ 147. Leichenschau. Behandlung der Leichen von an ansteckenden Krankheiten verstorbenen Personen. Unter **Leichenschau** versteht man die Feststellung des Todes und, soweit möglich, der Todesursache durch eine jedesmal von einem geprüften Sachverständigen, am besten einem Arzte, vorzunehmende Besichtigung der

I. Ansiedelungen.

Leiche, welche zur Ermittelung der Todesursache unter besonders wichtigen Umständen durch die Leichenöffnung zu ergänzen ist. Die gesetzmäßige Einführung dieses Verfahrens gewährt überall, wo sie möglich ist und verwirklicht wird, viele Vorteile. Es beruhigt die Hinterbliebenen der Verstorbenen, unterstützt die Rechtspflege in der Ermittelung von Verbrechen und fördert die Durchführung von Schutzmaßregeln gegenüber den Leichen von Personen, welche ansteckenden Krankheiten erlegen sind.

Die Gefahr der Krankheitsübertragung von Leichen nötigt zu deren schneller und zuverlässiger Entfernung aus der Nähe lebender Menschen; daher empfiehlt es sich, die Leichen in abgesonderten Räumen, Leichenhallen, auf den Begräbnisplätzen bis zur Beerdigung aufzubewahren. Räume dieser Art sollen kühl gehalten werden. Um auch bei der Überführung der Leiche zur Halle oder zur Grabstätte die Gefahr einer Krankheitsübertragung möglichst auszuschließen, hüllt man den toten Körper in leinene, mit desinfizierenden Lösungen befeuchtete Tücher, ehe man ihn in den allenthalben wohl gedichteten Sarg einschließt. Etwaige Absonderungen aus der Leiche bei vorzeitigem Eintritt von Fäulnis werden von Sägespänen, Torfmull u. dgl., welche man am Boden des Sarges ausbreitet, aufgenommen und am Zutagetreten gehindert. Die Vernichtung besonders gefährlicher, an der Leiche haftender Krankheitsstoffe kann man unter Umständen dadurch fördern, daß man ungelöschten Kalk in den Sarg und in das Grab schüttet.

§ 148. Beseitigung von Tierleichen. Ähnliche gesundheitliche Gesichtspunkte, wie sie bei der Bestattung menschlicher Leichen in Betracht kommen, treffen auch für die Entfernung toter Tiere zu. In der Regel verscharrt man die Kadaver toter Tiere an entlegenen Orten, deren Beschaffenheit denselben Anforderungen genügen soll, welche an die Begräbnisplätze für Menschen gestellt werden. Schneller werden die Tierleichen durch Verbrennung oder durch Verarbeitung zu Leim, Dünger u. dgl. vernichtet. Die mit der Beseitigung gefallener Tiere sich berufsmäßig befassenden Personen nennt man Abdecker oder Wasenmeister.

Für die Beseitigung der Körper von Tieren, welche der Rinderpest, dem Milzbrand, der Tollwut oder dem Rotze erlegen oder wegen des Ausbruchs einer dieser Krankheiten getötet worden sind, bestehen in Deutschland besondere Vorschriften in dem Gesetze, betreffend Maßregeln gegen die Rinderpest, vom 7. April 1869 und in dem Viehseuchengesetze vom 26. Juni 1909.

II. Verkehr.

§ 149. Zweck des Verkehrs. Verkehrsmittel. Die mannigfachen Beziehungen und Berührungen, welche unter den Menschen in ihren Ansiedelungen stattfinden, werden durch den Verkehr von Ort zu Ort, von Land zu Land vermehrt. Ein Verkehr zwischen Menschen und Völkern hat seit den ältesten Zeiten, über welche die Geschichte zu berichten vermag, stattgefunden. Das Reisen war jedoch noch vor einigen Jahrzehnten so beschwerlich oder kostspielig, daß die Zahl der Personen, welche sich entschlossen, sei es zu ihrem Vergnügen oder ihrer Belehrung, sei es zum Zwecke des Gewerbe- oder Handelsbetriebes oder sonst des Berufs wegen, den Wohnsitz auf weite Entfernungen zu verlassen, nur gering war. Wollte man nicht auf anstrengenden Fußwanderungen langsam den Bestimmungsort erreichen, so mußte man erhebliche Mittel für Pferde und Wagen verwenden. Auch wo Wasserstraßen zu Gebote standen, war die Fahrt im Schiffe von ungewisser Dauer, weil von Richtung und Stärke des Windes abhängig.

Seither sind die Beförderungsmittel durch immer weiter verbreitete Anwendung des Dampfes, in neuerer Zeit auch durch Verwertung der Elektrizität oder der durch Vergasung flüchtiger Kohlenwasserstoffe getriebenen Motore (Automobile) in ungeahnter Weise vervollkommnet worden. Es kostet heutzutage im Vergleiche zu früher nur wenig Mühe, Zeit und Geld, an ein entferntes Reiseziel zu gelangen, und dementsprechend hat die Zahl der alljährlich reisenden Personen und der versendeten Waren gewaltig zugenommen, so daß die Gegenwart nach einem kaiserlichen Worte im Zeichen des Verkehrs steht. Die Automobile führen leider häufig zu gesundheitlich nicht unbedenklicher Staubentwicklung und zur Entstehung belästigender Gerüche auf den Straßen.

§ 150. Reisen. Der Aufschwung des Verkehrs hat gewisse Folgezustände davon für die menschliche Gesundheit schärfer oder in anderer Weise als früher hervortreten lassen. Für den einzelnen gestaltet sich das Reisen gegenwärtig nicht nur bequemer, sondern auch in vieler Hinsicht gesünder als früher. Gesetzliche Vorschriften und Aufsichtsmaßregeln der Verwaltung verhindern eine Unreinlichkeit oder Überfüllung der Beförderungsmittel und sorgen für ihre genügende Lüftung, Heizung und Beleuchtung. Die der Gesundheit und der Behaglichkeit dienenden Einrichtungen auf Eisenbahnen und Schiffen werden unablässig verbessert, und nicht selten

II. Verkehr.

gelingt es, selbst Schwerkranke, ohne sie durch die Reise zu gefährden, nach weit entfernten Orten überzuführen.

Die im Hinblick auf Eisenbahn- und Schiffsunfälle verbreitete Anschauung, daß die Gefahr der Reisen sich durch die Einführung der neuen Verkehrsmittel vermehrt habe, muß als irrig bezeichnet werden. Die Unfälle sind gegenüber dem gewaltigen Umfang des Verkehrs äußerst gering an Zahl, sie erscheinen vielen nur deshalb erheblich, weil dabei in der Regel eine größere Anzahl von Menschen gleichzeitig zum Opfer fällt, zumal jetzt durch die Zeitungen schnell alle Unfälle gemeldet werden, während früher, entsprechend der Art der Beförderungsmittel, die Unglücksfälle auf Reisen fast immer nur wenige Personen betrafen und sich der allgemeinen Beachtung leicht entzogen.

Gesundheitsschädigungen auf Reisen werden der Beschaffenheit der Verkehrsmittel nur selten zur Last gelegt werden dürfen; wohl kann aber der einzelne Reisende sich unterwegs durch unvorsichtiges oder unzweckmäßiges Verhalten Krankheiten zuziehen. Die Reise mutet dem Körper mancherlei Anstrengungen zu; die bisherige Lebensweise muß geändert werden; an Stelle der gewohnten Nahrung tritt eine zu anderen Zeiten einzunehmende, anders geartete oder zubereitete Kost, und der Schlaf muß zu anderen Stunden wie sonst gesucht werden. Auch der rasche Wechsel des Klimas, welchen das Reisen von Ort zu Ort mit sich bringt, kann die Gesundheit gefährden, und nicht zum mindesten ist die Möglichkeit der Aufnahme von Krankheitsstoffen durch die Annäherung an fremde Personen oder durch das Übernachten in fremden Räumen und Betten zu fürchten. Man befleißige sich auf Reisen noch strenger als sonst einer mäßigen Lebensweise, vermeide Ausschweifungen jeder Art, welche die Widerstandskraft des Körpers herabsetzen können, und schütze sich durch geeignete Kleidung vor raschem Temperaturwechsel und anderen Witterungseinflüssen. In dem Eisenbahnwagen sorge man durch zweckmäßigen Gebrauch der Lüftungsvorrichtungen und durch vorsichtiges Öffnen der Fenster für reine Luft, man hüte sich aber, lästigen Zugwind zu verursachen oder den Oberkörper aus dem Fenster zu lehnen. Schon manchem Menschen hat diese Unvorsichtigkeit das Leben gekostet, indem die nicht zuverlässig verschlossene Tür des Wagenabteils sich unter dem Gewichte des aufgelehnten Körpers öffnete, und manches Auge ist durch den scharfen Luftzug und durch den Staub beim Hinauslehnen aus dem Wagenfenster schwer geschädigt worden. Man suche ferner Unterkunft und Beköstigung nur in reinlichen, gewissenhaft geleiteten Wirtshäusern und vermeide eine zu nahe Berührung mit unbekannten Menschen.

Auf längeren Reisen unterlasse man es nicht, sich von Zeit zu Zeit Ruhetage zu gönnen, damit der Körper vor Überanstrengung geschützt wird.

§ 151. Verhütung der Verbreitung ansteckender Krankheiten mit dem Verkehre. Wenn auch die Vervollkommnung der Verkehrsmittel der Gesundheit der reisenden Personen eher vorteilhaft als nachteilig gewesen ist, so hat sie doch für die Gesamtbevölkerung die Gefahr der Verbreitung ansteckender Krankheiten vergrößert. Die Zunahme des Verkehrs und die Schnelligkeit, mit welcher gegenwärtig weite Strecken auf Eisenbahnen und Dampfschiffen zurückgelegt werden, vermehren die Möglichkeit der Verschleppung von Seuchen und beschleunigen deren Fortschreiten von Ort zu Ort.

Man hat in verschiedener Weise versucht, dieser Gefahr einer Krankheitseinschleppung entgegenzutreten. Entweder wurden die Landes- oder Ortsgrenzen gegen allen Verkehr aus Gebieten, welche von übertragbaren Seuchen heimgesucht waren, abgesperrt, oder die aus solchen Gebieten kommenden Personen mußten sich eine Zeitlang in sogenannten Quarantänen (une quarantaine de jours = 40 Tage) festhalten und auf ihre Gesundheit beobachten, demnächst ihre Kleider und ihr Gepäck desinfizieren lassen, ehe sie die Grenze des zu schützenden Landes überschreiten durften; endlich wurde die Einfuhr derjenigen Waren, von welchen man eine Mitführung der Krankheitskeime befürchtete, verboten oder erst nach Desinfektion der Waren zugelassen. Meistens ist indessen mit allen diesen, als Belästigung schwer empfundenen Maßregeln der beabsichtigte Zweck nicht erreicht worden.

§ 152. Sperren und Quarantänen. Die vollkommene Absperrung des Verkehrs nach außen mag für abgelegene Orte oder kleine Inseln durchführbar sein, in allen anderen Fällen, namentlich an der Landgrenze, wird sie, wie die Erfahrung zeigt, trotz aufbietung zahlreicher Bewachungsmannschaften regelmäßig durchbrochen; ja oft sind es gerade die zur Absperrung verwendeten Wächter oder Truppen gewesen, welche die Krankheit von dem Fremden aufnahmen und verbreiteten.

Leichter gelingt es, Seeschiffe am Einlaufen zu verhindern oder innerhalb des Hafens bis zum Ablauf einer Beobachtungsfrist vom Verkehre mit dem Lande auszuschließen. Allein auch der Erfolg solcher „Seequarantänen" hat den Erwartungen gewöhnlich nicht entsprochen, indem Krankheitsfälle, welche innerhalb der Beobachtungszeit an Bord vorkamen, verheimlicht wurden oder unerkannt blieben und später den Ausgangspunkt weiterer Erkrankungen im Hafen bildeten. Wirksamer für die Seuchenabwehr erscheint eine ständige ärztliche Überwachung des Gesundheitszustandes in den Häfen.

Die gegen Sendungen lebloser Gegenstände gerichteten Maßregeln sind vielfach zu weitgehend gewesen. Allerdings kennt man Fälle, in welchen Seuchen tatsächlich durch Waren, Postsendungen u. dgl. verschleppt worden sind; die Zahl der Krankheiten aber, auf welche sich solche Erfahrungen beziehen, ist gering, und es sind auch nur wenige bestimmte Gegenstände, welche der Verbreitung des Ansteckungsstoffs beschuldigt werden können. Selbst bei Lumpen, Federn, Wolle u. a., deren Fähigkeit, die Keime mancher Krankheiten aufzunehmen und zu verbreiten, unbestritten ist, kann eine Versendung in zuverlässiger Verpackung und unter sicherem Abschluß meist als zulässig erachtet werden, wenn nur die Weiterverwendung am Bestimmungsort erst nach einer wohl beaufsichtigten Desinfektion gestattet wird.

§ 153. Bekämpfung der Seuchenverschleppung in Deutschland. Daß sich Volksseuchen ohne lästige Sperrmaßregeln wirksam bekämpfen lassen, hat die Erfahrung während der letzten Choleraausbrüche in Deutschland gelehrt. Die aus Choleraorten zureisenden Personen wurden einer Verkehrsbeschränkung nicht unterworfen; eine Absonderung erfolgte nur im Falle einer choleraverdächtigen Erkrankung oder eines Ansteckungsverdachts. Strengere Überwachungsmaßregeln gegenüber Gesunden kamen nur bei solchen Personen zur Anwendung, durch welche die Seuche erfahrungsgemäß leicht verschleppt wird, wie bei den fremdländischen Auswanderern und bei der Bevölkerung der Flußfahrzeuge. Unter Umständen werden an den durch die Seuche unmittelbar bedrohten Orten Volksfeste, Märkte, Wallfahrten u. dgl. zu verbieten sein; denn durch die bei solchen Gelegenheiten zusammenströmenden Menschen ist, wie nach mannigfachen Erfahrungen angenommen werden muß, die Krankheit schon oft weit und breit verschleppt worden. Die bei der Cholera gesammelten Erfahrungen sind auch für die Bekämpfung anderer Volksseuchen von Wert, so besonders für die Abwehr der Pestgefahr. Beschränkungen des Warenverkehrs werden nur in bezug auf gebrauchte Leibwäsche, gebrauchtes Bettzeug, alte und getragene Kleidungsstücke und Lumpen unter bestimmten Voraussetzungen angeordnet.

§ 154. Anderweitige Gefährdung durch Warensendungen. Die gesundheitlichen Gefahren des Verkehrs beschränken sich, soweit Warensendungen in Betracht kommen, nicht allein auf die Möglichkeit einer Seuchenverschleppung. Die Versendung von Nahrungsmitteln, Genußmitteln und Gebrauchsgegenständen mancherlei Art auf große

Entfernungen bringt es mit sich, daß solche Gegenstände zuweilen auf der Reise verderben und dann Erkrankungen der Käufer oder Empfänger herbeiführen. Bei Verpackung von Gegenständen dieser Art und bei ihrer Unterbringung in den Beförderungsmitteln (Eisenbahnwagen u. dgl.) müssen daher die Vorschriften zur Aufbewahrung, welche in den §§ 86 und 100 bezeichnet wurden, mit besonderer Sorgfalt beachtet werden. Auch empfiehlt es sich, Sendungen von auswärts zu Nahrungszwecken erst dann zu verwenden, nachdem man sich überzeugt hat, daß Zeichen einer Verderbnis an ihnen nicht wahrnehmbar sind.

III. Erziehung.

§ 155. Gesundheitliche Einflüsse der Erziehung im allgemeinen. Ein wesentlicher Fortschritt, welcher durch die Vereinigung der Menschen zu Gemeinwesen erreicht worden ist, liegt in der gesteigerten geistigen Bildung des Volkes. Der Wettbewerb der Völker in der Sicherung und Besserung ihrer Verhältnisse nötigt dazu, die Ziele der Volksbildung höher zu stecken als früher und dafür zu sorgen, daß ein gewisses Mindestmaß an Kenntnissen von jedem gesund veranlagten Kinde erworben wird. Die Schulbildung ist hiernach eine Lebensfrage für jedes Kulturvolk. Während es früher dem einzelnen überlassen blieb, in welcher Weise er seine Kinder aufziehen und geistig heranbilden lassen wollte, ist jetzt der Schulzwang gesetzlich durchgeführt. Er erstreckt sich jedoch nur auf den Besuch der Volksschule, d. h. auf die Belehrung in den für jedermann im täglichen Leben unumgänglich notwendigen Kenntnissen. Manche Berufszweige erfordern aber eine weitergehende allgemeine Vorbildung durch die Schule als notwendige Grundlage für das Verständnis der zu erfüllenden Obliegenheiten und für den Erfolg der auszuübenden Tätigkeit. Den hieraus sich ergebenden Anforderungen ist der über längere Zeit ausgedehnte Bildungsgang in den höheren Schulen, auf den Universitäten und Hochschulen angepaßt. Bei einseitiger Ausbildung des Geistes werden indessen die Körperkräfte in ihrer Entwickelung gehemmt und herabgesetzt; es leidet darunter nicht nur der einzelne, sondern, wenn allgemein eine Vernachlässigung der Körperausbildung stattfindet, das Volk überhaupt; von Geschlecht zu Geschlecht steigert sich der Rückgang der körperlichen Kräfte, das Volk ist schließlich nicht mehr imstande, sich seiner äußeren Feinde zu erwehren. Es ist deshalb Pflicht der Eltern und Erzieher wie des Staates, darüber zu wachen, daß es der heranwachsenden Bevölkerung an Pflege und an Schutz vor schädlichen Einflüssen nicht fehlt, und daß die erforderliche Ausbildung des Verstandes nicht der gesundheitlichen Entwickelung des jugendlichen Körpers Eintrag tut.

§ 156. Kindersterblichkeit. In keinem Alter ist das Leben des Menschen so gefährdet wie in der frühesten Kindheit. Im Jahre 1907 standen im Deutschen Reiche von 1 117 189 überhaupt Gestorbenen 351 002 im ersten Lebensjahre, so daß von je 100 Todesfällen 31,42 oder nahezu ein Drittel auf das Säuglingsalter trafen. Berechnet man die Sterblichkeit auf die Lebendgeborenen, so ergibt sich, daß im Mittel des Reichs von je 1000 Lebendgeborenen 176 vor Ablauf des ersten Lebensjahrs zugrunde gingen. Räumlich und zeitlich gestaltet sich die Kindersterblichkeit recht verschieden. Für Preußen betrug sie 168, für Bayern 220, für das Königreich Sachsen 208, für Württemberg 187 $^0/_{00}$ der Lebendgeborenen. Außer in den drei letzteren Staaten ging sie noch in folgenden über den Reichsdurchschnitt hinaus: Sachsen-Altenburg 216, Reuß ä. L. 221, Reuß j. L. 230. Zieht man auch die Regierungs- und die kleineren Verwaltungsbezirke in Betracht, so kommt man teilweise zu noch weit höheren Ziffern. Zeitlich ragen die heißen Sommermonate durch die vergleichsweise höchste Kindersterblichkeit hervor. So betrug sie 1908 in deutschen Orten mit 15 000 und mehr Einwohnern bei einer durchschnittlichen Kindersterblichkeit von 173 im Juli 238, im August sogar 284 $^0/_{00}$ der Lebendgeborenen. Besonders gefährdet sind die Säuglinge in der ersten Zeit ihres Lebens. In Preußen starben 1906 von 224 764 im ersten Lebensjahr überhaupt verstorbenen Kindern allein im ersten Lebensmonate 67 586 oder rund 30 % und davon am ersten Tage 14 206, an den ersten fünf Tagen 29 476 oder 21,0 und 43,6 % der im ersten Lebensmonate Verstorbenen. Unter den Todesursachen der Säuglinge nehmen die Krankheiten der Verdauungsorgane die erste Stelle ein. Ihnen erlagen im Deutschen Reiche 1907 im Mittel 50,7 $^0/_{00}$ der Lebendgeborenen, davon dem Magen- und Darmkatarrh und Brechdurchfalle 49,0, in Bayern 88,7, in Württemberg 83,6, in Sachsen-Altenburg sogar 115,9 oder mehr als die Hälfte der dort gestorbenen Säuglinge. Wesentlich verschieden gestaltet sich in der Regel die Sterblichkeit der Säuglinge, je nachdem sie in oder außer der Ehe geboren waren. So belief sie sich im Deutschen Reiche 1907 für erstere auf 166, für letztere auf 280 $^0/_{00}$ der Lebendgeborenen. Dies liegt vornehmlich daran, daß die Mütter außerehelicher Kinder sich gewöhnlich vor und nach der Entbindung nicht die erforderliche Schonung auferlegen können und daß solche Kinder eine minder sorgfältige Pflege als eheliche erfahren.

162　C. Der Mensch in seinen Beziehungen zur Gesellschaft.

§ 157. Kinderernährung. Die Häufigkeit der Todesfälle der Säuglinge an Krankheiten der Verdauungsorgane (§ 156) zeigt, daß auf ihre richtige Ernährung der größte Wert zu legen ist. Bedürftige, die einen Arzt nicht hinzuziehen können, sollten daher nicht versäumen, von den neuerdings in vielen Orten eingerichteten Stellen zur Beratung der Mütter und Fürsorge für Säuglinge regen Gebrauch zu machen.

Die Natur weist auf die Ernährung an der Mutterbrust hin. Nahezu jede Mutter ist körperlich in der Lage zu nähren. Gegenteilige Behauptungen haben sich nicht aufrecht erhalten lassen. Auch wenn das Stillen nicht gleich gelingt, soll man den Mut nicht verlieren, sondern das Kind in regelmäßigen Pausen immer wieder anlegen, denn sein Saugen bildet den stärksten Reiz für die Absonderung der Brustdrüse. Dadurch kann eine schwer und dürftig fließende Brust, sogar in Fällen, in denen schon längere Zeit nach der Entbindung verflossen war, zur vollen Tätigkeit gebracht werden. Das Stillen ist, zumal in der ersten Zeit, für das Gedeihen und die spätere Entwickelung der Kinder von solcher Bedeutung, daß es möglichst ausnahmslos Platz greifen sollte. Selbst wenn nur die ersten drei Monate, ja nur sechs Wochen oder noch kürzere Zeit gestillt werden kann, ist dies wertvoll. Ebenso sollte gestillt werden, auch wenn dies nicht ausschließlich, sondern nur einige Male täglich geschehen kann. Das Stillen ist überdies meist für die Mütter selbst von Vorteil. Deshalb sollten Bequemlichkeit oder andere nicht zu rechtfertigende Gründe dabei nicht mitsprechen. Glaubt eine Mutter aus Mangel an Nahrung, wegen Erkrankungen oder Formfehler der Brüste oder der eigenen Gesundheit wegen nicht stillen zu können, so möge sie den Rat eines Arztes einholen. Wichtig ist eine peinliche Sauberkeit bei Behandlung der Brüste, ferner eine ausreichende Ernährung der Mütter auch zur Zeit des Wochenbetts. Der Ernährung an der Mutterbrust am nächsten kommt diejenige durch eine Amme, doch ist der Kosten wegen nur eine Minderzahl von Eltern in der Lage, eine solche zu halten. Ammen sind zunächst auf ihre Tauglichkeit vom Arzte zu untersuchen. Man entwöhne die Kinder ganz allmählich, in der Regel im letzten Viertel des ersten Lebensjahrs, jedoch zweckmäßig außerhalb der heißen Sommermonate.

Die künstliche Ernährung ist nicht als vollgültiger Ersatz der natürlichen anzusehen und sollte stets unter ständiger ärztlicher Beratung und Überwachung durchgeführt werden. Am geeignetsten dazu ist in unseren Gegenden die Kuhmilch (§§ 75, 77) von gesundem, rein gehaltenem und mit größter Sauberkeit gemolkenem Viehe. Von der

Bereitung bis zur Verabfolgung der Nahrung ist auf peinlichste Sauberkeit zu achten, auch hinsichtlich der Gefäße und der sie berührenden Hände. Nur einfache Gummipfropfen sollen genommen, Zinn- oder Glasröhren, sowie Gummischläuche dagegen wegen der Gefahren, die sie durch ihre schwere Reinigung darbieten, vermieden werden. Mehlhaltige Nahrung darf vor dem vierten Lebensmonate nicht gereicht werden, Fleisch und Eier im ersten Jahre überhaupt nicht.

Es ist von vornherein auf eine regelmäßige Nahrungsaufnahme Bedacht zu nehmen. Jede Überernährung schadet nur. Während der auf 8 bis 10 Stunden zu bemessenden Nachtruhe soll Nahrung nicht, im übrigen höchstens dreistündlich gereicht werden. Lutscher, Sauger, Schnuller sind grundsätzlich zu vermeiden. Im zweiten Jahre ist die Nahrungsaufnahme schon im wesentlichen auf drei Mahlzeiten zu beschränken. Die Kost ist abwechselungsreicher zu gestalten und allmählich derjenigen der Erwachsenen nahezubringen. Sie sei gemischt mit Bevorzugung der Vegetabilien. Schwer verdauliche und stark gewürzte Speisen sowie geistige Getränke sollen Kindern ganz entzogen bleiben. Ihre Verwöhnung mit Zuckerwaren und anderen Leckerbissen ist eine Unsitte, die nicht nur die Erziehung schädigt, sondern auch durch Herbeiführung von Zahnkrankheiten und Verdauungsstörungen (§ 58) die Gesundheit der Kinder untergräbt.

Einen guten Maßstab für die gedeihliche Entwickelung der Kinder im ersten Lebensjahre gibt die Feststellung ihrer Gewichtszunahme. In den ersten Lebensmonaten nehmen sie durchschnittlich täglich um 20 bis 30 g zu, später nach und nach weniger. Mindestens ebenso wichtig aber ist, ob der äußere Augenschein für ein Gedeihen der Kinder spricht. Dies ist der Fall, wenn sie Zeichen des Wohlbefindens darbieten, heiter erscheinen, der Umgebung Aufmerksamkeit zuwenden und eine große Beweglichkeit der Arme und Beine zeigen. Der Schlaf ist bei solchen Kindern tief, der Appetit rege, die Harnentleerungen häufig und reichlich, die Stuhlgänge gleichmäßig breiig und von gelber Farbe. Das Fleisch fühlt sich straff und fest an, die Haut ist rosarot, glatt, prall, gut durchfeuchtet, der Bauch weder aufgetrieben noch eingefallen. Sobald nur der Verdacht einer Krankheit vorliegt, zögere man nicht, einen Arzt hinzuzuziehen. Zumal im ersten Lebensjahr ist, besonders bei Störungen seitens der Verdauungsorgane, Durchfall, Erbrechen, Krämpfen, für den Ausgang nicht selten entscheidend, ob ein ärztliches Eingreifen rechtzeitig erfolgt.

§ 158. Bäder. Kleidung. Notwendigkeit frischer Luft. Augenkrankheit der Neugeborenen. Schlaf. Schreien der Kinder. Ein unentbehrliches Erfordernis guter Kinderpflege ist die Reinlichkeit.

Die Kinder sind täglich in warmem Wasser von 34 bis 35° C. (27 bis 28° R.) Temperatur zu baden, die Kopfhaut und die Hautfalten besonders sorgfältig zu reinigen, und die der Beschmutzung am meisten ausgesetzten Stellen zu pudern, unter Umständen auch einzufetten. Die Haut von Kindern, denen es an dieser Pflege mangelt, wird leicht wund und bedeckt sich mit Ausschlägen. Die Windeln sind fleißig zu wechseln. Hände und Nägel sind peinlich sauber zu halten, und die Kinder zu gewöhnen, weder die Finger noch irgendwelche nicht zum Genusse bestimmte Gegenstände in den Mund zu bringen. Die noch vielfach beliebte Mundreinigung im Säuglingsalter, die leicht zu Infektionen Anlaß bietet, ist jedoch zu unterlassen. Aus dem gleichen Grunde ist vom Küssen der Kinder abzusehen.

Gegen Abkühlung ist der kindliche Körper sehr empfindlich. Man versieht die Kinder deshalb mit ausreichend schützenden, aber nicht zu warmen Kleidern und Betten. Die Kleidung soll einfach und leicht zu wechseln sein und eine freie Beweglichkeit des Körpers gestatten. Das Wickeln ist zu vermeiden, der Gebrauch von Nadeln bei Kindern unzulässig. An die frische Luft sind sie bald zu gewöhnen. Wenn nicht durch starken Wind, Regen oder Schneefall die Furcht vor Erkältungen oder Durchnässungen begründet wird, sollten gesunde Kinder schon wenige Wochen nach der Geburt täglich ins Freie gebracht werden.

Besondere Aufmerksamkeit ist den Augen der Neugeborenen zu widmen. Die gefürchtete Augenkrankheit (vgl. § 219), welche ohne sachgemäße Behandlung gewöhnlich in wenigen Tagen Erblindung der Kinder herbeiführt, kann bei rechtzeitigem Eingreifen geheilt werden. Man säume daher nicht, ärztliche Hilfe zu holen, sobald rote Augen, verklebte Lider oder Schleimtröpfchen in den Augenwinkeln den Beginn einer Entzündung verraten. — Das Tageslicht ist einem gesunden Kinderauge nicht schädlich, es sei denn, daß die Sonne allzu grell in das Fenster scheint.

In der Kinderstube muß Ruhe herrschen, da Neugeborene in den ersten Lebensmonaten eines reichlichen Schlafes bedürfen. Das Wiegen und viele Herumtragen kleiner Kinder ist zu vermeiden. Das Zimmer sei geräumig, gut gelüftet, staubfrei und sauber. Für Neugeborene empfiehlt sich eine Temperatur von 20° C., für ältere Säuglinge von 18 bis 19° C.

Das Schreien der Säuglinge stellt oft nur eine Äußerung des erwachten Lebens dar; es ist die Sprache, in welcher das Kind seine Bedürfnisse mitteilt. Ein Kind schreit zuweilen aus Hunger und wird ruhiger, sobald man die regelmäßige Nahrung vermehrt oder deren Zusammensetzung ändert. Oft ist eine nasse Windel oder der Druck eines unzweckmäßig angelegten Kleidungsstücks die Ursache des Schreiens. Die Befürchtung, daß Krankheit zugrunde liegt, ist selten begründet, vielmehr gilt eine kräftige Stimme nicht mit Unrecht für ein Zeichen der Gesundheit.

§ 159. Durchbruch und Pflege der Zähne. Entwickelung der Sprache. Stehen und Gehen. Der gewöhnlich um das zweite Lebenshalbjahr herum beginnende Durchbruch der Zähne verursacht bisweilen Beschwerden. Es stellen sich schmerzhafte Anschwellungen der Kieferränder ein, Speichel wird reichlich abgesondert, die Kinder fassen oft in den Mund, schlafen unruhig und sind weinerlich und verstimmt. Auch leichte Fieberhitze kann zuweilen auf das Zahnen zurückgeführt werden. Andere in dieser Altersstufe nicht seltene Krankheitserscheinungen, wie Ausschläge, krampfhafte Zuckungen, Husten, hohes Fieber, haben gewöhnlich mit den Zahnbeschwerden nichts zu tun, werden höchstens durch ihr gleichzeitiges Eintreten verschlimmert; die Gewohnheit, alle Erkrankungen dieses Alters auf das Zahnen zu schieben und daher der ärztlichen Behandlung nicht zuzuführen, bestraft sich nicht selten durch den Tod der Kinder. Sobald die Zähne vorhanden sind, müssen sie regelmäßig mit einer Zahnbürste gereinigt werden. Vom dritten Jahre an ist eine zeitweise Besichtigung des Gebisses durch einen Zahnarzt empfehlenswert (§ 58).

Gegen Ende des ersten Lebensjahrs beginnen die Kinder die ersten Worte zu lallen. Die Sprachbildung vollzieht sich in der Regel ohne Schwierigkeiten und wird durch die Beschaffenheit des sog. Bändchens, welches die Zunge am Boden der Mundhöhle befestigt, nicht beeinflußt. Ist dieses etwas kurz oder straff, so wird es durch die Sprachbewegungen allmählich gedehnt; das Lösen der Zunge durch Einschnitt in das Bändchen ist überflüssig und kann zu Entzündung und Eiterung Veranlassung geben. In dem gleichen Alter verlangen die Kinder zu stehen und zu gehen. Sie bedürfen dann wachsamer Beaufsichtigung, damit sie nicht durch Fallen Schaden nehmen. Die Füße sollen beim Stehen und Gehen geradeaus gerichtet sein; es ist unrichtig, die Kinder zum Auswärtssetzen der Fußspitzen anzuhalten, da hierdurch Plattfußbildung begünstigt wird. Auch sorge man von Anfang an für gut passendes, dem Fuße genügenden Halt gebendes Schuhzeug (vgl. § 107.) Zuweilen zeigt sich infolge der durch die „englische Krankheit" (Rachitis) bedingten Weichheit der Knochen die Neigung, laufen zu lernen, erst später. Solche Kinder zum Laufen anzuhalten, ist unverständig; ihnen ist das lange Liegen vorteilhaft, weil ihre Gliedmaßen beim Gehen durch die Last des Körpers gekrümmt werden.

§ 160. Erwachen des Verstandes. Kindergärten. Allmählich erfordert das Erwachen des Denkvermögens, die Zunahme des Verständnisses und die Ausbildung des Willens bei dem Kinde neben der körperlichen Pflege auch die Erziehung des Geistes. Je mehr hierbei die natürliche Entwickelung beachtet, und je weniger das kindliche Fassungsvermögen mit Vorstellungen belastet wird, deren es noch nicht bedarf, um so gesünder bildet sich der Verstand. Eltern, welche durch Beruf, Krankheit oder andere Abhaltungen gehindert sind, ihre volle Zeit und Kraft ihren Kindern zu widmen, bieten die Kindergärten eine willkommene Hilfe. Die Kinder erfreuen sich dort an gemeinschaftlichen Spielen und erhalten zugleich nützliche Belehrungen. Raumverhältnisse und Ausstattung der Kindergärten sind vom Standpunkt der Gesundheitspflege aus ähnlich zu beurteilen wie bei den Schulen.

§ 161. Schulzeit. Pflichten der Behörden, der Lehrer, Schulärzte, Erzieher und Eltern. Mit dem Eintritt in die Schule vollzieht sich eine erhebliche Änderung in der Lebensweise des Kindes; ein Teil des Tages wird durch eine vorgeschriebene Beschäftigung ausgefüllt; es werden geistige und körperliche Anstrengungen gefordert, und das Kind lernt den Begriff der Pflicht kennen.

Das Rechtsgefühl verlangt, daß in einem Staate, welcher den Schulzwang durchführt, die Kinder durch Erfüllung der ihnen zugemuteten Pflichten gesundheitlichen Gefahren möglichst wenig ausgesetzt sind. Dem Schulleiter liegt es ob, darüber zu wachen, daß nach Maßgabe der staatlichen Anordnungen weder die Einrichtungen seiner Anstalt noch die Art des Unterrichts der Gesundheit der Schüler Eintrag tun; die Lehrer sollen jedes Kind beobachten und auf Eigenheiten der körperlichen oder geistigen Anlage Rücksicht nehmen. Für Schulen nicht weniger deutscher Städte sind in den letzten Jahren besondere Schulärzte angestellt worden, welche die Räumlichkeiten und Einrichtungen der Schule zu besichtigen, die Abstellung gesundheitlicher Mängel anzuregen und das körperliche Verhalten sowie den Gesundheitsstand der Schulkinder regelmäßig zu überwachen haben; zur Feststellung und Behandlung von Zahnkrankheiten sind besondere Schul-Zahnkliniken geschaffen worden. Hierdurch werden die Eltern und häuslichen Erzieher von ihren Pflichten gegen die Kinder nicht entlastet. Die Beobachtung der Kinder in den Freistunden, ihres Appetits und ihres Schlafes führt leichter als es in den Schulstunden möglich ist, zur Entdeckung von Störungen des Befindens oder Fehlern in der Entwickelung. Oft erleichtert eine Verständigung mit dem Lehrer oder dem Schulleiter die rechtzeitige Erkennung und Abwehr einer der Gesundheit des Kindes drohenden Gefahr. Geeignete häusliche Pflege, körperliche Bewegungen, Spaziergänge, zweckmäßige Behandlung etwaiger Gebrechen stärken die Kraft und die Fähigkeit für die durch den Unterricht erforderten Anstrengungen.

§ 162. Das Schulhaus und die Schulstube. Die Beschaffenheit eines Schulhauses ist zunächst nach den für Wohnhäuser maßgebenden Gesichtspunkten zu beurteilen (§§ 111 bis 131), doch müssen die eigentlichen Unterrichtsräume noch besonderen Anforderungen genügen. Ihre Länge, Breite und Höhe dürfen ein bestimmtes Maß nicht überschreiten, da die Schrift auf der Schultafel auch von der letzten Bank aus leicht lesbar sein soll; die Plätze an der den Fenstern gegenüberliegenden Wand müssen hinreichend Licht erhalten, und der Schall darf durch die Höhe des Zimmers oder durch die Wölbung der Decke nicht beeinträchtigt werden. In der Regel soll ein Schulzimmer nicht länger als 10 m, nicht breiter als 6 m und etwa 4 m hoch sein; ein solcher Raum, dessen Luftinhalt demnach etwa 240 cbm beträgt, kann gegen 50 Kinder der untersten Klassen aufnehmen. Wenn hierbei der auf jeden Schüler entfallende Raumanteil auch verhältnismäßig klein ist (vgl. § 116), so muß berücksichtigt werden, daß die Schulstuben in der Regel nur kurze Zeit ununterbrochen benutzt werden. Jedoch ist in den Pausen zwischen den einzelnen Schulstunden, soweit angängig, durch Öffnen von Türen und Fenstern für gründliche Lufterneuerung zu sorgen, auch muß durch geeignete Einrichtungen eine unabläßige Lüftung des Zimmers während des Unterrichts vorgesehen sein.

Die Heizanlage eines Schulhauses wird gewöhnlich nach dem Klima und anderen örtlichen Verhältnissen sowie nach dem Umfang des Gebäudes zu bestimmen sein. Für größere Anstalten verdienen Sammelheizungen, welche mit Lüftungseinrichtungen verbunden sind, im allgemeinen den Vorzug. Meist ist eine Erwärmung der Unterrichtsräume auf 18° C. für die Schüler ausreichend.

Wände, Fußboden und Ausstattungsgegenstände einer Schulstube sollen möglichst glatt sein, damit nirgends Winkel, Fugen oder Ritzen dem Staube und Schmutze Ablagerungsstätten bieten. Alsdann wird eine Anhäufung gefährlicher Schmutzstoffe (§ 49) durch regelmäßige (mehrmals in jeder Woche) feuchte Reinigung gehindert werden können.

Eine nicht selten schon im kindlichen Alter sich ausbildende Untugend ist das Ausspucken; die Kinder sollten schon aus Gründen des Anstandes und der Reinlichkeit davon abgehalten und nur in Erkrankungsfällen daran nicht gehindert werden. Hustende Schüler müssen innerhalb und außerhalb der Schule angehalten werden, ihren Auswurf nicht auf den Fußboden, sondern in Spucknäpfe zu entleeren, denn das Ausspeien auf den Boden hat eine Vermengung des Staubes mit den Krankheitskeimen zur Folge, deren Einatmung dann anderen Kindern verderblich werden kann.

§ 163. Verhältnis der Beleuchtung des Schulzimmers zur Entstehung der Kurzsichtigkeit. Von großer gesundheitlicher Bedeutung ist die Beleuchtung des Schulzimmers, da mangelhaftes Licht der Kurzsichtigkeit und den Rückgratsverkrümmungen Vorschub leistet. Beiden Gebrechen liegt zwar häufig ursprünglich eine krankhafte körperliche Anlage zugrunde, indessen wird die Kurzsichtigkeit durch die Anstrengungen der Augen beim Lesen, Schreiben und Zeichnen in ungenügend erhellten Räumen gefördert; Rückgratsverkrümmungen entstehen leicht bei jugendlichen Personen, wenn sie in dem Bemühen, ihre Augen dem mangelhaft beleuchteten Hefte oder Buche zu nähern, den Kopf anhaltend herniederneigen. Das Tageslicht darf daher durch Häuser, Mauern oder Bäume nicht behindert sein, in die Schulräume einzudringen; von jedem Sitzplatze aus muß ein Teil des Himmels sichtbar sein. Breite und hohe Fenster mit einer Gesamtlichtfläche von etwa $1/5$ der Fußbodenfläche (welche z. B. in den württembergischen Vorschriften verlangt werden) müssen dem Tageslichte reichlich Einlaß gewähren; staubfrei zu haltende, hellgrau oder bläulich gefärbte Wände, deren Anstrich von Zeit zu Zeit zu erneuern ist, sind seiner Verbreitung günstig und blenden nicht. Zu den Sitzen der Schüler tritt das Licht am besten von links oder von oben heran; kommt es von vorn, so blendet es, fällt es von hinten in das Zimmer, so verdunkelt der Schatten des Kindes die Tischfläche, findet die Beleuchtung von rechts statt, so werden die Schüler durch den Schatten ihrer Hand oder ihrer Feder beim Schreiben gestört und hierdurch veranlaßt, schief zu sitzen. Wenn an trüben Wintertagen das Tageslicht nicht ausreicht, so darf an künstlicher Beleuchtung nicht gespart werden (vgl. §§ 125 bis 127). Die beim Unterrichte benutzten Bücher und Hefte sollen nicht durch kleinen Druck oder blasse Linien den Augen Anstrengungen zumuten. Landkarten werden am besten ohne grelle Farben hergestellt und sollen, wie in den württembergischen Bestimmungen hervorgehoben ist, nicht zu vielerlei auf einmal, z. B. nicht gleichzeitig Staateneinteilung, Städte, Flüsse, Gebirge und Verkehrswege veranschaulichen.

III. Erziehung. 169

§ 164. Schulbänke und Rückgratsverkrümmungen. Für die Begünstigung oder Verhütung von Rückgratsverkrümmungen ist auch die Beschaffenheit der Schulbank von Einfluß. Einer Vernachlässigung der Körperhaltung wird am leichtesten vorgebeugt, wenn der Schüler die Schreibstellung ohne Muskelanstrengung einnehmen und bewahren kann (Abbildung 39). Ein hoher Sitz, welcher bei rechtwinklig gebeugten Knien das Aufstellen der Füße nicht gestattet, oder eine schmale Bank, welche nicht dem ganzen Oberschenkel Platz gewährt, ermüdet die Muskeln. Ein geringer Höhenabstand der Tischplatte vom Sitze zwingt zu einem unbequemen Neigen des Kopfes. Ein zu hoher Tisch erschwert das Auflegen des schreiben-

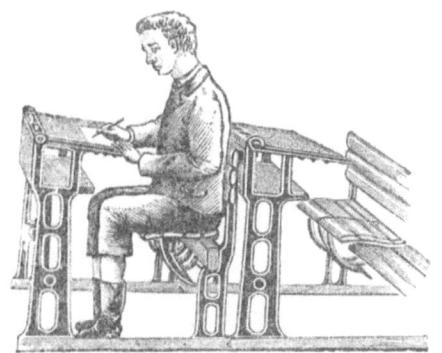

Abbildung 39.
Schreibender Schüler in guter Haltung.

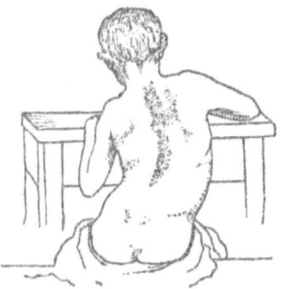

Abbildung 40.
Schreibender Schüler in fehlerhafter Haltung (nach v. Esmarch).

den Armes und veranlaßt ein Heben der rechten Schulter, es entsteht eine Schiefstellung des Oberkörpers, und zugleich wird das Auge der Schreibfläche mehr als vorteilhaft genähert (Abbildung 40). Ein Abstand des hinteren Tischrandes von dem vorderen Rande der Bank nötigt zum Vorbeugen des Rumpfes, strengt dadurch die Rückenmuskeln an und behindert die Atmung. Um zu verhüten, daß durch Ermüdung der Rückenmuskeln die Haltung erschlafft, oder gar bleibende Verkrümmungen der Wirbelsäule sich ausbilden, sind die Bänke so einzurichten, daß bei leichter Schweifung des Sitzes die Kreuzgegend des Schülers dauernd durch die Banklehne wirksam gestützt wird.

In neuerer Zeit sind die Schulverwaltungen bestrebt, die Einrichtungen zur Beleuchtung der Schulzimmer und die Schulbänke gesundheitlichen Anforderungen anzupassen; indessen vernachlässigen manche Kinder auch im wohlerleuchteten Zimmer und auf zweckmäßigem Sitze ihre Haltung. Es handelt sich dann in der Regel um schlechte Angewöhnung, welche die stete Aufmerksamkeit der Lehrer erfordert; ausnahmsweise kann die schlechte Haltung jedoch durch Krankheitszustände bedingt sein, welche ohne rechtzeitige Behandlung einen verderblichen Verlauf nehmen können; Eltern und Erzieher solcher Kinder tun daher wohl, gelegentlich ärztlichen Rat einzuholen.

Zur Erzielung einer guten Körperhaltung wird von manchen Ärzten die Einführung der Steilschrift empfohlen.

Die nachteilige Wirkung des Schiefsitzens äußert sich übrigens nicht nur in der Entstehung von Kurzsichtigkeit oder Rückgratsverkrümmungen, es werden mitunter auch Störungen des Blutkreislaufs dadurch herbeigeführt, so daß es zu Blutstauungen im Gehirne, Kopfschmerzen und Nasenbluten kommen kann.

§ 165. Die angebliche Überbürdung der Schüler. Unzweckmäßige Einteilung der Schularbeiten. In solchen und ähnlichen Gesundheitsstörungen hat man neuerdings oft die Folgen einer Überanstrengung sehen wollen und daraufhin die höheren Schulen beschuldigt, daß sie die ihnen anvertrauten Kinder überbürdeten. Dieser Vorwurf ist indessen im allgemeinen nicht berechtigt und oft übertrieben. Ein gewisses Maß von Anstrengungen muß von den Schülern gefordert werden, da den Lehranstalten nicht allein der Unterricht der Jugend, sondern auch die Erziehung arbeitsamer und pflichttreuer Staatsbürger obliegt. Unter anderem sind die Hausaufgaben unentbehrlich, weil der Schüler erst dann selbständig denken lernt, wenn er darauf angewiesen ist, allein zu arbeiten. Die Lehrpläne der deutschen Unterrichtsanstalten sind durchweg dem Leistungsvermögen des kindlichen und jugendlichen Alters angepaßt, und eine sorgsame Aufsicht der Behörden und Schulleitungen wacht darüber, daß der einzelne Lehrer seine Zöglinge nicht über ihre Kräfte arbeiten lassen darf. Wenn dennoch bei manchen Schülern Zeichen einer geistigen Überanstrengung hervortreten, indem die Kinder ein mißmutiges und gereiztes Wesen an den Tag legen, in ihrer körperlichen Entwickelung zurückbleiben oder Erkrankungen anheimfallen, so tragen dafür in den weitaus meisten Fällen andere Umstände die Schuld, am häufigsten eine unzweckmäßige Einteilung der Arbeit. Wird die Anfertigung der Hausaufgaben erst kurz vor dem Zeitpunkt der Ablieferung begonnen, bleiben die durch den Unterricht nicht ausgefüllten Tagesstunden ausschließlich dem Spiele und Vergnügen gewidmet, muß die Nachtzeit für die Hausarbeit zu

Hilfe genommen werden, so wird der Schlaf gekürzt, welcher gerade von Kindern und jugendlichen Personen ohne Benachteiligung ihrer Gesundheit nicht entbehrt werden kann. Die Schüler vermögen dann am Tage dem Unterrichte nicht mit der erforderlichen Frische und Aufmerksamkeit zu folgen. Zugleich fallen alsdann die Hausarbeiten, die in solchen Fällen begreiflicherweise mit einer gewissen Hast erledigt werden, nicht zur Zufriedenheit des Lehrers aus, das Gedächtnis und das Fassungsvermögen des Lernenden nimmt den ihm zugemuteten Stoff nicht gründlich genug auf, und nun müssen die Anstrengungen in der Tat über die Leistungskraft hinaus vermehrt werden, wenn das gewünschte Ziel des Aufrückens in höhere Klassen oder des befriedigenden Schlußzeugnisses erreicht werden soll.

§ 166. Lebensweise im schulpflichtigen Alter. Neben der Ausbildung des Verstandes soll eine angemessene Pflege des Körpers einhergehen. Die Erholungsstunden und vor allem die Ferien sollen Spaziergängen, Turnspielen, dem Schwimmen, Schlittschuhlaufen u. dgl. gewidmet sein und nicht im Zimmer zugebracht werden. Die Kost der heranwachsenden Jugend soll einfach sein und in richtiger Weise über die Tagesstunden verteilt werden. Besonders schädlich sind zu reichliche und zu eiweißhaltige Abendmahlzeiten unmittelbar vor dem Schlafengehen. Frühzeitige Gewöhnung an geistige Getränke und Tabak untergräbt die Gesundheit und ist sorgfältig zu verhüten. Höchst nachteilig wirkt auch langes Wachbleiben am Abend, daher ist die Zuziehung von Schülern zu den Vergnügungen der Erwachsenen, durch welche häufig die späten Abendstunden in Anspruch genommen werden, nicht ratsam. Der heranwachsenden Jugend sollte überhaupt die Teilnahme an geräuschvollen Festen, die Veranstaltung von prunkhaften Kindergesellschaften, der Besuch von Theatern und Konzerten gar nicht oder nur ausnahmsweise gestattet werden; denn alle solche Vergnügungen haben in der Regel den Erfolg, daß sie die Gedanken der Schüler von ihren Aufgaben und ihrer Pflicht abziehen. Ein Gleiches gilt von ungeeigneten Büchern, wie aufregenden Verbrechergeschichten oder manchen Romanen, deren Lesen die Einbildungskraft des noch nicht gereiften Verstandes übermäßig erhitzt; es ist sogar vorgekommen, daß durch schlechte Bücher die sittlichen und Ehrbegriffe soweit verwirrt wurden, daß geistig übelbeanlagte Schüler bei einem außergewöhnlichen Anlaß vor dem Selbstmord nicht zurückschreckten. Andererseits ist die Beschäftigung mit guten Büchern, welche belehren sowie den Sinn für Edles und das Verständnis für schöne Form und Gedanken zu wecken vermögen, ratsam und nützlich, und es sollten dazu diejenigen

Erholungsstunden des Tages verwendet werden, in welchen ungünstige Witterung den Aufenthalt im Freien nicht gestattet. Ein Unterricht in der Musik und anderen Künsten empfiehlt sich ausschließlich für dazu besonders befähigte Knaben und Mädchen, und auch bei diesen ist darauf zu achten, daß die Nebenbeschäftigungen die Pflichten gegen die Schule nicht beeinträchtigen und, um Überanstrengungen zu vermeiden, die Erholungszeit nicht ungebührlich beschränken.

§ 167. Ausbildung und Schutz des Körpers in den Schulen. Turnunterricht. Die körperliche Entwickelung der Knaben und Mädchen soll auch in der Schule selbst nicht außer acht gelassen werden; die Lehrer sollen das Verhalten ihrer Schüler beobachten, ihnen geeignete Ratschläge und Ermahnungen erteilen und die Eltern durch Vermerke in den Zeugnissen oder durch persönliche Verständigung rechtzeitig darauf aufmerksam machen, wo ein Eingreifen im Hause not tut. Schüler, welche an übertragbaren Krankheiten leiden, sollen von den anderen abgesondert oder samt ihren Geschwistern bis zur Beseitigung der Ansteckungsgefahr vom Schulbesuch ausgeschlossen werden. Bei stärkerem Auftreten ansteckender Krankheiten werden die betroffenen Klassen oder Schulen zeitweise ganz geschlossen (Schulärzte, § 161).

Der Turnunterricht fördert die Kraft und Gewandtheit des Körpers und seiner Gliedmaßen; auf etwaige Gebrechen ist dabei Rücksicht zu nehmen. Ängstliche Eltern handeln unverständig, wenn sie ihre Kinder ohne zwingende Ursache von jener nützlichen Körperausbildung zurückhalten. Die in den Turnstunden gelegentlich vorkommenden Körperverletzungen sind fast immer leichter Art und geben hierzu keine Veranlassung, ja solche Unfälle würden ohne den Turnunterricht vielleicht noch häufiger sein; denn die Jugend besitzt nun einmal das Bedürfnis, sich zu tummeln und würde dieses, wenn das Turnen und die Turnspiele wegfielen mehr als es jetzt geschieht, in wilden Spielen ohne Aufsicht zu befriedigen suchen.

Beim Turnen sind alle überflüssigen und einschnürenden Kleidungsstücke zu vermeiden, weil in ihnen viele für eine gute Körperbildung wichtige Übungen nur mangelhaft oder gar nicht ausgeführt und gerade bei körperlicher Anstrengung die Wirkungen der einschnürenden Kleidung unzuträglich werden können. Dies gilt besonders beim Mädchenturnen für das Korsett und die über den Hüften festgebundenen Röcke. An ihrer Stelle sind beispielsweise im Königreiche Sachsen seitens des Unterrichtsministeriums die in Leipzig und auch in anderen Städten schon vielfach zur Einführung gelangten, etwa nach Matrosenform gefertigten Turnanzüge empfohlen worden, die nicht nur als Schulkleid, sondern auch als Haus= und Straßenkleid benutzt werden können und wegen ihrer Zweckmäßigkeit und Billigkeit weite Verbreitung gefunden haben. Ein solcher Turnanzug besteht aus einem Leibchen mit angeknöpftem geschlossenen Beinkleide, einer Bluse mit bequemem Halsausschnitt und rundem Kragen sowie einem Rocke, der beim Turnen abgeknöpft werden kann.

§ 168. Befähigung der Schüler. Wenn die Kinder trotz unverkennbaren Strebens die ihnen in der Schule gestellten Aufgaben dauernd nicht zu bewältigen vermögen und zu der Befürchtung Anlaß geben, daß ihre Gesundheit durch Überanstrengung Schaden leidet, tritt an Eltern und Erzieher die Frage heran, ob die gewählte Art der Schulbildung nicht im Mißverhältnisse zu der vorhandenen Befähigung steht. Zuweilen wird dann ein Schulwechsel noch nützlich sein, zumal wenn es möglich ist, an Stelle einer stark besuchten Schule eine kleinere Anstalt zu wählen, in welcher die Lehrer sich den einzelnen Schülern eingehender widmen können; schlägt aber auch dieses Mittel fehl, und ist als Ursache des Mißerfolges Unfleiß oder Nachlässigkeit sicher auszuschließen, so darf mit einer Änderung der Ausbildungsart nicht mehr gezögert werden. Mancher Schüler, welcher beim Erlernen von Sprachkenntnissen mit fast unüberwindlichen Schwierigkeiten zu kämpfen hat, faßt die Lehren der mathematischen Wissenschaft mit Leichtigkeit auf, und vielen sichern körperliches Geschick und Beobachtungsgabe eine bevorzugte Lebensstellung, während sie in wissenschaftlichen Berufsarten nur Untergeordnetes leisten können.

Das Urteil über die Notwendigkeit einer Veränderung des Bildungswegs wird den Eltern durch Verständigung mit den Lehrern und durch ärztlichen Rat erleichtert; der Wille der Kinder sollte dabei nicht bestimmend sein; denn die Jugend irrt leicht in ihren Wünschen, und ein Verlangen, dessen Erfüllung einen Teil der Berufswege verschließt, wird oft bereut, wenn der Verstand reifer geworden ist.

§ 169. Mädchenerziehung im besonderen. Einige Besonderheiten sind bei der Erziehung der weiblichen Jugend zu beachten. Weit mehr als der Knabe bedarf das Mädchen der Pflege und Schonung; denn Überanstrengung des zarten Körpers rächt sich bei diesem oft durch Bleichsucht, Reizbarkeit, sog. Nervosität und andere Krankheitszustände. Die Töchterschulen sollen daher jede Überbürdung der ihnen anvertrauten Kinder besonders ängstlich vermeiden, die Mütter ihre Töchter liebevoll hüten und belehren. Zur Ausbildung für anstrengende Berufe wissenschaftlicher und anderer Art, welche die Gesellschaft auch der Frau eröffnet, wähle man nur solche Mädchen aus, deren geistige Auffassungsgabe und gesunde Körperbeschaffenheit eine Befähigung dazu sicher verbürgen.

IV. Beruf und Erwerb.

§ 170. Gesundheitliche Vorteile und Nachteile der einzelnen Beschäftigungsarten. Gewerbeaufsichtsbeamte. Nach dem Ablauf der Schuljahre beginnt für die meisten jungen Leute die Ausbildung für den zukünftigen Beruf. Viele jugendliche Personen werden schon in dieser Ausbildungszeit, alle aber nach Beendigung der Lehrjahre, neuen, durch die Art der gewählten Beschäftigung bedingten Einflüssen unterworfen. Mag es sich um Fabrikarbeiter, Handwerker, Landleute, Künstler, Beamte oder Gelehrte handeln, überall befindet sich der einzelne unter den eigenartigen Verhältnissen seines Berufs, welche seine Gesundheit in günstigem wie in ungünstigem Sinne beeinflussen.

Die wissenschaftliche Forschung ist besonders in den letzten Jahrzehnten bestrebt gewesen, die Schädlichkeiten der verschiedenen Berufsarten für die in ihnen beschäftigten Personen aufzudecken. Auch von Staats wegen wurden Ermittelungen in dieser Richtung veranlaßt, indem man den Betrieb einer Anzahl von Gewerben unter die Aufsicht eigener Beamten, der Gewerbeaufsichtsbeamten, stellte und diesen neben der Erfüllung anderer Aufgaben auch die Berichterstattung über gesundheitliche Berufsschädlichkeiten zur Pflicht machte. Die auf solche Weise erworbenen Kenntnisse, welche zu erweitern man beständig bemüht ist, haben bereits in vielen Fällen die Möglichkeit gewährt, nachteiligen Einflüssen, sei es durch Vervollkommnung der für die Wohlfahrt der Arbeiter bestehenden Einrichtungen, sei es durch besondere Gesetzesvorschriften oder Verwaltungsmaßnahmen, entgegenzuwirken.

Eine vollkommene Beseitigung der Berufsschädlichkeiten ist nicht möglich; es kann vielmehr die Aufgabe der erwähnten Bestrebungen nur sein, die Gefahren jeder Beschäftigungsart auf dasjenige geringste Maß einzuschränken, welches mit Rücksicht auf den Zweck der ausgeübten Tätigkeit zulässig ist. Eine zu weitgehende Besorgnis oder Vorsicht würde dazu führen, daß mit der Abnahme der Gefahr auch eine Verminderung der Leistungen erreicht wird, und daß der einzelne wie die zu gemeinsamer Arbeit vereinigten Personen im Wettbewerbe mit anderen, weniger bedenklichen Arbeitern und schließlich unser Volk überhaupt im Wettbewerbe mit anderen Völkern nicht bestehen kann.

§ 171. Bedeutung der Berufswahl. Verhinderung schwächlicher Personen am Eintritt in anstrengende Berufe. Beschränkung der Frauen= und Kinderarbeit. Von wesentlicher Bedeutung ist die

IV. Beruf und Erwerb.

richtige Berufswahl. Wer sich ohne die erforderliche körperliche Befähigung einer Tätigkeit widmet, leidet in der Regel am ehesten unter ihren Schädlichkeiten. Daher wird die Zulassung zu manchen gewerblichen Beschäftigungen, z. B. zum Bergbau oder zum Eisenbahndienste, wie auch die Einstellung zum Dienste im Heere oder in der Flotte von dem Ausfall einer körperlichen Untersuchung abhängig gemacht. Vor dem Eintritt in Berufsarten, welche vorwiegend Verstandesarbeit erfordern, ist selbstverständlich auch die geistige Befähigung zu prüfen; die Bewerber müssen Zeugnisse über ihre Vorbildung und den erlangten Grad geistiger Reife beibringen. Die Beschäftigung von Frauen und Kindern in Berufsarten, welche schwere Körperarbeit erfordern, ist durch gesetzliche Bestimmung teils eingeschränkt teils verboten.

Nach der Gewerbeordnung für das Deutsche Reich, in der aus dem Gesetze vom 28. Dezember 1908 sich ergebenden Fassung, dürfen in Betrieben, in denen in der Regel mindestens 10 Arbeiter beschäftigt werden, Kinder unter 13 Jahren überhaupt nicht, Kinder über 13 Jahre nur dann beschäftigt werden, wenn sie nicht mehr zum Besuche der Volksschule verpflichtet sind; im übrigen ist die gewerbliche Kinderarbeit durch ein besonderes Gesetz vom 30. März 1903 geregelt. Die Beschäftigung von Arbeiterinnen in Kokereien und mit dem Transporte von Materialien bei Bauten aller Art ist gemäß der Gewerbeordnung verboten. Ferner ist nach der Gewerbeordnung der Bundesrat ermächtigt, die Verwendung von Arbeiterinnen oder jugendlichen Arbeitern für gewisse gewerbliche Beschäftigungen, welche mit besonderen Gefahren für Gesundheit oder Sittlichkeit verbunden sind, gänzlich zu untersagen oder zu beschränken. Demgemäß hat der Bundesrat festgestellt, in welcher Weise weibliche und jugendliche Arbeiter in Anlagen zur Herstellung elektrischer Akkumulatoren aus Blei oder Bleiverbindungen (6. Mai 1908), in gewerblichen Anlagen, in denen Thomasschlacke gemahlen oder Thomasschlackenmehl gelagert wird (3. Juli und 17. Dezember 1909), in Zinkhütten (6. Februar 1900 und 25. November 1910), in Werkstätten mit Motorbetrieb (13. Juli 1900), in Zichorienfabriken (25. November 1909), in Anlagen zur Vulkanisierung von Gummiwaren (1. März 1902), in Glashütten, Glasschleifereien und Glasbeizereien sowie Sandbläsereien (5. März 1902 und 20. März 1912), in Rohzuckerfabriken, Zuckerraffinerien und Melasseentzuckerungsanstalten (24. November 1911), in Steinbrüchen und Steinhauereien [Steinmetzbetrieben] (31. Mai und 8. Dezember 1909), in Walz- und Hammerwerken (27. Mai 1902 und 6. Juli 1906), in Anlagen zur Herstellung gewisser Gebrauchsgegenstände (30. Januar und 1. April 1903), in Anlagen zur Herstellung von Bleifarben und anderen Bleiprodukten (26. Mai 1903), in Ziegeleien (15. November 1903), in Bleihütten (16. Juni 1905), in Anlagen zur Anfertigung von Zigarren (17. Februar 1907), in Anlagen zur Herstellung von Alkali-Chromaten (16. Mai 1907), — ferner in welcher Weise Arbeiterinnen über 16 Jahre in Meiereien (Molkereien) und Betrieben zur Sterilisierung der Milch (4. Juni 1910), in Betrieben zur

Herstellung von Fischkonserven (25. November 1909), in Betrieben zur Herstellung von Gemüse- oder Obstkonserven sowie von Gemüse- oder Obstpräserven (25. November 1909), jugendliche Arbeiter bei der Bearbeitung von Faserstoffen, Tierhaaren, Abfällen oder Lumpen (8. Dezember 1909), auf Steinkohlenbergwerken in Preußen, Baden und Elsaß-Lothringen (24. März 1903), sowie Arbeiterinnen auf Steinkohlenbergwerken, Zink- und Bleierzbergwerken (24. März 1892, 20. März 1902 und 12. April 1907, gilt nur für den Regierungsbezirk Oppeln), ferner Lehrlinge unter 16 Jahren in Getreidemühlen (26. April 1899) beschäftigt werden dürfen. Wöchnerinnen sind der Gewerbeordnung zufolge vor und nach ihrer Niederkunft im ganzen während 8 Wochen in Betrieben, in denen in der Regel mindestens 10 Arbeiter verwendet werden, nicht zu beschäftigen; ihr Wiedereintritt ist an den Ausweis geknüpft, daß seit der Niederkunft mindestens 6 Wochen verflossen sind.

Gemäß den Kaiserlichen Verordnungen vom 31. Mai 1897 und vom 17. Februar 1904 sowie vom 21. Februar 1907 haben mit gewissen Abänderungen die Bestimmungen der Gewerbeordnung über die Beschäftigung von Frauen, Kindern und jugendlichen Arbeitern auf die Werkstätten der Kleider- und Wäschekonfektion sowie auf Werkstätten der Tabakindustrie Anwendung zu finden.

Für Werkstätten, in denen jemand ausschließlich zu seiner Familie gehörige Personen beschäftigt oder in denen eine oder mehrere Personen gewerbliche Arbeit verrichten, ohne von einem den Werkstattbetrieb leitenden Arbeitgeber beschäftigt zu sein, gelten neben den bestehenden reichsrechtlichen Vorschriften die Bestimmungen des Hausarbeitgesetzes vom 20. Dezember 1911.

Da der Staat jedoch, ohne der persönlichen Freiheit zu nahe zu treten, die Wahl der Beschäftigung nur in beschränktem Umfang zu beeinflussen vermag, so bleibt die Verantwortung dafür, daß die Berufsbestimmung erst nach gewissenhafter Abschätzung der Fähigkeiten gegenüber den Anforderungen erfolgt, hauptsächlich dem einzelnen sowie seinen Eltern oder Vormündern überlassen.

§ 172. Tägliche Arbeitsdauer. In jedem Berufe kann eine im Verhältnis zur menschlichen Leistungsfähigkeit zu sehr ausgedehnte tägliche Arbeitsdauer der Gesundheit nachteilig sein, doch ist die Abschätzung des Zeitmaßes, welches ohne Schaden ununterbrochen der Arbeit gewidmet werden kann, schwierig (vgl. § 132). Es muß dabei nicht nur die Art der Beschäftigung berücksichtigt werden, sondern es kommt auch auf die persönliche Leistungsfähigkeit und die Art, wie der einzelne arbeitet, an. Mancher vollbringt seine Aufgaben langsam, mancher rasch, der eine bedarf zahlreicher kurzer Ruhepausen, der andere erfrischt sich durch seltenere, aber länger ausgedehnte Unterbrechungen seiner Tätigkeit. Eine einheitliche Bestimmung der Arbeitszeit ist indessen in Betrieben, welche viele Personen gleichmäßig beschäftigen, nicht zu umgehen. Im Deutschen Reiche sind daher nach der Gewerbeordnung die Arbeitsstunden in jeder Fabrik durch besondere Vorschriften der Arbeitsordnung zu regeln. Außerdem hat der Bundesrat und, soweit er nicht Bestimmungen erläßt, die Landeszentralbehörde oder nach Anhören beteiligter Gewerbetreibender und Arbeiter die zuständige Polizeibehörde das Recht, für Gewerbe, in welchen durch übermäßige Dauer der Arbeitszeit die Gesundheit der Arbeiter gefährdet wird, Dauer, Beginn und Ende der zulässigen täglichen Arbeitszeit und der zu gewährenden Pausen vorzuschreiben.

Von dieser Befugnis hat der Bundesrat bezüglich des Betriebs von Bäckereien und Konditoreien (Bekanntmachung des Reichskanzlers vom 4. März 1896), ferner von Anlagen zur Herstellung elektrischer Akkumulatoren aus Blei oder Bleiverbindungen (6. Mai 1908), von gewerblichen Anlagen, in denen Thomasschlacke gemahlen oder Thomasschlackenmehl gelagert wird (3. Juli und 17. Dezember 1909), von Getreidemühlen (26. April 1899), von gewerblichen Anlagen zur Vulkanisierung von Gummiwaren (1. März 1902), von Steinbrüchen und Steinhauereien [Steinmetzbetrieben] (31. Mai und 8. Dezember 1909), von Anlagen zur Herstellung von Bleifarben und anderen Bleiprodukten (26. Mai 1903), von Bleihütten (16. Juni 1905) und bezüglich der Beschäftigung von Gehilfen und Lehrlingen in Gast- und in Schankwirtschaften (23. Januar 1902) Gebrauch gemacht.

Gemäß den Abänderungsbestimmungen zur Gewerbeordnung vom 30. Juni 1900 ist für offene Verkaufsstellen ein geschäftlicher Ladenschluß für die Zeit von 9 Uhr abends bis 5 Uhr morgens eingeführt worden. Unter gewissen Bedingungen kann der Beginn des Ladenschlusses auf Anordnung der höheren Verwaltungsbehörde bereits zwischen 8 und 9 Uhr abends, sein Ende zwischen 5 und 7 Uhr morgens festgesetzt werden. In offenen Verkaufsstellen und den dazu gehörenden Schreibstuben (Kontoren) und Lagerräumen ist den Gehilfen, Lehrlingen und Arbeitern nach Beendigung der täglichen Arbeitszeit eine ununterbrochene Ruhezeit von mindestens 10 Stunden zu gewähren; in Gemeinden mit mehr als 20 000 Einwohnern muß die Ruhezeit in offenen Verkaufsstellen, in denen 2 oder mehr Gehilfen und Lehrlinge beschäftigt werden, für diese mindestens 11 Stunden betragen; dazu kommt noch eine angemessene Mittagspause, welche für Gehilfen, Lehrlinge und Arbeiter, die ihre Hauptmahlzeit außerhalb des die Verkaufsstelle enthaltenden Gebäudes einnehmen, mindestens 1½ Stunden betragen soll.

Für die jugendlichen und weiblichen Arbeiter ist die Nachtarbeit im allgemeinen verboten und die Dauer der zulässigen Arbeitszeit gesetzlich festgelegt.

Nach der Gewerbeordnung dürfen, von bestimmten Ausnahmefällen abgesehen, Kinder unter 14 Jahren in Betrieben, in denen in der Regel mindestens 10 Arbeiter verwendet werden, nicht länger als 6 Stunden, junge Leute zwischen 14 und 16 Jahren nicht länger als 10 Stunden täglich beschäftigt werden. Die Arbeitsstunden der jugendlichen Arbeiter sollen nicht vor 6 Uhr morgens beginnen, nicht über 8 Uhr abends ausgedehnt und durch regelmäßige Pausen von bestimmter Zeitdauer unterbrochen werden. Die nämlichen

Tagesstunden sind bei der Zumessung der Arbeitszeit der Arbeiterinnen einzuhalten; sie dürfen, auch wenn sie älter sind als 16 Jahre, nicht länger als 10 Stunden täglich, an den Vorabenden von Sonn= und Festtagen nicht länger als 8 Stunden und im allgemeinen nicht nach 5 Uhr nachmittags beschäftigt werden; es ist ihnen eine mindestens 1stündige und im Falle sie ein Hauswesen zu besorgen haben, eine 1½ stündige Mittagspause zu gewähren. Nach Beendigung der täglichen Arbeitszeit ist den jugendlichen und weiblichen Arbeitern eine ununterbrochene Ruhezeit von mindestens 11 Stunden zu gewähren. Für die Tage, an welchen die Arbeiterinnen oder jugendlichen Arbeiter in dem Betriebe die gesetzlich zulässige Arbeitszeit hindurch beschäftigt waren, darf ihnen Arbeit zur Verrichtung außerhalb des Betriebs vom Arbeitgeber überhaupt nicht übertragen oder für Rechnung Dritter überwiesen werden.

Ein wichtiger Schritt, dem menschlichen Erholungsbedürfnisse durch gesetzliche Vorschriften Rechnung zu tragen, ist durch Einführung der Bestimmungen über die Sonntagsruhe geschehen, zu denen neben religiösen Beweggründen auch Rücksichten der Gesundheitspflege die Veranlassung gegeben haben.

Nach der Gewerbeordnung dürfen Arbeiter in den Gewerbebetrieben zum Arbeiten an Sonn= und Festtagen in der Regel nicht verpflichtet werden; ihre Beschäftigung hat im Betriebe von Bergwerken, Salinen, Aufbereitungsanstalten, Brüchen und Gruben, Hüttenwerken, Fabriken und Werkstätten, Zimmerplätzen und anderen Bauhöfen, Werften und Ziegeleien sowie bei Bauten aller Art an Sonn= und Festtagen überhaupt zu unterbleiben; nur für Arbeiten, welche ihrer Natur nach eine Unterbrechung oder einen Aufschub nicht gestatten, sowie für Betriebe, welche ihrer Natur nach auf bestimmte Jahreszeiten beschränkt sind, oder welche in gewissen Zeiten des Jahres zu einer außergewöhnlich verstärkten Tätigkeit genötigt werden, sind Ausnahmen zulässig und vom Bundesrat im einzelnen festgestellt worden (Bekanntmachungen des Reichskanzlers vom 5. Februar und 25. Oktober 1895, 20. April, 26. Juni, 14. Juli und 27. November 1896, 16. Oktober 1897, 3. November 1898, 26. April und 15. Juli 1899, 3. April 1901 und 23. Mai 1906). Von diesen Sonderbestimmungen abgesehen, soll die Ruhezeit mindestens für jeden Sonn= und Festtag 24, für 2 aufeinanderfolgende Festtage 36, für das Weihnachts=, Oster= und Pfingstfest 48 Stunden dauern; sie beginnt um 12 Uhr nachts und erstreckt sich bei 2 aufeinanderfolgenden Festtagen bis 6 Uhr abends des zweiten Tages. In Betrieben mit regelmäßiger Tag= und Nachtschicht kann die 24stündige Ruhezeit frühestens um 6 Uhr abends des vorhergehenden Werktags, spätestens um 6 Uhr morgens des Festtags beginnen.

Im Handelsgewerbe dürfen Gehilfen, Lehrlinge und Arbeiter am ersten Weihnachts=, Oster= und Pfingsttage überhaupt nicht, an anderen Sonn= und Festtagen in der Regel nicht länger als 5 Stunden beschäftigt werden. Durch statutarische Bestimmung einer Gemeinde oder eines weiteren Kommunalverbandes kann diese Beschäftigung auf kürzere Zeit eingeschränkt oder ganz verboten werden, wie andererseits auch ausnahmsweise längere Beschäftigung polizeilich gestattet werden darf.

IV. Beruf und Erwerb.

Für solche Fälle, in welchen eine Beschäftigung der Arbeiter in den erwähnten Betrieben an Sonn- und Festtagen oder eine Vermehrung der zulässigen Arbeitsstunden aus zwingenden Gründen nicht vermieden werden kann, bestimmen andere Vorschriften der Gewerbeordnung, daß die dadurch bedingte Verkürzung der Ruhezeit ein gewisses Zeitmaß nicht überschreiten soll und daß durch Gewährung von Erholungsstunden an Wochentagen Ersatz geleistet wird.

Jugendliche Arbeiter dürfen an Sonn- und Festtagen überhaupt nicht beschäftigt werden.

§ 173. Gesundheitsschädigungen durch Überanstrengung einzelner Teile des Körpers. Neben der allgemeinen Überanstrengung durch eine über Vermögen schwierige oder langdauernde Tätigkeit kann auch die einseitige Inanspruchnahme einzelner Teile des Körpers, z. B. bestimmter Muskelgruppen oder Sinneswerkzeuge, schädlich wirken. Personen, welche viel schreiben, nähen, Klavier spielen oder andere für Hand- und Vorderarmmuskeln anstrengende Beschäftigungen treiben, erkranken zuweilen an einem sehr lästigen Nervenleiden, welches als Schreibkrampf am bekanntesten ist. Die Berufsarten der Gelehrten, Goldarbeiter, Uhrmacher u. a., welche bei oft schlechter Beleuchtung die Beschäftigung mit kleinen Gegenständen, mit Schrift oder Druck notwendig machen, benachteiligen die Sehkraft.

Auch eine durch den Beruf unausgesetzt erforderte Haltung, welche den Blutkreislauf und andere Verrichtungen des Körpers behindert, kann nachteilige Folgen haben. Die gebückte Stellung des Oberkörpers, welche z. B. die Arbeit der Schuhmacher, Schneider und Näherinnen verlangt, beschränkt die Ausdehnung des Brustkorbes und führt auf diese Weise zuweilen zu Kurzatmigkeit und Lungenleiden. Auch vieles Sitzen ist dem Blutkreislauf und den Darmbewegungen hinderlich und kann daher Ursache von Blutstauungen, Verdauungsstörungen und mangelhafter Blutbildung werden. Bei Personen, welche viel geistig arbeiten müssen, z. B. bei Gelehrten und Beamten, vergesellschaften sich solche krankhaften Zustände häufig mit nervösen Störungen, Kopfschmerzen, grundloser Mißstimmung und Niedergeschlagenheit, Überschätzung eines geringfügigen Leidens u. dgl. Andauerndes Gehen und Stehen erschwert das Rückströmen des Blutes aus den unteren Gliedmaßen zum Herzen und verursacht, z. B. bei Kellnern und Waschfrauen, Anschwellungen an den Füßen und Unterschenkeln oder Blutadererweiterungen und Geschwüre an den unteren Gliedmaßen (vgl. § 107).

§ 174. Witterungseinflüsse. Einwirkung von starker Hitze. Unter Landarbeitern, Bauhandwerkern, Fuhrleuten, Eisenbahnbeamten,

Schiffern und vielen anderen Personen, welche in ihrem Berufe den wechselnden Witterungseinflüssen ausgesetzt sind, ganz besonders unter den bei Tiefbauten verwendeten Arbeitern, welche tagelang im Wasser stehen müssen, sind Erkrankungen der Atmungswerkzeuge und Gliederreißen häufig. Schmiede, Hochofenarbeiter, Dampfkesselheizer, Glasbläser u. a. erkranken infolge der strahlenden Glut der Feuerungen, vor welchen sie arbeiten, mitunter an Hautleiden. Solche äußeren Einwirkungen werden indessen von der Mehrzahl der ihnen ausgesetzten Personen ohne Schaden ertragen, weil der menschliche Körper sich in der Regel an sie zu gewöhnen vermag und wie man sagt, abgehärtet wird.

§ 175. Staubkrankheiten. In einigen Betrieben sind die Arbeiter genötigt, Staub einzuatmen, welcher je nach seiner Beschaffenheit die Gesundheit in verschiedener Weise benachteiligen kann. Am wenigsten schädlich sind die weichen Staubarten, sofern sie nicht aus giftigen Stoffen bestehen oder mit Krankheitskeimen verunreinigt sind. Der Kohlenstaub, welchen die Kohlenträger, der Ruß, welchen die Schornsteinfeger, der Graphitstaub, welchen die Bleistiftarbeiter und Former einatmen, verursacht nur ausnahmsweise Erkrankungen der Luftwege. Jedoch bringt man die bei Bäckern und Konditoren häufig vorkommenden Zahnkrankheiten mit der Einatmung des Mehlstaubs in Zusammenhang, da dieser in den Zwischenräumen und in hohlen Stellen der Zähne liegen bleibt und hier, unter dem Einfluß des Mundspeichels in Zucker übergeführt, Gärungskeimen oder Bakterien einen günstigen Nährboden gewährt.

Auf den Staub der Glas-, Metall- und Steinschleifereien wird die Entstehung vieler Lungenleiden bezogen; denn die scharfen Kanten und Spitzen der harten Glas-, Metall- und Steinteilchen bringen in der Wand der Luftröhrenäste und Lungenbläschen Verletzungen hervor, welche die Eingangspforten für eingeatmete Krankheitskeime werden.

Die Eigenart einiger Betriebe bringt die Gefahr mit sich, daß die Staubteilchen an den zu verarbeitenden Stoffen mit gefährlichen Ansteckungsstoffen gemischt sind, welche nicht allein durch die Atmung, sondern auch mit den Nahrungsmitteln der Arbeiter in den Körper gelangen und Erkrankungen hervorrufen können. An Lumpen, Bettfedern u. dgl., welche Kranken zum Gebrauche gedient haben, haften z. B. Krankheitskeime mit großer Zähigkeit; die Sortierer in Papier- und Kunstwollfabriken sind daher übertragbaren Krankheiten ausgesetzt, und auf das Personal der Bettfederreinigungsanstalten sind z. B. Pocken nachweislich durch die Beschäftigungsart

IV. Beruf und Erwerb.

übertragen worden. Die Verarbeitung der Felle und Haare von Tieren, welche dem Milzbrand erlegen waren, hat zuweilen Erkrankungen an dieser verderblichen Seuche vermittelt.

§ 176. Schädliche Gase. In einigen mit der Verarbeitung giftiger Stoffe beschäftigten Betrieben können bei ungeeigneter Einrichtung der Werkstätten die Arbeiter durch Einatmung von Giftstaub gefährdet sein. Häufiger jedoch wird die Luft der Arbeitsräume durch Verunreinigung mit schädlichen oder giftigen Gasen der Gesundheit nachteilig. So sind die Bleicher, die Strohhutmacher, die mit dem Schwefeln des Hopfens und die in Alaun-, Ultramarin-, Schwefelsäure- und Weißblechfabriken beschäftigten Arbeiter oft der Einatmung der schwefligen Säure ausgesetzt; Salzsäuregas bildet sich in Sodafabriken, Chlor in Chlorkalkfabriken und Schnellbleichereien. Bei der Vulkanisierung von Kautschuk mittels Schwefelkohlenstoffs erfolgt leicht eine Einatmung von Dämpfen dieser Flüssigkeit, beim Metallbrennen eine solche von nitrosen Gasen. Das Personal der Gasanstalten sowie die mit der Herstellung und Ausbesserung von Gasleitungen beschäftigten Arbeiter sind durch das Leuchtgas, die Bedienung von Wassergas- (Sauggas-) Motoren durch Kohlenoxyd, die Bergleute durch Grubengase, die Tunnelarbeiter durch Minengase gefährdet.

§ 177 Metall- und Phosphorvergiftungen. Bei der Verarbeitung von Metallen können Gifteinwirkungen nicht allein auf dem Wege der Einatmung, sondern auch dadurch zustande kommen, daß die an den Händen haftenden Giftstoffe mit Nahrungsmitteln oder sonst gelegentlich zum Munde geführt werden. Auf solche Weise entstehen die Quecksilbervergiftungen bei Spiegelbelegern, die Bleivergiftungen bei Schriftsetzern, bei Malern und Lackierern, welche Bleifarben verwenden, bei Töpfern, welche bleihaltige Glasur herstellen, bei Arbeitern in Bleiweißfabriken u. a., die Arsenikvergiftungen bei den mit der Herstellung und Verwendung arsenhaltiger Farben, namentlich Schweinfurtergrün, beschäftigten Personen, bei Blumenmacherinnen u. a. In ähnlicher Weise entwickeln sich von schadhaften Zähnen aus die zu Knochenfraß an den Kiefern führenden Phosphoreinwirkungen bei dem Personale der Phosphorfabriken und besonders bei den Arbeitern, welche die dem weißen Phosphor ihre Entzündbarkeit verdankenden Streichhölzchen herstellen; erfreulicherweise sind diese Streichhölzchen durch die auf weniger gefährliche Weise herzustellenden sog. schwedischen Zündhölzer mehr und mehr verdrängt worden. Im Deutschen Reiche darf gemäß dem Gesetze, betreffend Phosphorzündwaren, vom 10. Mai 1903 weißer oder gelber Phosphor zur Herstellung von Zündhölzern und anderen Zündwaren nicht verwendet werden.

§ 178. Unglücksfälle. In manchen Betrieben ereignen sich zuweilen bei der Handhabung von Maschinen, Kreissägen, Schwungrädern, elektrischen Leitungen mit hoher Spannkraft u. dgl. verschiedenartige Verletzungen. Bei der Herstellung und Verwendung des Pulvers und anderer Sprengstoffe, bei der Entzündung der sogenannten schlagenden Wetter und bei manchen anderen Gelegenheiten können Explosionen zustande kommen.

§ 179. Maßnahmen gegen die Berufsschädlichkeiten. Um die Gesundheitsschädigungen und Unfälle, welche durch die in den vorstehenden Paragraphen erwähnten Berufsgefahren verursacht werden können, auf ein möglichst geringes Maß einzuschränken, sind zahlreiche gesetzliche und polizeiliche Vorschriften erlassen worden. Oft trägt aber die Unachtsamkeit oder Unvorsichtigkeit der verunglückten Personen selbst die Schuld an dem erlittenen Schaden. Derartigen Vorkommnissen gegenüber kann nicht genug darauf hingewiesen werden, daß es zu den Berufspflichten gehört, sich über die Gefahren der gewählten Beschäftigungsart ausreichend zu unterrichten und die gebotenen Verhaltungs- und Vorsichtsmaßregeln gewissenhaft zu befolgen.

Nach der Gewerbeordnung sind die Gewerbeunternehmer verpflichtet, die Arbeitsräume, Betriebsvorrichtungen, Maschinen und Gerätschaften so einzurichten und zu unterhalten und den Betrieb so zu regeln, daß die Arbeiter gegen Gefahren für Leben und Gesundheit soweit geschützt sind, wie es die Natur des Betriebs gestattet.

Insbesondere ist für genügendes Licht, ausreichenden Luftraum und Luftwechsel, Beseitigung des bei dem Betrieb entstehenden Staubes, der dabei entwickelten Dünste und Gase sowie der dabei entstehenden Abfälle Sorge zu tragen. Ebenso sind diejenigen Vorrichtungen herzustellen, welche zum Schutze der Arbeiter gegen gefährliche Berührungen mit Maschinen oder mit Maschinenteilen oder gegen andere in der Natur der Betriebsstätte oder des Betriebs liegende Gefahren, namentlich auch gegen die Gefahren, welche aus Fabrikbränden erwachsen können, erforderlich sind. Endlich sind zur Sicherung eines gefahrlosen Betriebs Vorschriften über dessen Ordnung und das Verhalten der Arbeiter zu erlassen.

Seitens des Bundesrats sind solche Vorschriften getroffen worden hinsichtlich der Buchdruckereien und Schriftgießereien (31. Juli 1897 und 12. Dezember 1908), der Anlagen zur Herstellung elektrischer Akkumulatoren aus Blei oder Bleiverbindungen (6. Mai 1908), der gewerblichen Anlagen, in denen Thomasschlacke gemahlen oder Thomasschlackenmehl gelagert wird (3. Juli und 23. Dezember 1911), der Zinkhütten (6. Februar 1900), der gewerblichen

IV. Beruf und Erwerb.

Anlagen zur Vulkanisierung von Gummiwaren (1. März 1902), der Steinbrüche und Steinhauereien [Steinmetzbetriebe] (31. Mai und 8. Dezember 1909), der Roßhaarspinnereien, Haar- und Borstenzurichtereien, Bürsten- und Pinselmachereien (22. Oktober 1902), der Anlagen zur Herstellung von Bleifarben und anderen Bleiprodukten (26. Mai 1903), der Bleihütten (16. Juni 1905), der Betriebe, in denen Maler-, Anstreicher-, Tüncher-, Weißbinder- oder Lackiererarbeiten ausgeführt werden (27. Juni 1905), der Anlagen zur Anfertigung von Zigarren (17. Februar 1907) und der Anlagen zur Herstellung von Alkali=Chromaten (16. Mai 1907). Gemäß der Bekanntmachung vom 28. November 1900 muß in denjenigen Räumen der offenen Verkaufsstellen, in welchen die Kundschaft bedient wird, sowie in den zu solchen Verkaufsstellen gehörenden Schreibstuben (Kontoren) für die daselbst beschäftigten Gehilfen und Lehrlinge ausreichende, geeignete Sitzgelegenheit vorhanden sein und benutzt werden dürfen.

Zur Anordnung ins einzelne gehender Unfallverhütungsvorschriften sind nach dem Unfallversicherungsgesetze vom 6. Juli 1884/30. Juni 1900 die aus den Unternehmern je eines größeren Industriezweigs gebildeten Berufsgenossenschaften befugt; ihre Beschlüsse werden unter Mitwirkung von Vertretern der Arbeiter gefaßt und bedürfen der Genehmigung des Reichsversicherungsamts. Die Berufsgenossenschaften besitzen das Recht, die Befolgung der Unfallverhütungsvorschriften überwachen zu lassen; in letzteren pflegen auch Bestimmungen über die erste Hilfeleistung bei Unfällen enthalten zu sein.

In vielen Betriebsanlagen ist eine wesentliche Verbesserung der Gesundheitsverhältnisse nur von einem verständnisvollen Eingehen der Arbeiter in die von Behörden oder Arbeitgebern zum Schutze von Leben und Gesundheit betätigten Bestrebungen zu erwarten. Als ein unentbehrliches Mittel, das Verständnis dafür zu wecken oder zu erhöhen, ist die Belehrung der Arbeiter anzusehen. Unterweisungen dieser Art sind namentlich in solchen Betriebsanlagen am Platze, wo der Arbeiter durch sein persönliches Verhalten das meiste zum Schutze seiner Gesundheit beizutragen vermag.

Auf Weisung des Reichskanzlers sind zur Belehrung gewisser Arbeitergruppen „Merkblätter" im Kaiserlichen Gesundheitsamt ausgearbeitet worden und zwar bisher für Maler, Anstreicher, Tüncher, Weißbinder und Lackierer (das sogenannte Bleimerkblatt), für Feilenhauer, für Arbeiter in Chromgerbereibetrieben und für Metallschleifer. Für die möglichste Verbreitung der Merkblätter, auch durch unentgeltliche Abgabe, ist Sorge getragen.

Trotz der erwähnten Maßnahmen vorbeugender Art kommen in den einzelnen Berufsarten Gesundheitsschädigungen immer noch zahlreich genug vor. Es bestehen aber im Deutschen Reiche gesetzliche Einrichtungen, welche geeignet sind, auch die Folgen solcher Schädigungen auszugleichen oder doch zu milbern. Durch das Reichsgesetz, betreffend die Krankenversicherung der Arbeiter, vom

15. Juni 1883 bezw. 10. April 1892, 30. Juni 1900 und 25. Mai 1903, das Unfallversicherungsgesetz vom 6. Juli 1884 bezw. 30. Juni 1900 sowie die Reichsversicherungsordnung vom 19. Juli 1911 (4. Buch)*) ist nämlich eine **zwangsweise Versicherung der Arbeiter gegen Krankheit, Betriebsunfälle und Erwerbsunfähigkeit** eingeführt, welche den Arbeitern in derjenigen Zeit, wo ihre hauptsächlichste Erwerbsquelle, die körperliche Arbeitskraft, wegen körperlicher Mängel und Gebrechen versagt, eine sichere, vor der Armenpflege bewahrende Fürsorge unter staatlichem Schutze zuteil werden läßt.

Gegen Krankheit sind gegenwärtig im Deutschen Reiche kraft gesetzlichen Zwanges alle im Gewerbe oder Handel gegen Lohn oder Gehalt (bis 2000 ℳ jährlich) beschäftigten männlichen wie weiblichen Personen versichert. Ihre Anzahl beträgt mehr als 12 Millionen. Jeder Versicherte erhält im Falle der Erkrankung freie ärztliche Behandlung, Arznei und sonstige Heilbedürfnisse (wie Brillen, Bruchbänder) sowie außerdem, falls mit der Krankheit eine zeitweilige Erwerbsunfähigkeit verbunden ist, vom 3. Tage nach der Erkrankung ab für jeden Arbeitstag ein Krankengeld mindestens in Höhe der Hälfte des ortsüblichen oder durchschnittlichen Tagelohns. Die Verpflichtung zur Krankenunterstützung endigt mit dem Ablauf der 26. Woche nach Beginn der Krankheit. Für den Todesfall wird den Hinterbliebenen des Versicherten (ausschl. bei der Gemeinde-Krankenversicherung) ein Sterbegeld gewährt. Die Kosten der Krankenversicherung werden durch Beiträge aufgebracht, welche zu $^2/_3$ die Arbeiter, zu $^1/_3$ die Arbeitgeber zu leisten haben. Die Durchführung der Krankenversicherung erfolgt mittels örtlicher Krankenkassen, deren jede in der Regel die in einem Gewerbszweige (z. B. im Schuhmachergewerbe) oder in einer Betriebsart (z. B. im Eisenbahnbetriebe) beschäftigten Personen umfaßt.

Die Unfallversicherung erstreckt sich in Deutschland auf einen erheblich größeren Personenkreis als die Krankenversicherung. Ihr unterliegen die in der Industrie und der Landwirtschaft, in den besonders gefährdeten Gewerben und Handwerken sowie bei der Seeschiffahrt beschäftigten (etwa 25 Millionen) Arbeiter, niederen Betriebsbeamten und Kleinunternehmer (darunter viele kleine Landbesitzer). Alle vorbezeichneten Personen sind kraft öffentlichen Rechtes gegen die Folgen der bei dem Betriebe sich ereignenden Unfälle — selbst wenn denselben ein Verschulden des Verunglückten oder eines Dritten zugrunde liegt — versichert. Als Betriebsunfälle im Sinne des Reichsgesetzes vom 6. Juli 1884/30. Juni 1900 gelten aber nur mit dem Betrieb in Verbindung stehende plötzliche Ereignisse, dagegen nicht die sog. Gewerbekrankheiten, welche sich allmählich bei längerer Beschäftigung z. B. in Quecksilber-Spiegelbelegeanstalten, in Bleihütten bisweilen entwickeln (vgl. § 177).

---

*) Die Teile der Reichsversicherungsordnung, die sich auf die Kranken- und Unfallversicherung beziehen, sowie das Versicherungsgesetz für Angestellte vom 20. Dezember 1911 sind noch nicht in Kraft getreten.

IV. Beruf und Erwerb.

Die Unfallversicherung gewährt dem Verletzten einen Anspruch auf Schadenersatz. Dieser besteht in den Kosten des Heilverfahrens sowie in einer dem Verletzten für die Dauer der Erwerbsunfähigkeit zukommenden Rente, der Unfallrente, deren Höhe je nach dem Grade der eingetretenen Erwerbsunfähigkeit bis zu $2/3$ des bisherigen Jahresarbeitsverdienstes bemessen wird. Diese Leistungen finden jedoch erst vom Beginne der 14. Woche nach Eintritt des Unfalls statt; bis zu diesem Zeitpunkt genießt der Verletzte die Krankenunterstützung auf Grund des Krankenversicherungsgesetzes. Wenn der Betriebsunfall den Tod des Verunglückten zur Folge hat, so werden den Hinterbliebenen außerdem die Beerdigungskosten ersetzt, und sie erhalten (die Witwe bis zu ihrem Tode oder ihrer Wiederverheiratung, die Kinder bis zum zurückgelegten 15. Lebensjahr) eine Geldrente. Die Pflicht zur Unfallentschädigung liegt den in den sog. Berufsgenossenschaften vereinigten Unternehmern gemeinschaftlich ob; sie haben ausschließlich die Kosten der Unfallversicherung aufzubringen. Die Berufsgenossenschaften werden nach Industriezweigen für begrenzte Wirtschaftsgebiete (z. B. Sächsisch-Thüringische Eisen- und Stahl-Berufsgenossenschaft) oder für das ganze Reich (z. B. Deutsche Buchdrucker-Berufsgenossenschaft) gebildet.

Gegen diejenige Erwerbsunfähigkeit, welche infolge von Alter (über 70 Jahre), von nicht bloß vorübergehender Krankheit oder von nicht durch die Unfallversicherung gedeckten Unfällen eintritt, sind im Deutschen Reiche durch die Reichsversicherungsordnung vom 19. Juli 1911 alle Lohnarbeiter in sämtlichen Berufszweigen, einschließlich der Schiffsbesatzung, der Lehrlinge und Dienstboten, sowie die Betriebsbeamten, Handlungsgehilfen, Bühnen- und Orchestermitglieder, Lehrer und Erzieher mit einem Jahresverdienste bis 2000 ℳ zwangsweise versichert. Die Wohltat dieses Gesetzes, nämlich eine nach Lohnklassen und Beitragsjahren abgestufte Geldrente, kommt mithin im besondern auch solchen invaliden Personen zugute, welche durch einen Unfall außerhalb des Betriebs, in dem sie beschäftigt waren, oder durch eine sog. Gewerbekrankheit (s. oben) bauernden Schaden an ihrer Gesundheit erlitten haben. Die Aufbringung der zur Gewährung der Invaliditäts- und Altersrente erforderlichen Mittel geschieht berart, daß das Reich zu jeder festgestellten Rente jährlich 50 ℳ zuschießt, während der Rest durch laufende, an eine öffentliche Versicherungsanstalt zu zahlende Beiträge der versicherten Arbeiter und ihrer Arbeitgeber zu gleichen Teilen gedeckt wird.

§ 180. Statistik der Erkrankungen und Todesfälle in den verschiedenen Berufsarten. Um eine sichere Unterlage für die zur Verhütung oder Beschränkung von Berufsschädlichkeiten zu treffenden Maßnahmen zu gewinnen, ist es erforderlich, geeignete statistische Erhebungen zu veranstalten.

Indem man die Art und Häufigkeit der Gesundheitsschädigungen und Unfälle in einem einzelnen Berufszweig ermittelt, gewinnt man ein Urteil über die Gefährlichkeit des Berufs und über die Mittel zur Verminderung und Beseitigung der Gefahr. Verschiedene Berufsarten kann man unter sich vergleichen, wenn man aus jeder von ihnen möglichst viele Personen, welche sich nach Körperbeschaffenheit, Alter, Lebensweise und Unterkunft annähernd unter gleichen Bedingungen befinden, jahrelang einer Beobachtung unterstellt. Es genügt jedoch nicht zu ermitteln, daß unter 1000 Schmieden in gleicher Zeit weniger Erkrankungen vorkommen, als unter 1000 gleich alten Schuhmachern, um daraus zu folgern, daß das Schuhmacherhandwerk der Gesundheit weniger zuträglich sei als die Beschäftigung des Schmiedes; vielmehr muß bei solchem Vergleich in Betracht gezogen werden, daß dem Schmiedehandwerk in der Regel kräftigere und widerstandsfähigere Personen als dem Schuhmacherhandwerk sich widmen. Im allgemeinen darf man nach den bisherigen Erfahrungen als feststehend betrachten, daß die Arbeit in geschlossenen und besonders in mit Staub erfüllten Räumen mehr Erkrankungen und bei nicht genügend vorsichtigem Verhalten eine kürzere Lebensdauer bedingt als die Tätigkeit in reiner, staubfreier Luft, besonders im Freien.

Einstweilen bilden die Angaben über die Sterblichkeit in einzelnen Berufsarten noch den wertvollsten Maßstab für die Schätzung der mit ihnen verbundenen gesundheitlichen Gefahren. So fand man in England für männliche Personen im Alter von 25 bis 65 Jahren die geringste Sterblichkeit bei Geistlichen, Gärtnern und Landwirten, die höchste u. a. bei Schankwirten sowie bei den in Schankwirtschaften angestellten Personen, bei Feilenhauern, Bergleuten in Zinnbergwerken, Brauern usw. Der Schwindsucht insbesondere erlagen verhältnismäßig selten Seefischer und Landleute, dagegen häufig Schneider und Buchdrucker. Überall ergibt sich für die beschäftigungslosen männlichen Personen, für Hausierer und ähnliche Gewerbetreibende eine auffallend hohe Sterblichkeit; es erklärt sich das offenbar daraus, daß unter solchen Personen viele Schwächlinge zu finden sind, welche wegen körperlicher Fehler und Krankheiten schweren Berufsarten nicht nachgehen können.

D. Gefährdung der Gesundheit durch äußere Einflüsse.

I. Gesundheitsschädigung durch Witterung und Klima.

§ 181. Ursache und Art der Erkältungskrankheiten. Neben den in den vorhergehenden Abschnitten erwähnten der Gesundheit nachteiligen Umständen gibt es viele äußere, von den Verhältnissen und der Lebensweise des einzelnen Menschen unabhängige Einwirkungen, welche die Entstehung von Krankheiten verursachen können.

Unverkennbar ist der Einfluß der Witterung auf unser Wohlbefinden. In der **Hitze** zeigt die Haut ein gerötetes Aussehen und eine feuchte Beschaffenheit; die unter dem Wärmeeinflusse sich erweiternden kleinen Hautgefäße nehmen reichlicher Blut auf; es werden größere Mengen von Schweiß abgesondert, durch dessen Verdunstung dem Körper Wärme entzogen wird. Die vermehrte Flüssigkeitsausscheidung von der Haut hat eine Zunahme des Durstgefühls und eine Verminderung der Nierenabsonderung zur Folge; der sparsamer gelassene Harn enthält weniger Wasser und zeigt daher dunklere Farbe. Da jedoch die Wärmeabgabe immer noch geringer ist als bei kalter Außenluft, so wird einer übermäßigen Wärmeansammlung durch Verminderung der Wärmeerzeugung vorgebeugt. Demgemäß stellt sich eine Abnahme des Nahrungsbedürfnisses und eine gewisse Unlust zur Muskelarbeit ein.

In der **Kälte** verengen sich die Hautgefäße, die Schweißabsonderung ist geringer, der Harn wird reichlicher abgesondert und zeigt eine blasse Farbe. Die verhältnismäßig großen Wärmemengen, welche an die kalte Außenluft abgegeben werden, müssen im Körper ersetzt werden. Demgemäß steigert sich das Bedürfnis zur Nahrungsaufnahme im allgemeinen; insbesondere werden gewisse Nährstoffe (Fett, Kohlenhydrate) nun bevorzugt. Auch wird durch Vermehrung der Muskeltätigkeit (Bewegungen) Wärme erzeugt.

Trotzdem der Körper in der geschilderten Weise der Wärme seiner Umgebung sich anzupassen versteht, werden höhere Kälte- und Wärmegrade doch unangenehm empfunden. Auch Trockenheit und Feuchtigkeit der Luft (vgl. § 35) sowie Schwankungen des Luftdrucks (§ 36) machen sich uns bemerklich; endlich stören Wind und Nässe unser körperliches Behagen. Solche Wahrnehmungen legen es nahe, in den Witterungseinflüssen auch Ursachen von Gesundheitsstörungen zu vermuten; überdies lehrt die Erfahrung, daß die Angehörigen derjenigen Berufsarten, welche dem Winde und Wetter besonders ausgesetzt sind, häufig an solchen Krankheitsformen leiden, welche bei anderen nach einer heftigen Abkühlung oder Durchnässung sich einstellen. Man bezeichnet solche Erkrankungen als **Erkältungskrankheiten** und zählt zu ihnen besonders alles „Reißen", worunter der Volksmund akuten und chronischen Gelenkrheumatismus, Muskelrheumatismus, Lendenweh (Hexenschuß), schmerzhafte Nervenerkrankungen, z. B. Gesichtsschmerz und Hüftweh, zusammenfaßt. Außerdem werden manche mit Durchfall verbundene Erkrankungen der Verdauungswege und die sogenannten Katarrhe der Atmungswege zu den Erkältungskrankheiten gerechnet. Die letzterwähnten Katarrhe betreffen zumeist nur die ersten Luftwege, Nase, Rachen, Kehlkopf und die Luftröhre mit ihren Verästelungen, führen indessen auch zur Entzündung der Lungen und des Brustfells und können Ohren und Augen in Mitleidenschaft ziehen. Sie äußern sich zunächst in einer durch vermehrten Blutzufluß bedingten Rötung und einer Schwellung der Schleimhaut, welche je nach der betroffenen Stelle Niesen, Husten, Lichtscheu, Trockenheit im Halse, Heiserkeit usw. bedingt. Bald stellt sich eine Zunahme der Schleimabsonderung ein, deutlich bemerkbar z. B. an der Nasenschleimhaut und an der Schleimhaut der Luftwege, und der anfangs „trockene" Katarrh „löst" sich dann, wobei der Husten lockerer wird und reichlichen Auswurf zutage fördert. In leichteren Fällen pflegt sich bei zweckmäßigem Verhalten der Erkrankten die frühere Beschaffenheit der Schleimhaut wiederherzustellen, nicht selten gehen die Krankheitserscheinungen jedoch mit Fieberhitze, Schmerzen und anderen Störungen einher; zuweilen entwickeln sich aus einem Katarrhe sogar lebensgefährliche Leiden.

§ 182. Schutz vor Erkältung. Obgleich zweifellos durch Witterungseinflüsse die Entstehung der erwähnten Erkältungskrankheiten nicht unwesentlich begünstigt wird, so sind doch zu deren Zustandekommen nach unserer heutigen Überzeugung in der Regel noch andere Umstände notwendig; die zum Teil auf alten ärztlichen

I. Gesundheitsschädigung durch Witterung und Klima.

Anschauungen beruhende übertriebene Furcht vor Wind, Kälte und Nässe, ja vor jeder harmlosen Zugluft ist daher oft zu weitgehend und gibt vielen Menschen zu unzweckmäßigem Verhalten Veranlassung. Wohl ist es ratsam, bei Kälte, Wind und heftigem Regen eine schützende, warme Kleidung zu tragen und durchnäßte Gewänder möglichst rasch gegen trockene zu vertauschen, doch darf die Besorgnis vor Erkältung nicht dazu führen, daß der Aufenthalt im Freien gemieden wird, oder daß die Lüftung der geschlossenen, dem menschlichen Aufenthalte dienenden Räumlichkeiten in ungenügender Weise erfolgt. Durch allzu warme Kleidung, durch allzu ängstliche Vermeidung kühler Luft wird der Körper verweichlicht und der Möglichkeit beraubt, sich im Widerstande gegen die Einflüsse der Witterung zu üben; die Fähigkeit, sich Temperaturwechseln anzupassen, nimmt dann ab, und der Mensch fällt um so leichter einer Erkältung anheim, gegen welche verständige Abhärtung ihm Schutz gewährt hätte. Eine solche Abhärtung kann bei gesunden, nicht blutarmen Personen sowohl durch zweckentsprechende, nicht übertriebene Anwendung des kalten Wassers, als auch auf mildere Weise durch Gebrauch von Luftbädern in den meisten Fällen erzielt werden.

§ 183. Erfrierungen. Eine andere auf Witterungseinflüsse zurückzuführende Gruppe von Erkrankungen bilden die Erfrierungen verschiedenen Grades, deren leichteste Form die bekannten lästigen Frostbeulen darstellen. Oft wird ihre Entstehung durch Hemmung des Blutumlaufs, z. B. unter knapp sitzenden Handschuhen oder engen Stiefeln, begünstigt.

Die von einer stärkeren Erfrierung betroffenen Körperstellen werden zunächst kalt und steif und erblassen leichenähnlich; auf der Haut bilden sich Blasen, und schließlich sterben die erfrorenen Körperteile vollkommen ab, verfallen, wie man sagt, dem Brande (vgl. § 217). Körperteile, welche in strenger Kälte nicht bewegt werden, sind der Wirkung des Frostes am meisten ausgesetzt; daher zeigt sich das lästige Frostgefühl besonders bald an Nase und Ohren, und Erfrierungen von Gliedmaßen entstehen besonders bei Personen, welche während der Winterkälte im Freien sich zum Schlafe niederlegen; unter dem Einfluß sehr strengen Frostes kann dann sogar der Erfrierungstod eintreten. Man soll daher in der Kälte sich fleißig Bewegung machen, vor allem aber dem Ermattungsgefühl und Schlafbedürfnis im Freien nicht nachgeben.

§ 184. Behandlung der Erfrierung. Da der Körper vor Eintritt des Erfrierungstodes in der Regel in den Zustand des Scheintodes (vgl. § 238) verfällt, so ist es Menschenpflicht, an

Personen, welche erfroren erscheinen, zunächst Wiederbelebungsversuche anzustellen. Man bringt den Erfrorenen zu diesem Zwecke in einen ungeheizten Raum, entkleidet ihn und bedeckt ihn mit Schnee oder lagert ihn in einer Wanne mit kaltem Wasser, da eine schnelle Erwärmung schädlich sein würde. Alsdann reibt man den starren Körper mit Schnee oder nassen Tüchern tüchtig ab, hütet sich aber, wie bei allen mit dem Erfrorenen vorzunehmenden Verrichtungen, sorgfältig, die durch den Frost erstarrten Glieder zu verletzen, wohl gar zu brechen. Sind diese wieder biegsam, verschwindet die Blässe der Haut und kehrt die Körperwärme zurück, so wird der Verunglückte auf ein ungewärmtes Bett gelegt und dort erforderlichenfalls so lange von seinen Helfern zu Atembewegungen veranlaßt (vgl. „künstliche Atmung" § 239), bis er ohne Hilfe regelmäßig atmet. Auch ist, nachdem er zum Bewußtsein erwacht ist, der Versuch zu machen, ihm etwas lauwarmen starken Kaffee oder Tee, später Wein oder Branntwein einzuflößen. Erst wenn Bewußtsein, Wärme, Beweglichkeit und Atmung wieder vollständig zurückgekehrt sind, darf der nunmehr Genesende in ein warmes Zimmer gebracht und in ein warmes Bett gelegt werden.

In ähnlicher Weise wie mit dem ganzen Körper verfährt man mit einzelnen erfrorenen Körperteilen. Man schützt sie vor zu schneller Erwärmung und reibt sie fleißig mit Schnee oder kalten nassen Tüchern, jedoch nicht so stark, daß die Haut wund wird, weil sich sonst Geschwüre bilden, deren Heilung lange Zeit erfordert. Später bedeckt man die betroffenen Körperteile mit Verbandmull oder reiner Leinwand, nachdem man diese Verbandstücke mit gutem Öle getränkt oder mit Salbe eingefettet hat.

§ 185. Hitzschlag, Sonnenstich, Unfälle durch elektrische Betriebe und Blitzschlag. Auch übermäßige Hitze führt ernste Gefahren für die Gesundheit mit sich, indem sie zu dem oft tödlichen Hitzschlag Veranlassung geben kann. Erkrankungen dieser Art ereignen sich am leichtesten, wenn die Luft wenig bewegt und mit Feuchtigkeit gesättigt ist; die Verdunstung des Schweißes geht dann nur langsam von statten, und dementsprechend kühlt sich die Haut nicht genügend ab. Auch bei trockener Luft kann die Hautausdünstung zu gering werden, wenn das dem Körper durch die Schweißabsonderung entzogene Wasser nicht von Zeit zu Zeit durch Aufnahme von Getränk ersetzt wird. Ist in einem dieser beiden Fälle die Luft zu warm, um eine ergiebige Abkühlung der Haut zu bewirken, kann also die im Körper gebildete Wärme nicht wieder verausgabt werden, so nimmt die Bluttemperatur zu, erreicht Grade, wie

I. Gesundheitsschädigung durch Witterung und Klima.

sie sonst nur bei Fiebernden (vgl. § 193) gefunden werden und bedingt schließlich die gefährliche Hitzschlagerkrankung.

Hitzschlag betrifft am häufigsten Personen, welche in geschlossenen Trupps größere Märsche zurücklegen, z. B. Soldaten; hier wird durch die Muskelanstrengung viel Wärme gebildet, während die Körperoberfläche des einzelnen der Abkühlung durch die Luft innerhalb der dicht aneinander geschlossenen Abteilung weniger zugänglich ist. Das Gesicht des am Hitzschlag Erkrankenden rötet sich, der Kopf wird „eingenommen", die Lust an der Unterhaltung schwindet, auf Fragen erfolgt keine Antwort, der Mann marschiert gleichsam wie im Traume mit den andern weiter. Wenn man ihn in diesem Grade der Erkrankung aus dem geschlossenen Trupp herausnimmt, also die Wärmeabgabe von der Körperoberfläche erleichtert und auch die durch das Marschieren bedingte Wärmebildung unterbricht, so pflegt der bedrohliche Zustand, zumal bei Darreichung von erfrischendem Getränk und Benetzung der Haut mit Wasser, schnell vorüberzugehen. Marschiert der Kranke aber in geschlossener Abteilung weiter, so verliert er schließlich das Bewußtsein, der Puls wird schwach und unregelmäßig, die Atmung findet nur oberflächlich statt, stockt endlich gänzlich, und unter Zuckungen stürzt der Mann zusammen.

Im deutschen Heere wird den Offizieren, Unteroffizieren und Mannschaften durch häufig wiederholte Belehrungen die Möglichkeit gewährt, rechtzeitig die Gefahr des Ausbruchs des Hitzschlags zu erkennen und abzuwenden.

Im Falle einer Hitzschlagerkrankung säume man nicht, so schnell wie möglich ärztliche Hilfe zu beschaffen. Bis zum Eintreffen des Arztes ist mit dem Kranken wie mit Ohnmächtigen zu verfahren (vgl. § 237). Besonders ist es notwendig, die etwa stockende Atmung auf künstlichem Wege (vgl. § 239) wiederherzustellen und durch Eis- oder Kaltwasserumschläge auf den heißen Kopf, ferner, wenn tunlich, durch kalte Übergießungen oder wenigstens Besprengungen für Abkühlung zu sorgen.

Eine dem Hitzschlag verwandte Erkrankung ist der Sonnenstich, welcher auch bei ruhenden, durch Muskelanstrengung nicht erhitzten Personen durch die unmittelbare Bestrahlung des Kopfes von der heißen Mittagssonne entstehen kann. Die Erwärmung des Kopfes bewirkt Blutandrang zum Gehirn, als dessen Folge sich Kopfschmerzen, Schwindel, Flimmern vor den Augen und andere Sehstörungen, Übelkeit, Erbrechen und Ohnmacht einstellen. In schweren Fällen kommt es zu Krämpfen, zu Irrereden, und kann sogar der Tod eintreten. Personen, welche vom Sonnenstiche betroffen sind, soll man möglichst rasch in den Schatten bringen und daselbst in gleicher Weise wie Hitzschlagkranke weiter behandeln.

Mit der Zunahme der Verwendung elektrischer Kraft haben die **Unfälle durch elektrische Betriebe** an Häufigkeit zugenommen.

Ist der von einem solchen Unfall Betroffene noch in Verbindung mit der elektrischen Leitung, so ist zunächst erforderlich, ihn der Einwirkung des elektrischen Stromes zu entziehen. Um dies zu erreichen, ist die Leitung, wenn möglich, sofort spannungslos zu machen durch Benutzung des nächsten Schalters, durch Lösung der Sicherung für den betreffenden Leitungsstrang oder durch Zerreißung der Leitungen mittels eines trockenen nicht metallischen Gegenstandes, z. B. eines Stückes Holz, eines Stockes oder eines Seiles, das über den Leitungsdraht geworfen wird. Man stelle sich dabei selbst zur Fernhaltung oder Abschwächung der Stromwirkung (Isolierung) auf ein trockenes Holzbrett, auf trockene Tücher, Kleidungsstücke oder auf eine ähnliche nicht metallische Unterlage, oder man ziehe Gummischuhe an. Der Hilfeleistende soll seine Hände durch Gummihandschuhe, trockene Tücher, Kleidungsstücke oder ähnliche Umhüllungen isolieren; er vermeide bei den Rettungsarbeiten jede Berührung seines Körpers mit Metallteilen der Umgebung. Ist es nicht möglich, die Leitung alsbald spannungslos zu machen, so suche man den Verunglückten von dem Boden aufzuheben und von der Leitung zu entfernen. Er ist dabei an den Kleidern zu fassen. Das Berühren unbekleideter Körperteile ist möglichst zu vermeiden. Umfaßt der Verunglückte die Leitung vollständig, so hat der Hilfeleistende mit seiner durch Gummihandschuhe usw. isolierten Hand Finger für Finger des Betäubten zu lösen. Bisweilen genügt schon das Aufheben des Getroffenen von der Erde, da hierdurch der Stromweg unterbrochen wird. Das Gebiet elektrischer Betriebe, in dem das Eingreifen eines Laien nach den vorerwähnten Fingerzeigen Erfolg verspricht, ohne ihn selbst zu gefährden, beschränkt sich auf solche Anlagen, welche mit Spannungen betrieben werden, die 500 Volt nicht wesentlich übersteigen. Der Betrieb der Straßenbahnen hält sich in der Regel innerhalb dieser Grenzen. Bei Unfällen, welche an Leitungen mit höherer Spannung erfolgt sind, ist schleunigst für Benachrichtigung der nächsten Stelle der Betriebsleitung und für Herbeiholung eines Arztes zu sorgen. Leitungen und Apparate mit höherer Spannung pflegen mit einem roten Blitzpfeil (↯) gekennzeichnet zu sein. Ist der Verunglückte bewußtlos, so ist sofort zum Arzte zu schicken und bis zu dessen Eintreffen zunächst für gute Lüftung des Raumes, in welchem der Verunglückte sich befindet, zu sorgen. Alle den Körper beengenden Kleidungs- und Wäschestücke (Kragen, Hemd, Gürtel, Beinkleider, Unterzeug usw.) sind zu öffnen. Man lege den Getroffenen auf den Rücken und bringe ein Polster aus zusammengelegten Decken oder Kleidungsstücken unter die Schultern und den

I. Gesundheitsschädigung durch Witterung und Klima.

Kopf derart, daß der Kopf ein wenig niedriger liegt. Ist die Atmung regelmäßig, so ist der Verunglückte genau zu überwachen und nicht allein zu lassen. Bevor das Bewußtsein zurückgekehrt ist, flöße man ihm Flüssigkeiten nicht ein. Fehlt die Atmung oder ist sie sehr schwach, so ist künstliche Atmung einzuleiten. Bevor damit begonnen wird, hat man sich davon zu überzeugen, ob sich im Munde etwa Fremdkörper (z. B. Kautabak oder ein künstliches Gebiß) befinden. Ist dies der Fall, so sind zunächst diese Gegenstände zu entfernen. Die künstliche Atmung ist alsdann in der im § 239 beschriebenen Weise vorzunehmen; sie ist so lange fortzusetzen, bis die regelmäßige, natürliche Atmung wieder eingetreten ist. Aber auch dann muß der Verunglückte noch längere Zeit überwacht und beobachtet werden. Bleibt die natürliche Atmung aus, so muß man die künstliche Atmung bis zum Eintreffen des Arztes, mindestens aber 2 Stunden lang fortsetzen, bevor man mit solchen Wiederbelebungsversuchen aufhört. Die Unterschenkel und Füße können von Zeit zu Zeit mit einem rauhen warmen Tuche oder einer Bürste gerieben werden. Auch nach der Rückkehr des Bewußtseins ist der Verunglückte in liegender oder halbliegender Stellung unter Aufsicht zu belassen und von stärkeren Bewegungen abzuhalten. Beim Vorhandensein von Verletzungen, z. B. Knochenbrüchen, ist besondere Vorsicht bei der Behandlung des Verunglückten erforderlich. Liegt eine Verbrennung des Verunglückten vor, so ist nach § 235 zu verfahren.

Ähnliche Hilfeleistungen kommen auch den vom Blitze getroffenen Personen zu. Diese werden gewöhnlich im Zustand des Scheintods gefunden, erholen sich aber nicht selten unter dem Einfluß der Wiederbelebungsversuche; zuweilen bleiben zwar anfangs Lähmungen einzelner Gliedmaßen zurück, aber auch diese schwinden meist unter geeigneter Behandlung.

§ 186. Klima und Jahreszeit. Verschiedene Krankheiten stehen hinsichtlich ihrer Entstehung in nachweislichen Beziehungen zu Klima und Jahreszeit. So findet man die Lungenschwindsucht vornehmlich bei der einem rauhen Klima ausgesetzten Bevölkerung, und andere Brustkrankheiten, wie Katarrhe und Lungenentzündungen, häufen sich bei uns während der kalten Jahreszeit und im Frühling. Gelbfieber, Ruhr und Malaria sind in tropischen Gegenden entweder ausschließlich oder doch am meisten verbreitet; Darmtyphus, Brechdurchfall, Kinderdiarrhöe werden in der heißen Jahreszeit häufiger als sonst beobachtet. Manche fernen Ländern eigentümliche Krankheiten verlaufen bei den Eingeborenen verhältnismäßig leicht, während sie zureisenden Fremden, welche sich noch nicht „akklimatisiert",

d. h. an die neuen klimatischen Verhältnisse gewöhnt haben, bedrohlich werden. Wer sich bei einem Klimawechsel nicht einer geregelten Lebensweise befleißigt, wer es verabsäumt, sich den veränderten Lebensbedingungen nach dem Rate erfahrener und sachverständiger Personen anzupassen, macht seinen Körper empfänglich für solche Krankheiten, wie andererseits aber auch derjenige, welcher in unverständigem, übertriebenem Eifer die erprobten, zu seinem Wohlbefinden erforderlichen Gewohnheiten plötzlich von Grund aus ändert, ebenfalls leicht Erkrankungen anheimfällt.

II. Infektionskrankheiten.

a) Im allgemeinen.

§ 187. Wesen und Verbreitungsart der Infektionskrankheiten. Klima und Jahreszeit sind trotz ihres unverkennbaren Einflusses auf die Entstehung vieler Krankheiten nicht deren eigentliche unmittelbare Ursache, sie schaffen der Krankheit nur günstige Bedingungen, sei es, daß sie Lebensfähigkeit und Wachstum der Krankheitskeime fördern, sei es, daß sie die Widerstandsfähigkeit des menschlichen Körpers den Krankheitskeimen gegenüber herabsetzen. Die wesentliche Ursache vieler Krankheiten ist in kleinen Lebewesen zu suchen, welche, in unsern Körper eindringend, ihn „anstecken" oder „infizieren". Man faßt alle Krankheiten, welche einem solchen übertragbaren Ansteckungsstoff ihre Entstehung verdanken, unter dem Begriffe der Infektionskrankheiten zusammen.

Die Infektionskrankheiten können auf den Menschen übertragen werden entweder unmittelbar durch angesteckte Personen und deren Ausscheidungen oder durch Vermittelung von gesunden Menschen oder Tieren (z. B. Fliegen), welche den Ansteckungsstoff nur verschleppen, ferner durch Vermittelung von Tieren (z. B. Ratten bei der Pest, Stechmücken bei der Malaria), welche in ihrem Körper geeignete Bedingungen zur Vermehrung des Ansteckungsstoffs bieten, endlich durch Vermittelung von Stoffen oder Gegenständen (z. B. Trinkwasser, Nahrungsmittel, Staub, Kleider, Wäsche), welche den Ansteckungsstoff enthalten.

Bei den meisten Infektionskrankheiten kommt für die Verbreitung sowohl die unmittelbare wie die mittelbare Übertragung in Betracht.

§ 188. Krankheitskeime. Für eine Reihe von Infektionskrankheiten ist es gelungen, die Krankheitskeime in Gestalt bestimmter Arten jener winzig kleinen Lebewesen, von denen schon mehrfach die Rede war, zu ermitteln. Man fand bei je einer dieser Krankheiten stets die gleichen Gebilde im Blute, in den Geweben, den Säften oder den natürlichen Ausleerungen des Körpers, vermißte sie dagegen regelmäßig bei gesunden oder anderweitig erkrankten Personen. Es gelang, einige Arten solcher Keime auf künstlich zubereiteten Nährböden, z. B. auf einer durch Zusatz von Gelatine (Leim) zum Erstarren gebrachten Fleischbrühe, wachsen zu lassen und durch Übertragung solcher künstlich gezüchteten Keime auf Tiere bei diesen die der Krankheit eigentümlichen Erscheinungen hervorzurufen. Einigemal wurde durch Zufall, Unvorsichtigkeit oder Versuche, welche mutige Forscher an sich selbst anstellten, der Beweis geliefert, daß die künstlich gezüchteten Keime auch bei Menschen die Erkrankungen hervorriefen. Die Fortschritte, welche die Wissenschaft in der Kenntnis der Krankheitskeime gemacht hat, rühren erst aus den letzten Jahrzehnten her und sind in erster Linie R. Koch zu verdanken; es hat sich gezeigt, wie wichtig eine gründliche Erforschung der Lebensbedingungen jener kleinen Organismen für das Verständnis und die Bekämpfung der Infektionskrankheiten ist.

Die Mehrzahl der bisher als Krankheitserreger beschriebenen Lebewesen ist pflanzlicher Natur und gehört zu der Gattung der Spaltpilze. Weil viele von ihnen die Form von Stäbchen besitzen, nennt man sie nach der griechischen Übersetzung dieses Wortes Bakterien. Sie kommen bald einzeln, bald in Haufen oder in kettenförmiger Anordnung vor; ihrer Form nach sind sie teils Stäbchen (lateinisch „Bazillen"), teils Kugeln (Kokken), einige haben eine gekrümmte (Kommabazillen, Vibrionen), andere eine schlangen- oder schraubenförmig gewundene Gestalt (Spirillen); manche Arten besitzen eine mehr oder weniger starke Eigenbewegung, andere sind unbeweglich. Die Vermehrung der Bakterien erfolgt durch Querteilung; die dabei entstehenden jungen Organismen wachsen bis zu der Größe des Mutterbakteriums aus, um sich dann von neuem zu teilen. Dieser Vorgang wiederholt sich so schnell, daß aus einer geringen Zahl Bakterien innerhalb weniger Stunden Milliarden von gleichen Mikroorganismen entstehen können. Manche Arten bilden Dauerformen, „Sporen", indem sich innerhalb oder am Ende des einzelnen Bakteriums ein gewöhnlich kugel- oder eiförmiges Gebilde abscheidet, welches beim Zerfalle des Mutterorganismus sich erhält und der Einwirkung von Hitze und Kälte sowie vieler den Bakterien schädlicher Stoffe größeren Widerstand zu leisten vermag. Wird eine solche, dem Samen einer Pflanze vergleichbare Spore unter geeignete Lebensbedingungen gebracht, so wächst sie wieder zum vermehrungsfähigen Bakterium aus. In Form der Sporen können daher auch Krankheitskeime, welche sonst nur innerhalb des Körpers gedeihen, außerhalb desselben ihre Entwicklungsfähigkeit behalten und sich, sobald sie in einen anderen Körper eindringen, wieder vermehren.

Alle Bakterien sind so klein, daß sie nur in starker Vergrößerung erkannt werden, fast alle nahezu farblos; sie zeichnen sich jedoch großenteils dadurch aus,

196   D. Gefährdung der Gesundheit durch äußere Einflüsse.

daß sie gewisse Farbstoffe leicht aufnehmen und zähe festhalten. Wenn man daher ein Stückchen Körpergewebe, getrocknetes Blut u. dgl. mit solchen Farbstoffen behandelt und dann auswäscht, so bleiben in dem wieder entfärbten Gewebe die Bakterien allein gefärbt; auf solche Weise gelingt es dann, die Spaltpilze unter dem Mikroskope leichter als in ihrem natürlichen Zustand zu erkennen.

In bestimmten Flüssigkeiten vermehren sich die Bakterien in solchem Maße, daß sie auch dem bloßen Auge als Trübung sichtbar werden. Auf

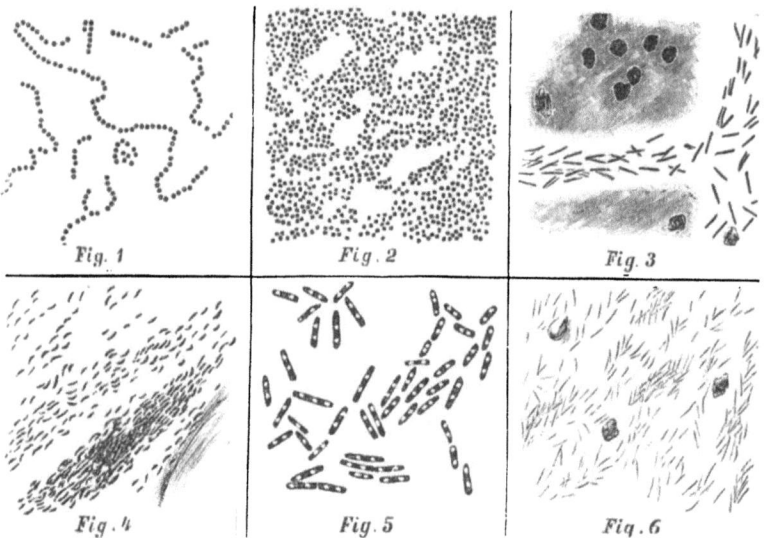

Abbildung 41. Schematische Darstellung von Spaltpilzen in starker Vergrößerung.
Fig. 1: Kokken in kettenförmigen Verbänden. Fig. 2: Kokken in haufenförmigen Verbänden.
Fig. 3: Bazillen in einem Haargefäße. Fig. 4: Kommabazillen. Fig. 5: Bazillen mit Sporen.
Fig. 6: Sehr feine Bazillen.

festen Nährböden bilden sie durch ihr Wachstum Anhäufungen, welche jedesmal aus Milliarden von Einzelgebilden bestehen, dem unbewaffneten Auge aber nur als Tröpfchen, Pünktchen, Knöpfchen oder zarte Auflagerungen erkennbar werden. Wenn man z. B. eine durchgeschnittene gekochte Kartoffel einige Minuten an der Luft stehen läßt und demnächst unter einer Glasglocke aufbewahrt, so bemerkt man auf der Schnittfläche schon nach 24 Stunden solche Bakterienkolonien, welche sich von einzelnen aus der Luft herabgefallenen Keimen entwickelt haben.

Durch ihr Wachstum verändern die Bakterien die Zusammensetzung ihres Nährbodens, indem sie diesem gewisse zu ihrem Aufbau notwendige Stoffe entziehen und so mannigfache neue chemische Verbindungen entstehen

II. Infektionskrankheiten.

lassen. Sie bedingen auf solche Weise, ähnlich wie die früher erwähnten Hefepilze (vgl. § 61), viele Gärungs= und Fäulnisvorgänge. Manche Bakterienarten zeichnen sich durch die Abscheidung giftiger Stoffe aus, die schon in sehr geringen Mengen verderbliche Wirkungen auf den menschlichen Körper ausüben.

Außer solchen Spaltpilzen besitzen auch mehrere sog. Sproßpilze (Hefepilze) und Schimmelpilze die Fähigkeit, Krankheiten zu erzeugen.

Auch durch einige tierische Kleinlebewesen, Protozoen genannt, werden bestimmte Erkrankungen im menschlichen Körper hervorgerufen. Die Protozoen sind zumeist erheblich größer als die Bakterien, jedoch für das bloße Auge gleichfalls nicht sichtbar. Manche von ihnen besitzen die Fähigkeit, die Form ihres Körpers zu verändern und Bewegungen auszuführen. Die Vermehrung findet durch Zellteilung oder durch Sporenbildung statt. Es gehören hierher die Erreger der tropischen Ruhr, des Wechselfiebers (Malariaparasiten, vgl. § 211), der in Mittelafrika vorkommenden Schlafkrankheit und vielleicht noch anderer Krankheiten, deren Erreger noch nicht erkannt sind, wie z. B. des Gelbfiebers und der akuten Ausschlagskrankheiten.

Immerhin gibt es nur verhältnismäßig wenige der Gesundheit schädliche Arten von Mikroorganismen; der Körper beherbergt unzählige kleine Lebewesen, welche teils harmlose Schmarotzer sind, teils sogar, wie wir annehmen, körperliche Verrichtungen, z. B. die Verdauung, unterstützen. Andere Keime sterben innerhalb des Körpers ab, sobald sie mit der Nahrung oder auf andere Weise aufgenommen werden. Manche Mikroorganismen sind zwar nicht eigentlich Krankheitserreger, können aber unter Umständen, wenn sie in großen Massen in den Körper gelangen oder außergewöhnliche Eigenschaften erworben haben, der Gesundheit nachteilig werden; hierher gehören einige Fäulnispilze und andere auch im gesunden Darme vorkommende Bakterien.

§ 189. Vorbedingungen für die Infektion. Die Krankheitskeime bedürfen zur Betätigung ihrer Wirkung gewisser Vorbedingungen. Das häufige Auftreten von Infektionskrankheiten an einzelnen Orten (Endemien) oder das plötzliche Umsichgreifen solcher Krankheiten (Epidemien), ihr Wiedererlöschen und das Verschontbleiben mancher Örtlichkeiten kann nicht immer nur mit dem Vorhandensein, dem Fehlen oder der Einschleppung der entsprechenden Mikroorganismen erklärt werden. Die vielfach noch nicht näher erforschten besonderen Umstände, welche bei Endemien oder Epidemien die Ausbreitung der Krankheitskeime 1. zu gewissen Zeiten, 2. an gewissen Orten und 3. auf gewisse Personen oder Bevölkerungsgruppen fördern, bezeichnet man vorläufig als 1. zeitliche, 2. örtliche und 3. persönliche „Disposition". Eine zeitliche Disposition

D. Gefährdung der Gesundheit durch äußere Einflüsse.

wird z. B. durch Witterungseinflüsse, wie außergewöhnliche Hitze, Luftfeuchtigkeit u. dgl., geschaffen, welche für die Vermehrung und Wirksamkeit (Virulenz) der Krankheitskeime vorübergehend günstige Bedingungen gewähren. Eine örtliche Disposition finden viele Seuchen u. a. in der Umgebung von Sümpfen, in ungesunden oder überfüllten Wohnungen, bei schlechter Trinkwasserversorgung und bei mangelhafter Beseitigung der Abfallstoffe.

Groß ist endlich die Bedeutung der individuellen oder persönlichen Disposition. Man beobachtet in Epidemien, daß nur ein Teil der der Seuchengefahr ausgesetzten Bevölkerung erkrankt, und findet in manchen Familien eine größere Neigung zu bestimmten Leiden infektiöser Natur als in anderen. Die Anlage zu manchen Krankheiten vererbt sich von den Eltern auf Kinder und Kindeskinder. Wenngleich beim Zustandekommen oder Ausbleiben von Erkrankungen der Zufall vielfach mitspielt, und das Verschontbleiben bestimmter Personen, z. B. der Ärzte, in Epidemien durch deren zweckmäßiges Verhalten meist zwanglos erklärt werden kann, so muß man doch eine Unempfänglichkeit (Immunität) vieler Menschen und eine gesteigerte Empfänglichkeit (Prädisposition) anderer für einzelne Infektionskrankheiten annehmen. Die Unempfänglichkeit kann angeboren sein oder erworben werden, unter bestimmten Verhältnissen, z. B. infolge von Strapazen oder mangelhafter Ernährung, aber auch verloren gehen. Es ist bekannt, daß die meisten Menschen nach dem Überstehen mancher Infektionskrankheiten, z. B. der Pocken, der Masern, nicht zum zweitenmal von ihnen heimgesucht werden.

Man hat gefunden, daß die Einverleibung des Blutwassers (Serum) von Tieren, die durch Überstehen bestimmter Infektionen oder unter gewissen Behandlungsverfahren gegen einzelne Arten von Erkrankungen unempfänglich geworden sind, auch anderen Tieren oder den Menschen Widerstandskraft gegen diese Krankheiten verleiht und zuweilen sogar bei bereits erfolgter Erkrankung Heilung herbeiführt. Man ist bemüht, diese Wahrnehmung zur Bekämpfung der Infektionskrankheiten zu verwerten (vgl. § 206).

§ 190. Vorbeugungsmaßregeln gegen Infektionskrankheiten. Die Bestrebungen zur Abwehr von Infektionskrankheiten hatten bereits zu schönen Erfolgen geführt, ehe die Krankheitserreger in den Mikroorganismen erkannt worden waren. Früher richteten die Seuchen weit gewaltigere Verheerungen an als jetzt. Der schwarze Tod soll im 14. Jahrhundert 25 Millionen, d. i. etwa den vierten Teil aller damals lebenden Menschen in Europa, fortgerafft haben.

II. Infektionskrankheiten.

Blattern und Hungertyphus allein verursachten regelmäßig mehr Todesfälle, als jetzt alle Infektionskrankheiten zusammen. Im besonderen ist die Zahl der durch Seuchen bedingten Krankheitsfälle überall da, wo man die Forderungen der Hygiene beachtete, deutlich zurückgegangen.

In dem preußischen Heere erkrankten i. J. 1869 noch 22218, zehn Jahre später nur noch 11467, nach Ablauf eines weiteren Jahrzehnts jährlich nur 4695, im Jahre 1895 nur 4077 und im Berichtsjahre 1906/07 nur 1925 Soldaten an Infektionskrankheiten (ausschl. Tuberkulose, Grippe und Mumps), obwohl die Kopfstärke des Heeres seit 1870 beträchtlich vermehrt worden ist.

Die Stadt München galt früher für sehr ungesund; denn in dem 6. Jahrzehnte des vergangenen Jahrhunderts starben jährlich 213, im Jahre 1858 sogar 334 und in der Zeit von 1867 bis 1875 noch 130 von je 100000 Einwohnern am Darmtyphus. Dem Rate v. Pettenkofers folgend, entschloß man sich, die hygienischen Verhältnisse der Stadt zu verbessern; es wurde für eine zweckmäßigere Beseitigung der Abfallstoffe gesorgt, man verbot die Hausschlächtereien und schaffte durch Anlage einer Hochquellenleitung gutes Trinkwasser. Seitdem nahm die Zahl der Todesfälle an Typhus beständig ab; bereits in der Zeit von 1876 bis 1878 starben im jährlichen Durchschnitt nur noch 42 und von 1899 bis 1908 zwischen 3 und 4 von je 100000 Einwohnern an jener Krankheit. Ähnliche Erfolge hinsichtlich der Abnahme der Infektionskrankheiten hatten die hygienischen Verbesserungen, welche in vielen anderen Städten Deutschlands, z. B. in Berlin und Danzig, ausgeführt wurden.

Wie bei jedem einzelnen Menschen die Widerstandskraft des Körpers gegen Seuchen durch eine richtige Lebensweise und zweckmäßige Ernährung gekräftigt wird, so findet man auch in der gesundheitsmäßigen Anlage und Verwaltung der Ansiedelungen ein wirksames Mittel zur Bekämpfung der Infektionskrankheiten. Trotzdem ist man ohne weitere Abwehrmittel nicht ausreichend gegen sie geschützt.

§ 191. **Bekämpfung der Infektionskrankheiten.** Bereits in dem Abschnitt „Verkehr" ist geschildert worden, in welcher Weise man der Verschleppung der Seuchen von Ort zu Ort und von Land zu Land vorzubeugen sucht. Um eine am Orte oder im Lande ausgebrochene Seuche wirksam bekämpfen zu können, ist es erforderlich, daß jeder einzelne durch sie verursachte oder verdächtige Krankheitsfall rechtzeitig zur Kenntnis der Behörde gebracht wird;

dieser muß weiterhin so überwacht werden, daß er nicht den Ausgangspunkt weiterer Erkrankungen bilden kann. Die wesentlichsten Mittel, deren man sich zur Erreichung dieser Zwecke bedient, sind 1. die den Ärzten, den Angehörigen des Kranken oder anderen für ihn verantwortlichen Personen auferlegte **Pflicht zur Anzeige der Erkrankung**, 2. die **Absonderung** des Kranken und nötigenfalls der mit ihm verkehrenden Personen von der gesunden Bevölkerung (vgl. § 145), 3. die **Vernichtung** oder **Unschädlichmachung** (**Desinfektion**) der Krankheitskeime in den Ausleerungen des Kranken, an seiner Wäsche und Kleidung und an allen Gegenständen, an welchen der Ansteckungsstoff haften kann.

Für die Vernichtung bedient man sich am besten des Feuers; man schreitet zu einer so eingreifenden Maßregel indessen nur dann, wenn eine Desinfektion zu kostspielig im Verhältnis zu dem Werte des Gegenstandes sein würde. Ein Desinfektionsverfahren muß wirksam, billig, für die damit behandelten Gegenstände unschädlich und für die mit seiner Ausführung betrauten Personen gefahrlos sein. Wirksam ist eine Desinfektion, wenn sie den Ansteckungsstoff vernichtet oder unschädlich macht, ein Ziel, welches in der Regel nur unter Leitung sachkundiger Personen sicher erreicht wird.

Zur Desinfektion sind folgende Verfahren in Gebrauch:

1. Erhitzen im Wasserdampfe. Man verwendet hierzu entweder bewegliche dampferzeugende Vorrichtungen, welche, wie die Lokomobilen, von Ort zu Ort gefahren werden, oder feststehende Dampfkessel in besonderen Desinfektionsanstalten. Dampfapparate, von denen eine zuverlässige Wirkung erwartet werden soll, müssen sowohl bei der Anschaffung als auch später in regelmäßigen Zeiträumen von Sachverständigen geprüft sein und von geschulten Personen bedient werden. Das Dampfverfahren vernichtet bei Verwendung gut gearbeiteter und wohl bedienter Vorrichtungen die Krankheitskeime mit großer Sicherheit und besitzt den Vorzug, daß es die meisten Gegenstände nicht beschädigt; Lederwaren, Pelzwerk, Gummisachen, geleimte, polierte und fournierte Gegenstände, einige Metallwaren und manche Nahrungsmittel werden jedoch durch dasselbe unbrauchbar und sollen daher auf diese Weise nicht desinfiziert werden. Feinere Kleidungsstücke bedürfen nach Einwirkung des Dampfes der Ausbesserung und des Ausbügelns; in Tuchsachen und Wäschestücken, welche vor dem Einbringen in den Dampfapparat mit Blut, Eiter, Körperausleerungen oder in anderer Weise verunreinigt waren, bleiben in der Regel untilgbare Flecke zurück. Sämtliche Gegenstände, welche durch Dampf desinfiziert werden, schützt man vorteilhaft durch Umhüllungen, z. B. mit Sackleinwand, vor dem bei der Abkühlung sich abscheidenden Niederschlagswasser.

2. Auskochen. Man legt die zu desinfizierenden Gegenstände in siedendes Wasser, dem man einen Eßlöffel voll Soda auf je 1 l zusetzen mag. Das

Verfahren ist leicht durchzuführen und bei hinreichender Dauer der Einwirkung zuverlässig, für viele Gegenstände indessen nicht anwendbar. Am besten eignet es sich für Wäschestücke, kleine Metallwaren, Eßgeschirr u. dgl.

3. Behandeln mit chemischen Mitteln. a) Verdünntes Kresolwasser. Zur Herstellung werden entweder 50 ccm Kresolseifenlösung (des Arzneibuchs für das Deutsche Reich) oder 1/2 l Kresolwasser (desgl.) mit Wasser zu 1 l Desinfektionsflüssigkeit aufgefüllt und gut durchgemischt. Wäsche und andere dazu geeignete Stoffe weicht man darin ein, Holzmöbel, Fußböden, Zimmerwände, Schuhwerk und andere Lederwaren wäscht man damit ab. Den durch Kresolwasser verursachten Geruch entfernt man aus den desinfizierten Gegenständen durch Auswaschen oder Lüften.

b) Kalkmilch. Frisch gebrannter Kalk wird unzerkleinert in ein geräumiges Gefäß gelegt und mit Wasser (etwa der halben Menge des Kalkes) gleichmäßig besprengt; er zerfällt hierbei unter starker Erwärmung und unter Aufblähen zu Kalkpulver. Die Kalkmilch wird bereitet, indem zu je 1 l Kalkpulver allmählich unter stetem Rühren 3 l Wasser hinzugesetzt werden. Falls frisch gebrannter Kalk nicht zur Verfügung steht, kann die Kalkmilch auch durch Anrühren von je 1 l gelöschtem Kalke, wie er in Kalkgruben vorhanden ist, mit 3 l Wasser bereitet werden; jedoch muß in diesem Falle die oberste, durch den Einfluß der Luft veränderte Kalkschicht vorher beseitigt werden. Die auf solche Weise bereitete Desinfektionsflüssigkeit muß in gut verschlossenen Gefäßen aufbewahrt und vor dem Gebrauch umgeschüttelt werden. Bei der Hantierung mit Kalkmilch hüte man sich davor, daß von ihr etwas in die Augen spritzt, weil sie eine starke, den Augen höchst verderbliche Ätzflüssigkeit ist.

Die Kalkmilch ist vorzugsweise zur Desinfektion von Ausleerungen des Kranken geeignet. Mit diesen in ungefähr gleichen Mengenverhältnissen gründlich gemischt, tötet sie die darin enthaltenen Krankheitskeime (Mikroorganismen) meist schon nach kurzer Zeit. Man verwendet sie außerdem mit Vorteil zur Desinfektion des Krankenzimmers, indem man Wände und Fußboden, welche eine solche Behandlung vertragen, damit tüncht oder streicht und nach Ablauf einiger Zeit wieder abwäscht.

4. Lüften, Sonnen. Auf solche Weise behandelt man, wenn Dampfapparate nicht vorhanden sind, Gegenstände, welche durch Kochen oder Nässe unbrauchbar werden würden, ebenso solche, welche die Dampfdesinfektion nicht vertragen, wie z. B. manche Polstermöbel und Pelzwaren. Das Verfahren kann für die Beseitigung gewisser Krankheitskeime ausreichen, ist jedoch meistens nicht sicher wirksam.

5. Sonstige Mittel. Einige weitere Desinfektionsverfahren können je nach Lage des Falles Anwendung finden. So gibt eine ganze Reihe von chemischen Stoffen, z. B. Sublimat (eine Quecksilberverbindung), Formaldehyd, Chlorkalk, unter Umständen brauchbare Desinfektionsmittel. Einige von ihnen eignen sich gut zur Vernichtung der Krankheitsstoffe an Händen und anderen Körperteilen. Den gesamten Körper desinfiziert man am zweckmäßigsten durch ein Vollbad unter ausgiebiger Anwendung von Seife.

D. Gefährdung der Gesundheit durch äußere Einflüsse.

Der Formaldehyd ist ein gasförmiger Körper, welcher sich leicht in Wasser löst und sowohl in wässerigen Lösungen als auch in gasförmigem Zustand angewandt wird. Für die Verwendung des Formaldehyds in Gasform zur Desinfektion sind mehrere Verfahren üblich, welchen gemeinsam ist, daß nur die auf leicht zugänglichen Oberflächen (z. B. auf Tapeten) befindlichen Krankheitskeime sicher abgetötet werden; Gewebstoffe (Decken, Mäntel) oder poröse Gegenstände werden von dem Gase nicht durchdrungen. Es empfiehlt sich, eine Formaldehydgasdesinfektion nur nach ärztlicher Anordnung und unter sachverständiger Überwachung vorzunehmen.

Leider finden einige durchaus unzuverlässige Desinfektionsverfahren immer noch eine verbreitete Anwendung. So vermag das Verdampfen von Essig, eine Räucherung mit Chlorgas, das Zerstäuben von verdünnter Karbolsäure, das Umherstreuen von Chlorkalkpulver den beabsichtigten Zweck nicht zu erreichen, weil das Mittel entweder ganz unwirksam ist oder nicht in genügender Menge einwirkt.

In Krankheitsfällen soll die Desinfektion nicht erst dann ausgeführt werden, nachdem der Kranke genesen, in ein Krankenhaus gebracht oder gestorben ist (Schlußdesinfektion), sondern sie soll schon vorher, während der ganzen Dauer der Krankheit regelmäßig erfolgen (Desinfektion am Krankenbette). Die Entscheidung darüber, auf welche Gegenstände die Desinfektion sich zu erstrecken hat, mit welchen Mitteln sie vorzunehmen ist und wie lange das angewendete Desinfektionsverfahren einzuwirken hat, kommt in jedem Falle einem Sachkundigen, am besten dem Arzte, zu. Als sachkundig können auch die geprüften Desinfektoren gelten; solche sind in vielen deutschen Verwaltungsbezirken in amtlicher Stellung tätig. In zahlreichen Städten und ebenso in einigen Landkreisen sind außerdem besondere, mit Dampfapparaten ausgestattete Desinfektionsanstalten vorhanden. Das geschulte Personal derselben begibt sich mit den erforderlichen Mitteln in die Krankenwohnung, um diese und die in ihr befindlichen unbeweglichen Gegenstände an Ort und Stelle zu desinfizieren. Kleider, Bettzeug, Möbel, Gebrauchsgegenstände aus dem Krankenzimmer und andere bewegliche Dinge werden in wohlverschlossenen Wagen mitgenommen und etwa 24 Stunden später nach vollendeter Desinfektion zur Wohnung zurückgebracht.

Mit der Desinfektion wird nicht selten, namentlich zur Zeit einer Epidemie, Mißbrauch getrieben. Man besprizt Reisende und ihr Gepäck mit Desinfektionsmitteln, übergießt die Straßen und die verschiedenartigsten Gegenstände, deren Behaftetsein mit Krankheitskeimen oft nicht im entferntesten zu vermuten ist, mit solchen Flüssigkeiten. Abgesehen davon, daß ein solches Vorgehen ganz unnötig belästigt und zu einer maßlosen Verschwendung der Desinfektionsstoffe führt, hat es vor allem den Nachteil, daß es die Bevölkerung in die irrige Meinung versetzt, als ob sie auf solche Weise gegen die Seuche geschützt werde. Es unterbleiben dann leicht die tatsächlich wirksamen Maßregeln zur Verhütung der Krankheitsverbreitung, und im Vertrauen auf die Wirkung der Desinfektionsmittel wird die Reinlichkeit vernachlässigt, welche in jedem Falle nutzbringender ist als eine schlechte Desinfektion.

§ 192. Verlauf der einzelnen auf Infektion beruhenden Erkrankungen. Die wichtigste Vorbedingung für die Bekämpfung einer übertragbaren Krankheit beruht in der rechtzeitigen Erkennung jedes einzelnen Erkrankungsfalls. Demnächst ist es notwendig, über die Wege, auf welchen sie fortzuschreiten pflegt, und die Art, wie sie in den menschlichen Körper eindringt, unterrichtet zu sein. So vielfach die Infektionskrankheiten sich in dieser Hinsicht voneinander unterscheiden, so haben sie doch in ihrer Entstehung, ihren äußeren Merkmalen (Symptomen) und ihrem Verlaufe vieles Gemeinsame.

Die Krankheitskeime finden ihre Eingangspforte in den menschlichen Körper durch die größeren Körperöffnungen, insbesondere die Mündungen der Atmungs- und Verdauungswege (Nase, Mund) oder durch Wunden, oft durch kaum sichtbare Hautverletzungen, bisweilen auch durch die Poren der Haut. Manche Keime beginnen ihre Wirksamkeit sofort an der Stelle des Eintritts oder wenigstens innerhalb derjenigen Organe, in welche sie zunächst gelangen; andere treten in die Lymph- oder Blutbahn über, um entweder hier sich zu vermehren oder, durch den Kreislauf weitergeführt, sich in anderen Teilen des Körpers anzusiedeln. In jedem Falle vergeht nach dem Eindringen der Keime eine zu ihrer Vermehrung und zur Bildung der Giftstoffe erforderliche Zeit, in welcher die befallene („infizierte") Person anscheinend noch gesund ist; diese Zeit nennt man das Inkubationsstadium der Krankheit. Gegen Ende dieses Zeitraums, der für jede Infektionskrankheit eine verschiedene Dauer hat, zeigen sich zunächst Vorläufer der eigentlichen Krankheit (Prodromalstadium), wie Müdigkeit, Appetitmangel, allgemeine schmerzhafte Empfindungen, ein Gefühl der Unbehaglichkeit u. dgl. Alsdann erfolgt, zuweilen unter Erbrechen, Frösteln oder mit einem bis zum Zähneklappern gesteigerten „Schüttelfroste" der Ausbruch der Krankheit.

§ 193. Fieber. Vielen Infektionskrankheiten ist eine Gesundheitsstörung eigentümlich, welche als Fieber bekannt ist. Sie ist der äußere Ausdruck eines erhöhten Stoffumsatzes, einer gesteigerten Verbrennung in den Geweben des Körpers und bildet in manchen Fällen ein Hilfsmittel der Natur zur Bekämpfung der eingedrungenen Krankheitskeime und zur Vernichtung ihrer Giftstoffe. Das hervorstechendste Merkmal des Fiebers ist die meßbare Erhöhung der Körperwärme (vgl. § 22). Eine bis zu 39,5° C. gesteigerte Blutwärme entspricht dem mäßigen, eine noch bedeutendere dem hohen Fieber. Im Fieber vermehrt sich die Häufigkeit der Atemzüge und, entsprechend einer gesteigerten Herztätigkeit, die Zahl der Pulsschläge; die Kranken leiden an Durst, schwitzen zuweilen und entleeren nur geringe Mengen eines hochroten, oft einen Bodensatz abscheidenden Harns; sie klagen über Kopfschmerzen, Schwindel und Eingenommensein, der Schlaf wird häufig unterbrochen und durch Träume gestört, zuweilen phantasieren sie, reden irre, greifen verwirrt um sich und wollen das Bett verlassen. Werden sie in solchem Zustand nicht ausreichend bewacht, so ist die Gefahr vorhanden, daß sie sich Schaden zufügen, aus dem Bette fallen, wohl gar aus dem Fenster springen u. dgl.

In manchen Infektionskrankheiten währt das Fieber in nahezu gleichmäßiger Höhe mehrere Wochen lang, in anderen sinkt die Körperwärme morgens regelmäßig um 1° oder mehr herab, um abends wieder anzusteigen, in noch anderen verschwindet das Fieber nach mehreren Stunden oder wenigen Tagen; Ansteigen und Abfall erfolgen bald allmählich, bald rasch. Einen plötzlichen, in der Regel von Schweißentwickelung und tiefem Schlafe begleiteten Fieberabfall nennt man eine Krise.

Die Infektionskrankheiten nehmen entweder ihren Ausgang in Genesung, oder es bleiben nach ihrem Ablauf Störungen in der Tätigkeit einzelner Organe, Nachkrankheiten, langwierige Entkräftung, dauernde Gebrechen zurück, oder sie enden mit dem Tode der betroffenen Person.

b) Einzelne Infektionskrankheiten.

§ 194. Akute Ausschlagskrankheiten. Einzelne Infektionskrankheiten, welche in ihren äußeren Erscheinungen, ihrer Verbreitungsweise und ihrem Verlaufe manches Gleichartige besitzen, pflegt man zu Gruppen zusammenzufassen. So bezeichnet man die Masern, Röteln, das Scharlachfieber, die Pocken, die Windpocken und das Fleckfieber gemeinsam als akute Ausschlagskrankheiten, weil alle diese Krankheiten sich rasch (akut) entwickeln und sich vor anderen durch das Auftreten von Hautausschlägen in auffälliger Weise kennzeichnen. Die erwähnten Ausschlagskrankheiten sind „ansteckend"; sie verbreiten sich in der Regel durch unmittelbare Übertragung vom Kranken aus, werden indessen auch durch gesund bleibende Personen, welche mit dem Kranken in Berührung gekommen sind, oder durch die von diesem benutzten Kleider, Wäschestücke u. dgl. verschleppt. Der Ansteckungsstoff einzelner der bezeichneten Krankheiten haftet auch an den Krankenzimmern und kann so ihren späteren Bewohnern gefährlich werden. Im übrigen besitzt jede dieser Ausschlagskrankheiten eine durchaus eigenartige Natur.

§ 195. Masern und Röteln. Bei den Masern pflegt etwa 10 bis 14 Tage nach erfolgter Ansteckung unter mäßigem Fieber ein Hautausschlag in Gestalt unregelmäßig rundlicher und etwas erhabener roter Flecke aufzutreten. Er zeigt sich zunächst im Gesicht und verbreitet sich dann schnell auch über Hals, Rumpf und Gliedmaßen, so daß der ganze Körper wie rotgesprenkelt aussieht. Gleichzeitig mit diesen Veränderungen auf der äußeren Haut entwickeln sich Katarrhe auf verschiedenen Schleimhäuten, die Augenbindehäute röten sich, die Lider verkleben, Lichtscheu stellt sich ein, und auch Schnupfen, Husten, Heiserkeit gehören zu den gewöhnlichen Krankheitserscheinungen der Masern. Hat der Ausschlag seinen Höhepunkt erreicht, so fällt das Fieber, und während die Flecke allmählich abblassen, erneut sich die Oberhaut unter Abschuppung.

Die Masern suchen nur selten ein und dieselbe Person zweimal während ihres Lebens heim; sie treten in Deutschland in der Regel als Kinderkrankheit auf, hauptsächlich wohl, weil nur wenige Personen bis zum reiferen Alter der Ansteckung entgehen. Oft bieten gemeinsame Spiele, Kindergärten und Schulen die Gelegenheit zur Übertragung; wird die Krankheit in eine Familie verschleppt, so ergreift sie dort nicht selten sämtliche Kinder nacheinander.

Wenngleich die Masern gewöhnlich in Genesung endigen, insbesondere bei Kindern, so empfiehlt es sich doch, ihren Verlauf auch in leichten Fällen ärztlich überwachen zu lassen, niemals aber die Kranken früher als 4 Wochen nach dem Auftreten des Ausschlags für gesund zu betrachten; denn bei unvorsichtigem Verhalten entwickeln sich aus den die Krankheit begleitenden Katarrhen leicht schwere Folgezustände, namentlich Lungenerkrankungen, Augen- und Ohrenleiden.

Die Weiterverbreitung der Masern kann durch strengste Absonderung des Erkrankten und Desinfektion seines Auswurfs sowie der von ihm gebrauchten Wäsche, Kleider und Gegenstände aufgehalten werden. Geschwistern von Masernkranken ist meist der Schulbesuch durch behördliche Vorschrift untersagt. Bei gehäuftem Auftreten der Krankheit unter Schülern kann es notwendig werden, deren gemeinsame Klasse oder Schule vorübergehend zu schließen;

doch kommen die gegen Verbreitung der Masern gerichteten Maß=
regeln häufig zu spät, weil die Krankheit bereits in ihren Anfängen,
ehe sie durch den Ausschlag zweifellos wird, sehr ansteckend ist.

Die Röteln sind eine den Masern sehr ähnliche Krankheit,
nach der Ansicht vieler Ärzte nur eine etwas andere Form davon.
Sie unterscheiden sich durch einen milderen Verlauf, insbesondere
durch die Geringfügigkeit oder das Fehlen der Katarrhe.

§ 196. Scharlachfieber. Das Scharlachfieber beginnt durch=
schnittlich 4 bis 7 Tage nach erfolgter Ansteckung (Infektion) gewöhn=
lich mit hohem Fieber, dessen Eintritt zuweilen von Schüttel=
frost oder Erbrechen begleitet ist. Die Kranken klagen infolge
einer Anschwellung der Mandeln zunächst über Schlingbeschwerden;
bald verbreitet sich, zumeist vom Rumpfe oder von den Beinen aus, ein
ziemlich gleichmäßiger himbeerfarbener Ausschlag über den Körper,
und die Zunge zeigt, soweit sie nicht mit einem weißen Belage
bedeckt ist, ebenfalls eine himbeerrote Farbe. Nach mehreren Tagen,
zuweilen schon nach wenigen Stunden, beginnt der Ausschlag abzu=
blassen, und gleichzeitig verschwindet bei günstigem Verlaufe das
Fieber. Schließlich tritt eine bis zu mehreren Wochen dauernde Ab=
schuppung der Haut ein.

Bisweilen kommt der Scharlachausschlag nur undeutlich oder gar nicht
zur Beobachtung, und es kann dann nur aus dem Verlauf und aus nach=
gewiesenen Beziehungen zu anderen Scharlachfällen auf das Vorhandensein der
Krankheit geschlossen werden.

Das Scharlachfieber ist stets als eine Krankheit von ernster
Bedeutung aufzufassen; zuweilen führt es schon während der ersten
Tage den Tod herbei; häufiger wird es durch Begleit= und Folge=
krankheiten verderblich. Eine oft zu beobachtende Begleitkrankheit
ist eine der Diphtherie (vgl. § 206) ähnliche Erkrankung der
Mandeln; als Nachkrankheiten stellen sich nicht selten Ohrenleiden,
Gelenkschmerzen, sogar eitrige Gelenkentzündung, ferner eitrige Ent=
zündung der Lymphdrüsen an den Kiefern und Nierenentzündung
ein. Die letztere tritt häufig mit („wassersüchtiger") Anschwellung
der Haut im Gesicht oder an den Beinen auf; der Arzt vermag sie
durch den Nachweis von Eiweiß und zelligen Bestandteilen im Harne
sicher festzustellen.

Mit Rücksicht auf solche Gefahren sollten die Scharlachkranken
stets ärztlich beobachtet und behandelt, vor allem mehrere Wochen
lang in gleichmäßiger Bettwärme vor schädlichen äußeren Einflüssen
geschützt werden. Ein unvorsichtiges Verhalten, z. B. ein zu früh=
zeitiges Aufstehen, begünstigt die Entwickelung von Nachkrankheiten,

II. Infektionskrankheiten.

welche gerade nach anscheinend leichten Scharlachfällen schon oft Siechtum oder Tod verursacht haben.

Das Scharlachfieber bevorzugt das kindliche und jugendliche Alter, befällt indessen auch erwachsene Personen. Mit Rücksicht auf den häufig schweren Verlauf der Krankheit sollte nichts verabsäumt werden, was ihre Verbreitung hindert, zumal, da man bei solchem Bemühen eher als den Masern gegenüber auf Erfolg rechnen darf, denn das Scharlachfieber erlangt erst nach seiner vollkommenen Ausbildung die höchste Ansteckungsfähigkeit. Die Maßregeln kommen also nicht so leicht zu spät wie bei den Masern. Scharlachkranke sollen streng abgesondert werden; betreffs Verhütung einer Weiterverbreitung durch die Schulen sind geeignete Maßregeln zu ergreifen, und die Desinfektion der Ausleerungen des Kranken, der von ihm benutzten Gegenstände und des Krankenzimmers erscheint um so mehr geboten als es feststeht, daß der Ansteckungsstoff durch leblose Gegenstände (Briefe, Eßwaren, Krankenbetten u. a.) verschleppt werden kann und an den Räumlichkeiten längere Zeit haftet.

§ 197. Pocken. Die Pocken- oder Blatternkrankheit pflegt in der Regel 10 bis 13 Tage nach der Aufnahme des Ansteckungsstoffs auszubrechen. Die Erkrankung beginnt mit hohem Fieber, großer Abgeschlagenheit, Kopfschmerzen, Schluckbeschwerden und ziehenden Schmerzen im Kreuze. Nach wenigen Tagen zeigen sich unter Nachlaß des Fiebers zunächst im Gesichte, dann auch auf der übrigen Körperoberfläche und auf den Schleimhäuten rote Knötchen, aus denen bald Bläschen von eigentümlicher Form mit klarem Inhalt entstehen. In den folgenden Tagen trübt sich der Inhalt der Bläschen, um etwa am 9. Krankheitstage unter einem neuen Ansteigen des Fiebers eine eitrige Beschaffenheit anzunehmen. Ungefähr am 12. Tage beginnen diese „Pusteln" unter allmählichem Nachlassen des „Eiterfiebers" einzutrocknen; es bilden sich Schorfe, welche demnächst abfallen und strahlige „Pockennarben" hinterlassen. Bis zur vollkommenen Genesung verstreichen bei ungestörtem Verlauf etwa 6 Wochen vom Beginne der Krankheit an.

Oft führen die Pocken zum Tode, besonders häufig dann, wenn sie als sogenannte „schwarze Blattern" auftreten, d. h. der Inhalt der Pusteln sich durch Beimengung von Blut dunkel gefärbt hat, oder wenn Erkrankungen des Gehirns, der Halsorgane, der Lungen oder der Nieren hinzutreten. Das Auftreten von Pusteln an den Augen kann vollkommene oder teilweise Erblindung, ihr Erscheinen in den Gehörorganen Taubheit oder Schwerhörigkeit zur Folge haben.

Die durch die Schutzpockenimpfung (S. 208) gemilderten Fälle von Pocken werden mitunter „Varioloiden" oder „modifizierte Pocken" genannt. Zwar sind die Anfangserscheinungen auch hier oft schwer, jedoch ist der weitere Verlauf gewöhnlich kürzer und gutartig, die Pusteln sind weniger zahlreich, manchmal ganz vereinzelt, das Eiterfieber unbedeutend, die Schleimhäute nur wenig an der Erkrankung beteiligt. Das milde Auftreten dieser Form der Krankheit darf jedoch nie zur Sorglosigkeit hinsichtlich der Maßregeln gegen eine Weiterverbreitung führen; denn jeder noch so leichte Pockenfall kann die Krankheit in der schwersten Form auf andere Personen übertragen.

Die Pocken gehören mit Recht zu den am meisten gefürchteten Infektionskrankheiten. Nicht selten raffen sie mehr als die Hälfte der Kranken hinweg und hinterlassen den dem Tode Entronnenen Siechtum und Gebrechen; zudem ist die Seuche außerordentlich leicht übertragbar, da die Ansteckung nicht nur von Person zu Person erfolgt, sondern das Pockengift auch durch die von dem Kranken berührten Gegenstände verbreitet wird und sogar durch den Luftzug fortgetragen zu werden scheint.

Im achtzehnten Jahrhundert erlag den Blattern durchschnittlich der 10. Teil aller Kinder und eine große Anzahl der Erwachsenen. Vergeblich bemühte man sich, der Seuche durch strenge Absonderung der Erkrankten Einhalt zu tun; mit leblosen Gegenständen, deren Desinfektion nach dem damals üblichen Verfahren nicht gelingen konnte, und durch die mit den Kranken verkehrenden Gesunden wurde das Blatterngift immer wieder aus den Krankenzimmern verschleppt und rief fortgesetzt die verheerendsten Epidemien hervor.

§ 198. Schutzpockenimpfung. Kurz vor Ende des 18. Jahrhunderts erhielt die Welt in der Schutzpockenimpfung ein Mittel, durch welches es gelingen sollte, der Seuche ihren Schrecken zu nehmen. Im Jahre 1798 veröffentlichte der englische Arzt Jenner die von ihm erforschte, in seiner Heimat, der Grafschaft Gloucester, schon lange bekannte Tatsache, daß eine Impfung mit dem Inhalt der an dem Euter der Kühe zuweilen vorkommenden pockenähnlichen Pusteln, der sog. „Kuhpocken", einen Schutz vor der Erkrankung an echten Pocken verleiht. Seine Beobachtungen fanden bald Bestätigung, doch zeigte sich später, daß die durch die Impfung erworbene Schutzkraft allmählich abnimmt, daher, wenn der Körper dauernd vor der Blatternkrankheit bewahrt bleiben soll, durch Wiederholung des Verfahrens erneuert werden muß.

Durch das im Deutschen Reiche 1874 eingeführte Reichsimpfgesetz ist vorgeschrieben, daß jedes Kind in dem Kalenderjahr, in welches die Vollendung seines ersten Lebensjahrs fällt, und jeder Zögling einer Lehranstalt innerhalb des Jahres, während dessen er sein zwölftes Lebensjahr vollendet, geimpft werden soll, sofern nicht durch eine vorausgegangene

II. Infektionskrankheiten.

Blatternerkrankung bereits Schutz vor einer Wiederkehr der Blattern erlangt ist. Die militärpflichtige Bevölkerung wird außerdem gelegentlich der Einstellung in das Heer oder die Flotte, einer nochmaligen Impfung unterzogen. Durch Anstellung von Impfärzten, deren Gebühren aus öffentlichen Mitteln gezahlt werden, ist jedermann die Möglichkeit gegeben, kostenlos der Impfpflicht zu genügen.

Als Impfstoff benutzt man gegenwärtig in Deutschland nur noch den Inhalt der bei Kälbern durch Impfung erzeugten Kuhpocken selbst (Tier­lymphe, animale Lymphe), während man es früher im allgemeinen vorzog, von menschlichen Impfbläschen weiterzuimpfen (humanisierte, d. i. menschlich gemachte Lymphe). Das letztbezeichnete Verfahren ist hauptsächlich deshalb aufgegeben worden, weil man befürchtete, mit der Lymphe nicht nur die Vakzineerreger, sondern auch etwaige Krankheiten des Stammimpflings zu übertragen. Bei der Verwendung von Tierlymphe ist diese Gefahr aus­geschlossen. Die strenge Überwachung der Lymphgewinnung und der dafür eingerichteten, meist unter staatlicher Leitung stehenden Anstalten bürgt dafür, daß der Impfstoff von gesunden Tieren abgenommen wird.

Als Stelle der Impfung wird in der Regel der Oberarm ge­wählt. Die Entwickelung der Blattern beginnt am 4. Tage nach der Impfung, zuweilen unter Fieber, manchmal auch mit Rötung und Schwellung der benachbarten Haut. Die geimpften Kinder sind zu dieser Zeit, ähnlich wie beim Zahndurchbruche, häufig etwas ver­stimmt, erlangen aber ihr Wohlbefinden bald zurück.

Bei der Pflege der Impflinge achte man hauptsächlich auf Reinlichkeit und Verhütung eines Wundwerdens der Impfstelle. Die Impfschnitte verkleben nach wenigen Minuten durch einen leichten Schorf und bleiben dann gewöhnlich dauernd vor Verunreinigungen geschützt, da die später entstehenden Blattern sich nicht öffnen, son­dern eintrocknen und verschorfen. Es ist in der Regel nur not­wendig, daß die Impfstelle vor der Impfung sorgfältig mit Wasser und Seife gewaschen und nachher mit reinlichen, nicht beengenden Kleidungsstücken bedeckt wird; auch nach der Impfung sind die Kinder rein zu halten und wenigstens einmal am Tage behutsam, aber gründlich abzuwaschen, natürlich unter Schonung der Blattern; ferner hindere man die Kinder nach Möglichkeit am Aufkratzen der Impf­schnitte oder der sich entwickelnden Bläschen und an anstrengenden Bewegungen der Arme. Werden die Impfstellen trotz dieser Vor­sichtsmaßregeln wund, so ist von geübter Hand ein Verband anzu­legen; eine Bedeckung der Wunde mit unsauberen Verbandmitteln oder ein Bestreichen mit verdorbenen oder verunreinigten Fetten, Salben u. dgl. bringt die Gefahr einer Wundinfektion mit sich.

Die Pflegepersonen der Impflinge sind dringend davor zu warnen, die Impfstellen zufällig oder absichtlich zu berühren oder die in den Impfpusteln enthaltene Flüssigkeit auf wunde oder mit Ausschlag behaftete Hautstellen oder in die Augen zu bringen. Haben sie Impfstellen trotzdem berührt, so sollen sie nicht unterlassen, sich sogleich die Hände sorgfältig zu waschen. Gebrauchte Watte und gebrauchtes Verbandzeug sind zu verbrennen. Ungeimpfte Kinder und solche, die an Hautausschlägen leiden, dürfen nicht mit Impflingen in nähere Berührung kommen, insbesondere nicht mit ihnen in demselben Bette schlafen. Die gedruckten Verhaltungsvorschriften, welche die Angehörigen der Impflinge erhalten, sind aufmerksam durchzulesen und genau zu beachten.

In Ausnahmefällen haben sich nach der Impfung hier und da Hautausschläge oder Wundkrankheiten eingestellt, wie solche sich zuweilen an oberflächliche Verletzungen jeder Art anschließen. Derartige Vorkommnisse sind fast stets einer Vernachlässigung in der Pflege der Impflinge zuzuschreiben und können bei einiger Sorgfalt vermieden werden. Daß andere Krankheiten des kindlichen Alters, z. B. Masern, Keuchhusten, Brechdurchfall, sich zuweilen auch einige Tage nach der Impfung einstellen, kann nicht wundernehmen; es ist vielmehr für den Einsichtigen kaum verständlich, daß immer wieder versucht wird, aus solchem zufälligen Zusammentreffen die sog. „Impfschädigungen" herzuleiten.

Seit Einführung des Impfgesetzes sind die Pocken in Deutschland keine einheimische Krankheit mehr, wohingegen sie in den Nachbarländern, in welchen der Impfzwang bisher nicht in gleicher Weise durchgeführt ist, z. B. in Rußland, in Italien und Spanien, alljährlich beträchtliche Verluste an Menschenleben bedingen. Vom Ausland her werden auch die wenigen Erkrankungen, welche man in Deutschland noch beobachtet, immer wieder eingeschleppt, und daher kommt es, daß sich unter den Pockenkranken eine erhebliche Anzahl von Ausländern befindet. So betrafen während der Jahre 1904 bis 1908 von den im ganzen Reiche gezählten 230 Pockentodesfällen 78, d. h. 33,9 vom Hundert, Ausländer. Eine Absonderung der Kranken und sorgfältige Desinfektionsmaßregeln dürfen in Erkrankungsfällen trotz des der Bevölkerung verliehenen Impfschutzes mit Rücksicht auf die noch ungeimpften Kinder und die nicht wiedergeimpften älteren Personen nicht unterlassen werden.

§ 199. Windpocken. Eine von den echten Pocken verschiedene Krankheit sind die sogenannten Windpocken oder Wasserblattern. Sie sind gleichfalls übertragbar, befallen in der Regel Kinder unter 10 Jahren und kennzeichnen sich durch ein nur von leichtem Fieber begleitetes Auftreten von kleinen Bläschen im Gesicht, an den Armen und anderen Körperteilen. Der Ausschlag verschwindet meist ohne Hinterlassung von Narben in kurzer Zeit, und innerhalb weniger Tage pflegt die Krankheit vollkommen abgelaufen zu sein.

§ 200. Fleckfieber. Das Fleckfieber oder der Flecktyphus wird vielfach auch als Hunger- oder Kriegstyphus bezeichnet, weil die Krankheit in Teuerungsjahren unter der notleidenden Bevölkerung oder zu Kriegszeiten unter den durch Entbehrungen und Strapazen geschwächten Truppen wiederholt Eingang und Verbreitung gefunden hat. Innerhalb Deutschlands hat die Seuche während des vorigen Jahrhunderts vorzugsweise Oberschlesien und Ostpreußen in Form von Epidemien heimgesucht; doch wurde sie auch in anderen Gebieten des Reichs, namentlich in einzelnen Bezirken Mitteldeutschlands, beobachtet.

Die einzelne Erkrankung verläuft unter hohem Fieber und ist durch einen Ausschlag ausgezeichnet, welcher nach den ersten Krankheitstagen hervorbricht, dem der Masern ähnlich, aber weniger verbreitet ist und im Gesichte gewöhnlich vermißt wird. Das Bewußtsein der Kranken wird fast stets getrübt, die Dauer des Fiebers beträgt in günstigen Fällen etwa 2 Wochen, doch erliegen $1/7$ bis $1/6$ der Kranken schon vorher der Seuche; zuweilen führen auch später hinzutretende Krankheiten den Tod herbei.

Das Fleckfieber ist eine der am leichtesten übertragbaren Krankheiten; die Art der Übertragung ist zwar noch nicht genau bekannt, es ist aber damit zu rechnen, daß der Ansteckungsstoff sowohl unmittelbar von den Kranken auf Gesunde übergehen als auch durch Ungeziefer oder mit leblosen Gegenständen verschleppt werden kann. Am häufigsten wird die Seuche durch umherziehende Personen, namentlich Hausierer, Bettler u. dgl., verbreitet; ihr Umsichgreifen bekämpft man durch Krankenabsonderung und Desinfektion.

§ 201. Rückfallfieber. Mit dem Fleckfieber werden das Rückfallfieber und der Unterleibstyphus, obwohl die drei Krankheiten untereinander durchaus verschieden sind, von manchen zu einer gemeinsamen Gruppe als typhöse Erkrankungen zusammengefaßt.

Das Rückfallfieber, auch Rückfalltyphus genannt, entsteht unter Einwirkung eines schon seit längerer Zeit bekannten Krankheitskeims von spiralförmiger Gestalt (Spirochäte); es ist eine nicht gerade häufige, aber leicht übertragbare Krankheit, welche sich in wiederholten, jedesmal etwa 5 bis 6 Tage dauernden Anfällen von hohem Fieber äußert. Die Verbreitung des Rückfallfiebers erfolgt nicht selten durch umherziehende Personen, namentlich in unreinlichen Herbergen; neueren Untersuchungen zufolge geschieht die Übertragung der Krankheit wahrscheinlich durch Ungeziefer und zwar hauptsächlich durch Läuse. Die Vorbeugungsmaßregeln entsprechen denjenigen gegen das Fleckfieber.

§ 202. **Unterleibstyphus.***) Der Unterleibstyphus, auch als Darmtyphus oder schlechtweg Typhus bekannt, führt seinen Namen nach einem griechischen Worte, welches ursprünglich mit Rauch oder Dunst zu übersetzen ist, in übertragener Bedeutung aber die Benommenheit des Kranken bezeichnet. Die Krankheit ist dank den Verbesserungen auf dem Gebiete der öffentlichen Gesundheitspflege in mehreren größeren Städten Deutschlands, in welchen sie früher alljährlich zahlreiche Erkrankungen und Todesfälle, oft auch umfangreiche Epidemien verursachte, seltener geworden (vgl. § 190), besitzt indessen auf dem Lande und auch in vielen Städten noch eine erhebliche Verbreitung. In den 20 Jahren von 1877 bis 1896 erlagen dem Typhus in den Orten des Deutschen Reichs mit 15000 und mehr Einwohnern 49948, mithin alljährlich im Durchschnitt 2497 Personen, doch ist während dieses Zeitraums eine stetige Abnahme der Todesfälle eingetreten, und während der folgenden 12 Jahre von 1897 bis 1908 starben in solchen Orten trotz erheblicher Zunahme ihrer Zahl und ihrer Bevölkerung nur noch 17141, mithin alljährlich im Durchschnitt 1428 Personen an Typhus. Auf je eine Million Bewohner solcher Ortschaften kamen letzthin (während der Jahre 1907 und 1908) jährlich im Mittel 49 Typhustodesfälle, dagegen vor zwei Jahrzehnten (im Durchschnitt der Jahre 1887 bis 1899) jährlich 234 und vor drei Jahrzehnten (im Durchschnitt der Jahre 1877 bis 1879) sogar jährlich 448.

Der Ansteckungsstoff wird oft mit dem Trinkwasser, nicht selten mit anderen Nahrungsmitteln (z. B. Milch) aufgenommen. Die Zeitdauer zwischen Aufnahme des Ansteckungsstoffs und Ausbruch der Erkrankung beträgt meist 2 bis 3, in manchen Fällen volle 4 Wochen. Dann beginnt die Krankheit mit Kopfweh, Appetitlosigkeit und Mattigkeit. Ein anfangs mäßiges Fieber steigert sich von Tag zu Tag, erreicht etwa nach einer Woche eine gewöhnlich beträchtliche Höhe und nimmt nach weiteren 8 Tagen allmählich wieder ab. Gegen Ausgang der vierten Woche pflegt bei regelmäßigem Verlaufe das Fieber und damit die eigentliche Krankheit abgelaufen zu sein, doch bedürfen die Genesenden bis zur vollständigen Wiederherstellung noch einer langen, oft mehrmonatigen Erholungszeit.

Die am meisten bemerkenswerten Veränderungen, welche eine Typhuserkrankung im menschlichen Körper herbeiführt, bestehen in der Bildung von Schleimhautgeschwüren des Dünndarms. Ferner ist

---

*) Vgl. auch das im Kaiserlichen Gesundheitsamte bearbeitete Typhus-Merkblatt (Verlag von Julius Springer in Berlin W. Preis 5 Pf., 100 Exempl. 3 ℳ, 1000 Exempl. 25 ℳ).

eine Anschwellung der Milz stets vorhanden, und außer einer mehr oder weniger ausgesprochenen Benommenheit des Geistes, welcher die Krankheit ihren Namen verdankt, pflegen Katarrhe der Atmungswege und der Verdauungswege, insbesondere Durchfall, das Krankheitsbild zu vervollständigen. Dem Hervortreten der nervösen Störungen ist die vielfach noch übliche Bezeichnung „Nervenfieber" zuzuschreiben.

Begleit= und Folgekrankheiten, wie Lungenentzündung, Haut= und Gelenkeiterungen oder Ohrenleiden, auch nervöse Störungen, sogar Geisteskrankheiten gesellen sich nicht selten hinzu und bedingen den Tod oder das Zurückbleiben von Gebrechen und Siechtum. Auch die eigentliche Krankheit selbst gefährdet das Leben, z. B. durch erschöpfende Blutungen aus den Darmgeschwüren.

Typhuskranke sollten einer ärztlichen Behandlung nicht entbehren. Wo ein regelmäßiger Besuch des Arztes nicht möglich ist, oder wo Wohnungs= und Erwerbsverhältnisse die Pflege erschweren, ist die gerade für solche Kranke sehr wohltätige Krankenhausbehandlung anzuraten.

Bei der Pflege der Typhuskranken ist gewissenhaft zu beachten, daß sie nicht früher, als der Arzt es gestattet, feste Nahrung erhalten. Eine durch falsches Mitleid herbeigeführte Nachgiebigkeit gegenüber dem Verlangen der in der Genesungszeit vom Hungergefühle geplagten Kranken ist oft schwer bestraft worden, indem die zu frühzeitig genossene schwer verdauliche Kost zu üblen Zufällen, wohl gar zu einer Zerreißung der Darmwand an den während des Vernarbens papierdünnen Geschwürsstellen und zum Tode geführt hat. Auch die häufig beobachteten Rückfälle der Krankheit werden vielfach mit Nichtbeachtung der für die Krankenkost gegebenen Vorschriften in Zusammenhang gebracht.

Die Keime des Typhus verlassen den Körper des Kranken mit den Darmentleerungen und dem Harne (gelegentlich auch mit dem Lungenauswurf) und gelangen selbst bei sorgsamer Wartung leicht auf dessen Leib= und Bettwäsche, zumal die Entleerungen nicht selten unwillkürlich abgehen. Von der Wäsche aus kann der Ansteckungsstoff dann auf die Hände des Kranken und demnächst auf alle von ihm berührten Gegenstände, Kleider, Nahrung und Eßgeräte sich verbreiten und Gelegenheit finden, Angehörige, Pfleger, Ärzte und andere Personen zu infizieren, welche beim Verkehre mit dem Kranken die gebotenen Vorsichtsmaßregeln (vgl. § 244) nicht sorgfältig innehalten. Zuweilen enthalten die Entleerungen der Erkrankten noch lange Zeit nach der Genesung den Ansteckungsstoff. Mitunter scheiden auch solche Personen den Ansteckungsstoff aus, welche den Krankheitserreger durch

Berührung mit einem Typhuskranken oder mit infizierten Gegenständen zwar aufgenommen haben, selbst aber an Typhus gar nicht erkrankt sind. Wenn solche Personen bei der Zubereitung von Nahrungsmitteln, z. B. in der Küche, tätig sind und dabei die nötige Reinlichkeit vermissen lassen, so können die von ihnen ausgeschiedenen Typhuskeime auf Speisen gelangen und eine Ansteckung anderer Personen hervorrufen.

Die Krankenwäsche muß alsbald nach dem Gebrauche, das Krankenzimmer und seine Ausstattung nach Ablauf der Erkrankung desinfiziert werden. Die Ausleerungen des Kranken dürfen niemals ohne vorausgegangene Desinfektion ausgegossen oder fortgeschüttet werden. Die Nichtbeachtung der letztbezeichneten Vorschrift ist eine häufige Ursache von Gruppenerkrankungen und Epidemien des Typhus, und zwar werden von Vorkommnissen dieser Art vorzugsweise solche Häuser und Städte betroffen, in denen die Beseitigung der Abfallstoffe und die Wasserversorgung den hygienischen Anforderungen nicht genügt. Wo einwandfreies Wasser nicht zur Verfügung steht, ist es beim Auftreten der Krankheit ratsam, alles zum Hausgebrauche dienende Wasser abzukochen, jedenfalls aber nur gekochtes Wasser zu trinken.

§ 203. Gastrisches Fieber. Magen= und Darmkatarrh. Brechdurchfall. Leider unterbleibt die Ausführung der geschilderten Vorsichtsmaßregeln in vielen Typhusfällen teils aus Unkenntnis oder Nachlässigkeit, teils weil die Erkrankung infolge anfangs leichten Verlaufs nicht als Typhus, sondern als „gastrisches Fieber" bezeichnet wird. Unter dieser Bezeichnung versteht man nämlich einen fieberhaften Magenkatarrh, welcher durch ungesunde, verdorbene oder im Unmaß genossene Nahrung hervorgerufen wird, sich in Verminderung der Eßlust, Verstopfung, Kopfweh, Schmerz oder Druck in der Magengegend, üblem Geruch aus dem Munde, Aufstoßen, Übelkeit, Erbrechen äußert. Auch mit einem fieberhaften Darmkatarrhe, welcher aus ähnlichen Ursachen entsteht und durch das Auftreten von Durchfall gekennzeichnet ist, wird der Typhus zuweilen verwechselt.

Die erwähnten Krankheitszustände der Verdauungsorgane können auch in scheinbar milder Form und ohne Fieber auftreten, dessenungeachtet aber später einen ernsten Verlauf nehmen und vornehmlich bei unzweckmäßigem Verhalten des Erkrankten zu nachteiligen Folgen führen. Es empfiehlt sich daher, bei solchen Gesundheitsstörungen ärztlichen Rat einzuholen und bereits vor Eintreffen des Arztes die Auswahl der Kost den später (in § 249) zu schildernden Grundsätzen anzupassen.

Bei gleichzeitiger Erkrankung des Magens und des Darmes entsteht aus ähnlichen Ursachen wie die letztbezeichneten Erkrankungen der

Brechdurchfall. Er läuft oft in Form einer nur leichten Gesundheitsstörung ohne Nachwirkungen zu hinterlassen ab, tritt jedoch vielfach als eine lebensgefährliche Krankheit auf und wird dann als „einheimische Cholera" (cholera nostras) bezeichnet. Erkrankungen solcher Art werden namentlich bei Kindern des frühesten Lebensalters in großer Zahl beobachtet (vgl. § 157) und führen zur Sommerszeit, besonders in den Städten, viele Todesfälle kleiner Kinder herbei.

Eine auf mehrere Personen gleichmäßig wirkende Ursache, z. B. der Genuß von verdorbenen oder verunreinigten Nahrungsmitteln, hat zuweilen das Auftreten von Gruppenerkrankungen zur Folge. Meist handelt es sich dabei um Fleisch- oder Wurstwaren oder um Fische (Fleisch-, Wurst-, Fischvergiftung, vgl. ferner §§ 84, 88, 89), mitunter auch um andere Nahrungsmittel, wie Mehlspeisen. Die Erkrankungen beginnen manchmal bereits wenige Stunden nach der Nahrungsaufnahme, in anderen Fällen erst in den nächsten Tagen. Die Krankheitserscheinungen gleichen bisweilen denjenigen einer Vergiftung oder eines choleraähnlichen Brechdurchfalls; auch ähnlich wie beim Unterleibstyphus kann der Krankheitsverlauf sein. Bei manchen Formen der Fleischvergiftung kann eine Übertragung von den Erkrankten auf Gesunde stattfinden.

§ 204. Cholera.*) Die asiatische Cholera, welche in Asien, insbesondere in Indien, schon seit langer Zeit einheimisch ist, hat in Europa erst während des 19. Jahrhunderts Eingang gefunden, indem sie entweder als eine von Land zu Land fortschreitende Wanderseuche über Persien nach Rußland und den Balkanländern vordrang oder durch den Schiffsverkehr in Seehäfen eingeschleppt wurde. Sie erzeugte dann in vielen Ländern unseres Erdteils Epidemien, welche nach einigen Jahren erloschen, um später nach erneuter Einschleppung von neuem auszubrechen. Als Beispiel für den Umfang der von der Seuche angerichteten Verheerungen sei angeführt, daß die Choleraepidemie des Jahres 1892 im Russischen Reiche rund 550000 Erkrankungen mit 260000 Todesfällen und in dem kleinen Hamburgischen Staatsgebiete binnen wenigen Wochen etwa 18000 Erkrankungen mit 8000 Todesfällen verursacht hat.

Das Bild eines schweren Falles von Cholera ist etwa folgendes: Die Krankheit tritt oft schon mehrere Stunden, in der Regel wenige Tage nach Aufnahme des Cholerakeims mit heftigem Erbrechen

---

*) Vgl. auch das im Kaiserlichen Gesundheitsamte bearbeitete Cholera-Merkblatt (Verlag von Julius Springer, Berlin W. Preis 5 Pf., 100 Exempl. 3 ℳ, 1000 Exempl. 25 ℳ).

und Durchfall auf. Die immer häufiger abgehenden Entleerungen gewinnen bald ein farbloses Aussehen, ähnlich einer dünnen Mehlsuppe oder dem von gekochtem Reis abgegossenen Wasser, und entziehen dem Körper so beträchtliche Flüssigkeitsmengen, daß die Harnabscheidung aufhört, die Haut trocken wird und in großen, sich nur langsam wieder ausgleichenden Falten aufgehoben werden kann. Zugleich stellen sich schmerzhafte Muskelkrämpfe besonders an den Waden ein; unter rasch zunehmender Erschöpfung wird der Kranke gegen alles, was mit ihm und um ihn her vorgeht, vollkommen gleichgültig, und oft tritt nach wenigen Stunden in solchem Zustand der Tod ein.

In weniger schweren Fällen hört das Erbrechen nach einiger Zeit auf, die Darmentleerungen werden allmählich wieder seltener, nehmen die gewöhnliche Beschaffenheit an, und nach 14 Tagen bis 3 Wochen kann volle Genesung erfolgt sein. Kranke, die den eigentlichen Choleraanfall überstehen, erliegen häufig noch dem sog. Choleratyphoid, einem fieberhaften, mit Benommenheit des Bewußtseins einhergehenden Zustand, welcher sich nicht selten im Anschluß an die ursprüngliche Krankheit entwickelt.

Zur Erforschung der Seuche wurde im Jahre 1883 eine aus Fachmännern zusammengesetzte Kommission von Reichs wegen nach Ägypten und Indien entsendet. R. Koch als Führer dieser Kommission gelang es, den Krankheitskeim der Cholera in Gestalt des seitdem allgemein bekannt gewordenen Kommabazillus zu entdecken. Dieser Spaltpilz entwickelt sich unter günstigen Bedingungen ungemein rasch und verbreitet sich auf den gleichen Wegen wie der Typhuskeim, insbesondere erfahrungsgemäß nicht selten durch Vermittelung des Trink- und Gebrauchswassers.

Zur Verhütung einer Verbreitung der Seuche muß die Absonderung des Kranken und die Desinfektion noch weit strenger als beim Typhus durchgeführt werden. Insbesondere müssen außer den Darmentleerungen des Kranken auch diejenigen aller möglicherweise bereits infizierten Personen seiner Umgebung unschädlich gemacht werden; denn die Erfahrung lehrt, daß der Ansteckungsstoff der Cholera von solchen Personen, wenn sie auch selbst nicht offensichtlich erkranken, doch auf andere übertragen werden kann, die dann selbst schwer erkranken. Als nützlich haben sich der Cholera gegenüber die im § 153 erwähnten, auf Überwachung des Verkehrs gerichteten Vorschriften erwiesen. Besonders bewährte sich die Einrichtung ärztlich geleiteter Kontrollstationen an den Wasserstraßen zur Überwachung der schiffahrttreibenden Bevölkerung, durch welche die Cholera vorzugsweise verschleppt wird. Der Erfolg aller Schutzmaßregeln wird um so zuverlässiger sein, je besser in der einzelnen Haushaltung wie in den Dörfern und Städten überhaupt für Reinlichkeit, für zweckmäßige Beseitigung der Abfälle und für ein gesundheitlich einwandfreies Trinkwasser gesorgt ist.

In Cholerazeiten verbleibe man bei geregelter Lebensweise, vermeide Arzneien, solange man gesund ist, und verlasse nicht aus Furcht vor Erkrankung den Wohnort. Wo es an unverdächtigem Trinkwasser fehlt, verwende man zum Trinken und zum Hausgebrauche nur abgekochtes Wasser. Man hüte sich vor dem Genusse von Eis, sehr kalten Getränken, verdorbenem Biere, ungekochter Milch oder Nahrungs- und Genußmitteln, welche Verdauungsstörungen hervorrufen können. Man hole Lebensmittel nur aus zuverlässig reinlichen Verkaufsstellen und meide solche, welche sich in Cholerahäusern befinden. Man meide das Baden in Flüssen und Teichen, in deren Nähe Choleraerkrankungen vorgekommen sind und benutze in Choleraorten öffentliche Abtritte nur im Notfalle. Die Sitzbretter von Abtritten, welche fremden Personen zugänglich sind, sollten täglich mit Seifenwasser gescheuert werden. Abtritte, welche von krankheitsverdächtigen Personen benutzt sind, spüle man mit Kalkmilch. Bei gestörter Verdauung wende man sich alsbald an einen Arzt.

§ 205. Ruhr.*) Zu den auf krankhaften Veränderungen des Darmkanals beruhenden, seuchenartig auftretenden Krankheiten gehört auch die Ruhr. Sie ist in südlichen Ländern weit verbreitet und hat auch bei uns zuweilen Epidemien verursacht; in manchen Gegenden Deutschlands tritt sie zu gewissen Jahreszeiten ständig auf. Bei Ruhrkranken finden sich Entzündungen und Geschwüre im Dickdarm, besonders im Mastdarme. Die Kranken verfallen in mehr oder weniger hohes Fieber und werden von Stuhldrang gepeinigt; den häufig und unter Schmerzen entleerten Darmabgängen ist Schleim, Eiter und Blut beigemengt. Günstigenfalls tritt in 2 bis 3 Wochen, oft erst nach längerer Zeit allmählich Genesung ein; schwere Erkrankungen können den Tod bedingen. Der Ansteckungsstoff der Ruhr wird durch die Ausleerungen der Kranken verschleppt; als Schutz gegen seine Ausbreitung empfehlen sich im wesentlichen die beim Typhus angeführten Vorsichtsmaßregeln.

§ 206. Diphtherie. Krupp Mandelentzündung. Eine gefürchtete Krankheit des Kindesalters, die aber auch erwachsene Per-

---

*) Vgl. auch das im Kaiserlichen Gesundheitsamte bearbeitete Ruhr-Merkblatt (Verlag von Julius Springer, Berlin W. Preis 5 Pf., 100 Exempl. 3 ℳ, 1000 Exempl. 25 ℳ).

sonen nicht verschont, ist die **Diphtherie** oder **Rachenbräune**.*) Die Zahl der durch sie vernichteten Menschenleben betrug für die rund 10 Millionen Einwohner der größeren Orte des Deutschen Reichs in dem Jahrzehnte von 1882 bis 1891: 111 021, und es kamen auf je 1000 Todesfälle etwa 45 an Diphtherie. Im Jahre 1892 wurden 12 361 Todesfälle, d. i. von je 1000 rund 41 durch die Krankheit verursacht.

Die Erkrankung beginnt gewöhnlich mit Fieber und Halsschmerzen; auf den geröteten und angeschwollenen Mandeln erscheinen grauweiße Tüpfel und Flecke, welche sich bald zu einem gleichmäßigen Belage vergrößern und meist auch das Zäpfchen nebst der übrigen Rachenwand überziehen. Zugleich schwellen die Halslymphdrüsen an, die Ausatmungsluft des Kranken wird übelriechend und die Nase verstopft sich. Oft erfolgt der Tod in wenigen Tagen entweder durch Herzschwäche oder weil häutige Auflagerungen auf der Schleimhaut des Kehlkopfs und der Luftröhrenäste die Atmung unmöglich machen. In anderen Fällen führen Folgekrankheiten, wie Lungenentzündung, Nierenentzündung und Lähmungen, den Tod oder auch langdauerndes Siechtum herbei. Infolge einer Lähmung der Kehlkopfmuskeln kann sich Heiserkeit und Stimmlosigkeit einstellen.

Eine Bildung von häutigen Belägen innerhalb des Kehlkopfs und der Luftröhrenäste erfolgt bisweilen auch ohne vorausgegangene Rachenerkrankung; in jedem Falle aber kommt es dabei zu einem eigentümlichen, durch Luftmangel und Erstickungserscheinungen gekennzeichneten Krankheitsbilde, dem **Krupp**. Man nennt diesen Zustand auch echten Krupp gegenüber dem „falschen Krupp", einem Katarrhe der Atmungswege, welcher mit Schwellung der Schleimhaut, Luftmangel und Erstickungsanfällen, aber ohne Hautbildung, einhergeht.

Jede Erkrankung an Diphtherie ist lebensgefährlich; wohl aber vermag eine frühzeitig**). eingeleitete zweckmäßige Behandlung Erfolge zu erzielen. Auch kann der Arzt die Erstickungsgefahr oft abwenden, indem er durch den Luftröhrenschnitt unterhalb des von den Belägen verstopften Kehlkopfs der Luft Zutritt zu den Lungen verschafft; doch wird hierdurch das Leben nicht immer gerettet, da mit der Verhütung der Erstickung nur eine der mannigfachen, durch die Diphtherie bedingten Gefahren beseitigt wird. Un-

---

*) Vgl. auch das im Kaiserlichen Gesundheitsamte bearbeitete Diphtherie-Merkblatt (Verlag von Julius Springer, Berlin W. Preis 5 Pf., 100 Exempl. 3 ℳ, 1000 Exempl. 25 ℳ).

**) Deshalb empfiehlt es sich, jedem Kinde auch bei nur leichtem Unwohlsein in den Hals zu sehen (vgl. Abbildung 3).

II. Infektionskrankheiten.

bedingt zu empfehlen ist die Anwendung des von v. Behring im Jahre 1894 eingeführten „Diphtherieheilserums", d. i. des Blutwassers von Pferden, die durch wiederholte Einverleibung des Diphtheriegifts eine hohe Widerstandsfähigkeit gegen die Erkrankung erlangt haben (vgl. § 189). Wie sehr die Sterblichkeit an Diphtherie in den letzten Jahren abgenommen hat, ist aus der hier beigegebenen Zeichnung (Abbildung 42) zu ersehen. Bereits im Jahre 1894, erheblicher seit 1895, nachdem das Diphtherieheilserum eine allgemeinere Anwendung gefunden hatte, machte sich, wie dort die Linie der Diphtheriesterbefälle zeigt, eine Abnahme der Diphtheriesterblichkeit bis zuletzt auf weniger als 1/5 der früheren Höhe bemerkbar. Die angebliche Wirkung der von nicht ärztlicher Seite alljährlich in großer Zahl öffentlich angepriesenen Heilmittel, insbesondere der Geheimmittel (vgl. §145), bleibt regelmäßig aus, wenn es sich um schwere Diphtheriefälle handelt, und kann daher wissenschaftlich nicht anerkannt werden. Die den Händlern mit solchen Mitteln bescheinigten Erfolge beruhen in der Regel auf einer Verwechslung der Diphtherie mit leichten Erkrankungen ähnlicher Art, namentlich mit den verschiedenen Formen der Mandelentzündung.

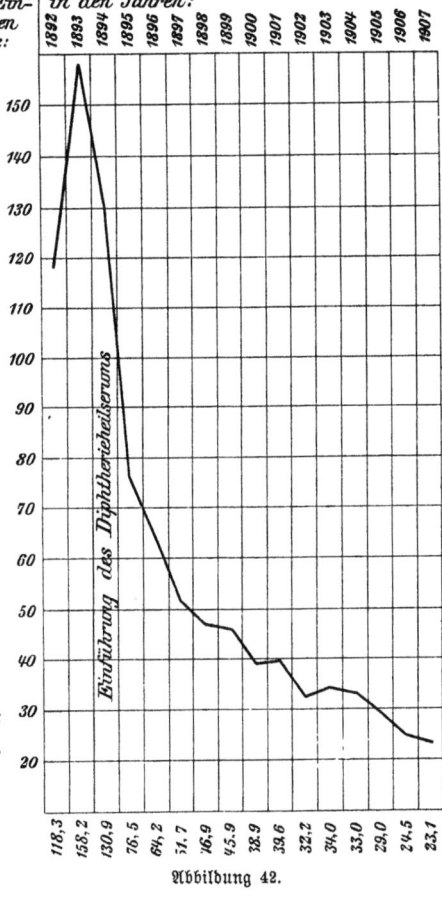

Abbildung 42.

Diese Krankheit tritt oft mit hohem Fieber und einer recht bedeutenden Anschwellung der dunkelgeröteten Mandeln auf, wobei auf diesen auch weißliche Beläge, ähnlich den diphtherischen Auflagerungen, sich zeigen können. Bisweilen kommt es zu einer Eiteransammlung innerhalb der Mandeln, welche, wenn nicht ein rechtzeitiger Einstich geschieht, unter quälenden Schmerzen allmählich in die Mundhöhle durchbricht. Meist läuft die Mandelentzündung indessen in wenigen Tagen günstig ab, ohne Folgekrankheiten zu hinterlassen.

Nach vorliegenden Erfahrungen ist es nicht ausgeschlossen, daß auch die Mandelentzündung von Person zu Person übertragbar ist, indessen kommt der Diphtherie eine weit bedeutendere **Ansteckungsfähigkeit** zu. Ihre Keime haften vorzugsweise an den Rachenbelägen, geraten von hier in die Mundflüssigkeit der Kranken, auch in den Nasenschleim, und scheinen mit eingetrocknetem Auswurf lange Zeit in Wohnzimmern, an Wäsche, Kleidung und Gebrauchsgegenständen in infektionsfähigem Zustand zu haften.

Zur Verhütung einer Verbreitung der Diphtherie empfehlen sich die bei Schilderung des Scharlachfiebers bezeichneten Vorkehrungen; besonders ist aber darauf zu halten, daß der Auswurf der Kranken und die von ihnen benutzten Taschentücher sofort in Desinfektionsflüssigkeiten unschädlich gemacht werden. Das Küssen diphtheriekranker Personen ist streng zu vermeiden. Zum Schutze der Umgebung, namentlich der Geschwister der erkrankten Kinder, hat sich die vorbeugende Impfung mit Diphtherieheilserum bewährt.

§ 207 Keuchhusten. Eine fast ausschließlich bei Kindern unter 10 Jahren auftretende Infektionskrankheit ist der **Keuchhusten** oder **Stickhusten**. Die Erkrankung beginnt mit den Erscheinungen eines gewöhnlichen Luftröhrenkatarrhs; etwa nach einer Woche stellen sich heftige und langdauernde Hustenanfälle ein, unter denen die Kinder sich im Gesichte blau verfärben und zu ersticken scheinen. Mit einer tiefen, pfeifenden Einatmung, nach der die Krankheit den Namen Keuchhusten erhalten hat, pflegt jeder Anfall zu enden. Durch den Husten wird in der Regel nur wenig Schleim entleert; doch bewirkt der heftige Reiz oft Erbrechen. Die Anfälle, welche besonders auch nachts häufig den Schlaf der Kinder stören, werden nach einiger Zeit seltener und leichter und bleiben endlich ganz aus; in ungünstigen Fällen erfolgt, besonders bei schwächlichen Kindern, zuweilen der Tod durch Erschöpfung oder infolge von hinzutretender Lungenentzündung.

Der Ansteckungsstoff des Keuchhustens haftet, wie man annimmt, an den schleimigen Absonderungen, welche der Husten, oft nur in feinster Verteilung, herausbefördert. Die Krankheit überträgt sich leicht, sei es unmittelbar durch den Verkehr der erkrankten Kinder mit gesunden, sei es durch Vermittelung von Taschentüchern u. dgl. Keuchhustenkranke Kinder sollten daher stets abgesondert und vor allen Dingen vom Schulbesuche zurückgehalten werden. Ihre Wäsche wird am einfachsten durch gründliches Auskochen desinfiziert.

§ 208. Influenza. Wie der Keuchhusten, so bevorzugt auch die Influenza oder Grippe die Atmungswerkzeuge als Sitz der Erkrankung. Die Influenza hat Europa wiederholt in großen Wanderungen durchzogen und dann in den von ihr heimgesuchten Ländern die Mehrzahl der Einwohner ergriffen. Der Beginn der letzten großen Epidemie fiel in das Jahr 1889. Die Verbreitung der Krankheit erfolgt durch Übertragung des Ansteckungsstoffs von Person zu Person, doch ist vielfach auch Witterungsverhältnissen und anderen Umständen ein fördernder Einfluß auf die Entwickelung der Epidemien zugeschrieben worden.

Die Grippe äußert sich in mehr oder weniger hohem Fieber, großer Hinfälligkeit der Kranken, schmerzhaftem Ziehen in den Gliedern und heftigem Kopfschmerze. In der Regel besteht Husten und Auswurf, in anderen Fällen Magen= und Darmkatarrh. Gewöhnlich beginnt die Genesung schon nach wenigen Tagen, doch sind auch nachbleibendes Siechtum und selbst Todesfälle nicht selten. Zu solchem ungünstigen Ausgang geben insbesondere Begleit= und Folgekrankheiten, wie Lungenentzündung, Herz=, Ohren= und Nierenleiden, Veranlassung.

§ 209. Lungenentzündung, Brustfellentzündung, Bauchfellentzündung. Die sowohl als selbständige Krankheit wie im Anschluß an andere Infektionskrankheiten auftretende Lungenentzündung erscheint je nach ihrer Ursache in ihren Kennzeichen, ihrem Verlauf und ihren Ausgängen sehr ungleich.

Unter der Bezeichnung Lungenentzündung faßt man verschiedenartige krankhafte, in der Regel mit Fieber verlaufende Vorgänge zusammen, bei welchen infolge einer Ausfüllung der Lungenbläschen mit Absonderungen bald kleine, bald größere Abschnitte der Lunge unfähig werden, an dem Atmungsvorgange teilzunehmen, so daß die Kranken veranlaßt werden, die Atmung zu beschleunigen (Atemnot).

Die gewöhnlich unter der Bezeichnung Lungenentzündung verstandene Krankheit beginnt in der Regel mit einem heftigen Schüttelfrost und kennzeichnet sich durch hohes Fieber, Seitenstiche und Atemnot. Mit quälendem Husten entleeren die Kranken anfangs nur spärliche, später reichliche Mengen eines zähen und durch Beimengung von Blut dem Eisenrost ähnlich gefärbten Auswurfs. Bei zweck=

mäßigem Verhalten des Kranken nimmt die Lungenentzündung öfter, als es bei den schweren Erscheinungen der Krankheit erwartet werden sollte, einen günstigen Ausgang, indem etwa eine Woche nach dem Beginne meist plötzlich Fieber und Atemnot aufhören und demnächst unter Nachlaß der Brustschmerzen und des Hustens Genesung erfolgt. Bei solchem Verlaufe werden die Absonderungen teils allmählich ausgehustet teils von den Lymphgefäßen aufgesaugt. In schwereren Fällen kann es zu lebensgefährlicher Eiterung und anderweitigen Zerstörungen in den Lungen kommen. Zuweilen erfolgt auch bereits nach wenigen Tagen der Krankheit der Tod, besonders bei bejahrten oder durch unmäßigen Genuß geistiger Getränke geschwächten Personen.

Die Lungenentzündung wurde früher allgemein den Erkältungskrankheiten zugezählt, wird jedoch jetzt für eine Infektionskrankheit gehalten, deren Entstehung zwar anscheinend durch Witterungseinflüsse begünstigt wird, indessen doch an belebte Keime gebunden ist. In der Annahme, daß die letzteren mit dem eingetrockneten und verstäubten Auswurf der Kranken verbreitet werden, muß daher die Desinfektion solches Auswurfs und der mit ihm verunreinigten Taschentücher, Wäsche usw. empfohlen werden.

Bisweilen schließt sich an die Lungenentzündung eine Brustfellentzündung an, eine nicht selten auch selbständig auftretende lebensgefährliche Krankheit, bei der es zur Absonderung von Flüssigkeit in den Raum zwischen Lungen- und Rippenfell kommt, und zwar oft in so großen Mengen, daß durch Behinderung der Lungenbewegungen die Atmung erschwert oder unmöglich wird. In manchen Fällen zeigt die Absonderung eine blutige oder eitrige Beschaffenheit.

Auch bei der Bauchfellentzündung oder Unterleibsentzündung, welche sich bald an Verletzungen, bald an andere Erkrankungen der Bauchdecken oder Unterleibsorgane anschließt, wird von dem Bauchfell eine wässerige oder eitrige Flüssigkeit abgesondert. Die Kranken erleiden in der Regel heftige Schmerzen und erliegen häufig dem ernsten Leiden.

Besonders häufig tritt eine Bauchfellentzündung im Verlauf einer oft rasch in Eiterung übergehenden Entzündung des am Blinddarm befindlichen Wurmfortsatzes (vgl. § 19) auf. In vielen Fällen dieser als Blinddarmentzündung bezeichneten Krankheit werden im Wurmfortsatz eingeschlossene eingedickte Kotmassen, sogenannte Kotsteine, als Anlaß zu der Erkrankung angesehen; zuweilen gelten als Krankheitsursache verschluckte Fremdkörper, z. B. kleine Obstkerne, Fischgräten oder dergleichen, die in den Wurmfortsatz hineingeraten sind. Die Blinddarmentzündung äußert sich in heftigen Leibschmerzen, die meist plötzlich in der rechten unteren Bauchgegend auftreten, und in starker Druckempfindlichkeit dieser Stelle bei gleichzeitig bestehendem, mehr ober weniger hohem Fieber. Lassen derartige Erscheinungen das Vorhandensein einer Blinddarmentzündung befürchten, so hole man unverzüglich einen Arzt herbei, denn nur durch eine frühzeitige ärztliche Behandlung kann eine ernste Gefährdung des Lebens abgewendet werden. Vornehmlich bei Beginn der Erkrankung bringt eine operative Behandlung recht günstige Erfolge; sie schützt außerdem infolge der Beseitigung des Wurmfortsatzes den Erkrankten vor Rückfällen, zu denen die Blinddarmentzündung sonst zu führen pflegt.

§ 210. Epidemische Genickstarre. Gehirnhautentzündung. Akute epidemische Kinderlähmung. Als epidemische Genickstarre bezeichnet man eine fieberhafte Infektionskrankheit, welche auf einer Entzündung der das Gehirn und Rückenmark umgebenden Haut beruht und mit Erbrechen, heftigen Kopf-, Genick- und Gliederschmerzen, Steifigkeit des Nackens und Lähmung einzelner Muskeln verläuft. Die Krankheit tritt zuweilen, besonders während des Winters und Frühjahrs, in größerer Verbreitung auf, betrifft namentlich Kinder und jugendliche Personen und endet in etwa der Hälfte der Erkrankungen oft schon nach wenigen Tagen tödlich; in Genesungsfällen bleiben nicht selten Taubheit, Blindheit, Lähmungen oder Geistesstörung zurück. Vielfach hat man bei gesunden Personen aus der Umgebung von Erkrankten die Krankheitserreger auf der Schleimhaut des Nasenrachenraums nachweisen können; solche Personen scheinen bei der Verschleppung der Krankheit in hohem Maße beteiligt zu sein. Hierdurch läßt sich die eigentümliche, sprungweise Verbreitung der Genickstarre erklären, wobei häufig solche Personen befallen werden, die selbst niemals mit Kranken in Berührung gekommen sind.

Ähnlich wie die Genickstarre äußert sich die Gehirnhautentzündung. Sie tritt besonders als eine gefürchtete Folgekrankheit verschiedener Infektionskrankheiten sowie im Anschluß an Kopfverletzungen oder Ohrenleiden auf.

In neuerer Zeit ist auch an einigen Orten Deutschlands die akute Kinderlähmung, die früher meist nur vereinzelt vorkam, in gehäuften Fällen aufgetreten. Die Krankheit befällt hauptsächlich Kinder im Alter von 2 bis 4 Jahren und beginnt in der Regel mit einem plötzlichen Anstieg der Körpertemperatur sowie mit Erbrechen und Stuhlverstopfung oder mit den Erscheinungen einer Halsentzündung. Die Wirbelsäule, der Nacken und die Beine der Kinder sind bei Berührung stark schmerzempfindlich. Nach wenigen Tagen stellen sich alsdann Lähmungserscheinungen ein. Die Kranken lassen den Kopf haltlos nach der Seite oder nach hinten fallen und sind nicht imstande, sich aufzurichten oder aufrecht zu sitzen. Auch die Gliedmaßen sind meist von der Lähmung betroffen. Dieser Lähmungszustand bessert sich allmählich, jedoch bleiben häufig gewisse Muskelgruppen dauernd gelähmt, so daß es einer langwierigen spezialärztlichen Behandlung bedarf, um einigermaßen wieder eine Gebrauchsfähigkeit der betroffenen Gliedmaßen zu erzielen.

Die Kinderlähmung ist eine übertragbare Krankheit und wird von Person zu Person durch den menschlichen Verkehr verbreitet. Zu ihrer Bekämpfung sind die in § 191 angegebenen Maßregeln anzuwenden. Auch empfiehlt es sich, beim Auftreten der Kinderlähmung in einer Familie die Geschwister des kranken Kindes während des fieberhaften Zeitraums der Krankheit von der Schule fernzuhalten, um eine Übertragung des Ansteckungsstoffs auf Mitschüler zu verhüten.

§ 211. Wechselfieber. Eine Krankheit, welche ebenfalls belebten Keimen ihre Entstehung verdankt, ist das Wechselfieber oder kalte Fieber (Malaria). Es wird auf den Menschen durch den Stich gewisser Arten von Stechmücken oder Schnaken übertragen, in welchen die Erreger der Krankheit, die **Malariaparasiten**, einen Abschnitt ihrer Entwickelung durchmachen. Das Wechselfieber kommt besonders in sumpfigen, der Überschwemmung ausgesetzten Gegenden vor und ist in manchen Teilen Deutschlands heimisch, erzeugt jedoch in unserem Klima gewöhnlich nicht lebensgefährliche Erkrankungen. Im heißen Klima tritt dieses „Fieber" — wie es dort schlechtweg genannt wird — in weit größerer Ausdehnung auf und bildet in manchen Gegenden die häufigste Krankheits- und Todesursache.

Die bei uns beobachteten Erkrankungen kennzeichnen sich durch mehrstündige, jeden 3. oder 4. Tag wiederkehrende und in der Regel durch Schüttelfrost eingeleitete Anfälle von hohem Fieber, durch welche das Wohlbefinden der erkrankten Personen allmählich auch in den fieberfreien Pausen beeinträchtigt wird. Statt der Fieberanfälle stellen sich zuweilen heftige, gleichfalls durch Pausen unterbrochene Nervenschmerzen, besonders in der Stirngegend, ein. Durch zweckmäßige Anwendung des Chinins, eines Arzneimittels, welches aus der Rinde des in Südamerika heimischen Chinabaums gewonnen wird, gelingt es fast immer, solche bei uns vorkommenden Erkrankungen in Genesung überzuführen. Außer der sorgfältigen Behandlung jedes Malariafalls mit Chinin trägt zur erfolgreichen Bekämpfung der Krankheit die Vernichtung der Stechmücken bei, welche die Parasiten beherbergen. Sie wird am sichersten erreicht durch die Beseitigung der stehenden Gewässer, welche den Stechmücken als Brutplätze dienen. So ist durch die Trockenlegung von Sümpfen, Flußregulierungen u. dgl. die Krankheit in einigen früher stark heimgesuchten Gegenden zum Verschwinden gebracht worden. Auch hat man wiederholt mit Erfolg versucht, die Larven der Stechmücken dadurch abzutöten, daß man die Oberfläche der Wassertümpel, in denen sie sich aufhalten, mit Petroleum begossen hat. Auch das Einsetzen von Fischen (Karpfen, Goldfischen, Stichlingen) ist zu empfehlen.

Während des Winters halten sich viele Mücken in warmen und dunklen Teilen von Wohn= und Stallgebäuden, besonders in Kellern, auf. Zu einer wirksamen Bekämpfung der Mückenplage gehört die Vernichtung dieser überwinternden Mücken, was am besten durch Ausräuchern der Keller usw., in denen sie gefunden werden, während der Wintermonate geschieht. Als Mittel hierzu hat sich folgende Mischung bewährt: 2 Teile Pfefferpulver, 1 Teil Balmat. Insektenpulver, 1 Teil pulverisierte Baldrianwurzel, 1 Teil Kalisalpeterpulver. Das gut durchgemischte Pulver wird in flachen, etwas erhöht aufgestellten Schalen oder Pfannen, etwa 3 Eßlöffel auf je 50 cbm Luftraum, abgebrannt. Der hierbei sich entwickelnde, stark zum Husten reizende Rauch, dessen Entweichen durch guten Verschluß der Türen und Fenster möglichst zu verhindern ist, tötet nach 2 bis 3 Stunden die Mücken, die dann zusammenzukehren und zu verbrennen sind.

Die Bekämpfung der Mückenplage durch Ausräuchern der Keller, Trockenlegung überflüssiger Wasseransammlungen und Überschichtung von Tümpeln usw. mit Petroleum ist möglichst von Gemeindebehörden vorzunehmen oder zu beaufsichtigen, da nur eine gleichmäßige und durchgreifende Anwendung der erwähnten Maßregeln über ein größeres Gebiet Aussicht auf Erfolg verspricht.

§ 212. Gelbfieber.

Das Gelbfieber, eine überaus gefährliche Krankheit, kommt hauptsächlich in den Küstenländern von Mittel= und Südamerika sowie in Westafrika vor; bei der gesteigerten Schnelligkeit des Schiffsverkehrs erscheint indessen die Befürchtung gerechtfertigt, daß der Ansteckungsstoff gelegentlich auch in deutschen Seehäfen Eingang und Verbreitung finden kann. Die Krankheit äußert sich in lebhaftem Fieber, Kopf= und Kreuzschmerzen, Gelbfärbung der Haut und der Augenbindehäute, Erbrechen blutiger Massen, Beängstigung sowie Irrereden und läuft gewöhnlich in 10 bis 12 Tagen ab, wenn nicht schon früher der Tod eintritt. Die Genesung zieht sich lange Zeit hin.

Auf Grund neuerer Forschungen wird angenommen, daß ähnlich wie bei dem Wechselfieber die Ansteckungskeime des Gelbfiebers durch gewisse von denen des Wechselfiebers verschiedene Stechmücken übertragen werden.

§ 213. Pest.
Die Pest, auch orientalische Beulenpest genannt, hat ihre Heimat außerhalb unseres Erdteils, im Innern von Asien und Afrika. Sie hat sich neuerdings von China aus wieder ausgebreitet und besonders in Ostindien zahlreiche Opfer an Menschenleben gefordert. In den letzten Jahren ist sie an den verschiedensten Stellen sämtlicher Erdteile aufgetreten und hat auch auf europäischem Boden in einigen Orten geherrscht. In früheren Jahrhunderten hat sie Europa mit schweren Epidemien heimgesucht, und im besonderen hat der „schwarze

Tod", eine mit der heutigen „Pest" wahrscheinlich gleichbedeutende Krankheit, unsägliche Schrecken verbreitet. Die Pest kennzeichnet sich durch hohes Fieber, Benommenheit des Bewußtseins und Anschwellung der Lymphdrüsen am Halse, in den Achselhöhlen oder Leistenbeugen (Drüsenpest); in einigen Fällen ruft sie auch die Erscheinungen einer schweren Lungenentzündung hervor (Lungenpest). Die geschwollenen Drüsen nehmen die Form roter Beulen an, vereitern, brechen auf und werden brandig; die Mehrzahl der Kranken stirbt innerhalb der ersten Woche.

Die Pest kann sowohl unmittelbar von einer angesteckten Person als durch Vermittelung von Kleidern und anderen Gegenständen auf gesunde Menschen übertragen werden. Mit Recht gefürchtet wegen der besonderen Ansteckungsgefahr ist die Lungenpest. Zuweilen haftet der Ansteckungsstoff hartnäckig an gewissen Wohnungen oder Häusern.

Außer dem Menschen sind gewisse Tiere für die Ansteckung mit dem Pestbazillus empfänglich, in erster Reihe Nagetiere und unter ihnen besonders die Ratten, welchen die größte Bedeutung bei der Verbreitung der Krankheit zukommt. Neueren Untersuchungen zufolge wird die Seuche nicht selten von pestkranken Ratten durch Vermittelung der Rattenflöhe auf den Menschen übertragen.

Die Ausbreitung der Pest wird bekämpft durch strenge Absonderung des Kranken und seiner Umgebung sowie durch gründliche Desinfektion der mit Pestkranken in Berührung gekommenen Gegenstände. Als wichtiges Bekämpfungsmittel hat sich auch die planmäßige Vernichtung der Ratten erwiesen. Da diese Tiere sich besonders gern da aufhalten, wo sie Küchenabfälle und Unrat vorfinden, ist die Reinhaltung der Wohnstätten und ihrer Umgebung zugleich eine wertvolle Waffe im Kampfe gegen die Pest.

§ 214. Wundkrankheiten. Eine Reihe von Infektionskrankheiten bezeichnet man als Wundkrankheiten, weil ihre Entstehung an das Vorhandensein von Hautverletzungen gebunden ist; ihre Erreger finden sich u. a. im Staube, Schmutze oder unreinen Wasser. Das Eindringen der Krankheitskeime verhütet man, indem man jede Berührung der Wunden möglichst vermeidet, deren Umgebung sorgfältig säubert und zum Verbande nur aseptische (fäulniskeimfreie) Verbandstoffe (Mull, Watte und Binden) verwendet. Auch verabsäume man nicht, sich vor Anlegen eines Verbandes die Hände mehrere Minuten lang mit Seife und Bürste zu reinigen und den Schmutz unter den Nägeln zu entfernen. Die an zuverlässiger Stelle (z. B. Apotheke) zu beschaffenden Verbandstoffe sollten jedesmal aus frisch geöffneten Päckchen entnommen und mit einer bei der Herausnahme nicht berührten Fläche auf die Wunde gelegt werden. Nach dem Gebrauche sind die Verbandstoffe zu verbrennen, jedenfalls nicht zu einem neuen Verbande zu verwenden. Die Beachtung der bezeichneten Vorsichtsmaßregeln wird, wie das Verbinden selbst, nicht ohne einige Übung erlernt, deshalb sollte die Wundbehandlung, wo es irgend angängig ist, geschulten Händen überlassen bleiben. Die Wundkrankheiten waren früher sehr häufig. Entzündungsschmerz und Entzündungsfieber galten als Wundschmerz und Wundfieber für regelmäßige Begleiterscheinungen des Heilverlaufs, und man hielt es für unvermeidbar, daß verschiedene, auch schwere Wundkrankheiten in Lazaretten unter den Verwundeten epidemisch auftraten. Erst seitdem nach Einführung der sogenannten antiseptischen (fäulniswidrigen) Wundbehandlung durch den englischen Arzt Lister beim Umgehen mit Wunden der größte Wert auf Sauberkeit gelegt wird, kommen jene Krankheiten nur in Ausnahmefällen zur Beobachtung.

§ 215. **Entzündung, Eiterung, Panaritium, Furunkel, Karbunkel.** Die häufigste Wundkrankheit ist eine einfache Entzündung der Weichteile in der Umgebung der Wunde, deren Kennzeichen Schmerzhaftigkeit, Anschwellung, Rötung und Hitze sowie Fieber sind; zu diesen Kennzeichen gesellt sich nicht selten Eiterung; der Eiter sammelt sich vorzugsweise in dem Unterhautgewebe, zerstört es teilweise und kann, besonders auch unter unbemerkt gebliebenen oberflächlichen Verletzungen, oft eine beträchtliche Ausdehnung gewinnen, ehe er die widerstandsfähige Lederhaut durchbricht und nach außen entleert wird. Ein rechtzeitiger Einschnitt vermag in solchen Fällen Dauer und Umfang einer Eiterung zu beschränken.

Unter Fingergeschwür, Wurm oder Panaritium versteht man eine Entzündung, die, meist von unbeachteten kleinen Verletzungen ausgehend, in der Regel an der Beugeseite der Finger auftritt und leicht zu Eiterung, bei Vernachlässigung auch zu ernsteren Folgezuständen, wie Zerstörung von Sehnen, zurückbleibender Steifheit der Finger, des Handgelenkes, Schwäche oder Unbrauchbarkeit des Armes, führen, ja sogar beim Fortschreiten auf andere Körperteile das Leben bedrohen kann. Man säume nicht, vorkommendenfalls rechtzeitig ärztliche Behandlung nachzusuchen.

Eine abgeschlossene Eiteransammlung nennt man Abszeß oder Eiterbeule; eine umschriebene Hautentzündung, deren Ausgangspunkt oft nicht nachweisbar und in einer den Entzündungserregern zugänglich gewordenen kleinen Hautdrüse zu suchen ist, wird als Blutschwär oder Furunkel bezeichnet. Liegen mehrere Furunkel dicht beieinander, so vereinigen sie sich zu dem zuweilen lebensgefährlichen **Karbunkel**.

§ 216. Lymphgefäßentzündung, Lymphdrüsenentzündung. Eiterfieber und Faulfieber. Kindbettfieber. Gelangen die in der Wunde oder in der entzündeten Hautstelle befindlichen Krankheitskeime in die Lymphgefäße, so entsteht die Lymphgefäß- und die Lymphdrüsenentzündung. Die Lymphgefäße werden als schmerzhafte, durch die Haut rot durchschimmernde Stränge bemerkbar, welche zu den der Wunde am nächsten gelegenen Lymphdrüsen verlaufen. Letztere schwellen an, werden schmerzhaft und können schließlich vereitern. Gelangen gewisse Entzündungserreger durch die Wand der kleinen Adern in das Blut und mit diesem in andere Organe, so können sich die als Faulfieber oder Eiterfieber bezeichneten schweren Erkrankungen des ganzen Körpers einstellen. In einer dieser beiden Krankheitsformen pflegt auch das Kindbettfieber zu verlaufen, eine Krankheit der Wöchnerinnen, welche durch Einwanderung von Entzündungserregern in die bei der Geburt verletzten Teile entsteht, und, wie jede Wundkrankheit, nur durch große Sorgsamkeit und peinliche Beobachtung aller Reinlichkeitsvorschriften seitens der hilfeleistenden Personen vermieden werden kann.

§ 217. Rose und Wundbrand. Die Rose (Erysipel) tritt zunächst in der Umgebung der Wunde als eine durch Schwellung und eigentümlich rosenrote Färbung ausgezeichnete schmerzhafte Entzündung der Haut auf, breitet sich bald weiter aus und überzieht zuweilen als „Wanderrose" einen großen Teil der Körperoberfläche. Sie wird gewöhnlich durch Schüttelfrost eingeleitet, verläuft unter hohem Fieber und macht daher den Eindruck einer schweren Erkrankung. Auch die früher vielfach als Erkältungskrankheiten angesprochenen Formen der Gesichts- und Kopfrose sind Wundkrankheiten, deren Ausgangspunkt geringfügige Verletzungen, z. B. kleine, infolge von Schnupfenerkrankung wund gewordene Stellen der Nasenschleimhaut, bilden. Verhältnismäßig selten führt die Rose zum Tode; die meisten durch sie bedingten Erkrankungen verlaufen günstig, indem nach ungefähr einer Woche das Fieber aufhört, und die Oberhaut an den betroffenen Teilen sich abschuppt. Waren behaarte Hautstellen erkrankt, so pflegen die Haare auszufallen, jedoch allmählich wieder nachzuwachsen.

Ein nach Verletzungen bisweilen erfolgendes örtliches Absterben von Körperteilen wird als Wundbrand bezeichnet. Es kommt hierbei zur vollkommenen Vernichtung der der Wunde benachbarten Teile, nicht selten zum Verluste ganzer Gliedmaßen, ja zum Tode der befallenen Personen; der Name rührt von der eigentümlich dunklen, fast schwarzen Farbe der ergriffenen Körperstellen her. Ähnliche Krankheitserscheinungen stellen sich auch zuweilen aus anderen Anlässen, z. B. Erfrierungen (§ 183), oder auch scheinbar selbständig infolge von Kreislaufsstörungen (Brand der Greise) ein.

§ 218. Wundstarrkrampf. Der Wundstarrkrampf ist seines meist tödlichen Ausganges und der dem Kranken bereiteten Qualen wegen eine der schrecklichsten Wundkrankheiten. Durch schmerzhafte Zusammenziehung der Kiefermuskeln wird das Öffnen des Mundes und das Kauen erschwert; in mehr oder weniger rascher Folge breiten sich sodann solche Zusammenziehungen auf weitere Muskelgruppen und schließlich auf den ganzen Körper aus. Bisweilen löst sich zwar die Starre, doch genügen Berührungen, Bewegungen, ja sogar Schall- oder Lichtempfindungen, um sie blitzartig schnell wieder hervorzurufen. Die einzelnen Anfälle, welche, den ganzen Körper stoßartig durchlaufend, sich unablässig wiederholen, erschöpfen die Kräfte in so hohem Maße, daß nur wenige Kranke das Leiden überstehen.

§ 219. Übertragbare Augenkrankheiten. Ähnlich wie die Wundkrankheiten entstehen durch Eindringen von Krankheitserregern auch Entzündungen am Auge. Zuweilen bilden sich am Rande der Augenlider blutschwärähnliche Anschwellungen, die sogenannten Gerstenkörner. Bei Entzündung der Augenbindehaut rötet sich die Schleimhaut, wird die Tränen- und Schleimabsonderung vermehrt; es entsteht das Gefühl von Druck im Auge und Lichtscheu, in schweren Fällen eine Eiterung. Wird die Hornhaut Sitz der Entzündung, so entstehen auf ihr Geschwüre, welche undurchsichtige, das Sehvermögen störende Narben, die sogenannten Hornhautflecke, hinterlassen oder sogar infolge Durchbruchs zur Vernichtung des Sehvermögens führen können; anscheinend leichte Fälle von Hornhautentzündung können durch Miterkrankung der Regenbogenhaut das Sehvermögen gleichfalls schädigen. Nach Verletzungen des Augapfels, bei welchen Krankheitserreger in das Augeninnere eingedrungen sind, kann eine Vereiterung des ganzen Auges mit Erblindung eintreten; auch das unverletzte Auge wird in solchen Fällen nicht selten von der Erkrankung mitergriffen.

Die gefährlichste Form der Bindehautentzündung ist die ansteckende Augenkrankheit der Neugeborenen (§ 158); bei Erwachsenen kommt mitunter ein gleichartiges Leiden vor. Eine andere ansteckende Form, die kontagiöse oder epidemische Augenkrankheit, auch Trachom genannt, ist ein weit verbreitetes langwieriges Leiden, welches schon in uralter Zeit in Ägypten herrschte. In diesem

Lande wurden zu Ende des vorigen Jahrhunderts die Soldaten Napoleons I. davon befallen. In Europa ist die Krankheit seit vielen Jahrhunderten heimisch; sie kommt unter dem Namen der **ägyptischen** oder granulösen **Augenkrankheit** (Körnerkrankheit) auch in einigen Gegenden Deutschlands heute noch vor. Die Übertragung dieser den Augen besonders gefährlichen Krankheit erfolgt durch Vermittelung der Hände, Handtücher u. dgl. Man hüte sich daher vor der Berührung solcher Kranken und benutze von ihnen gebrauchte Wäschestücke niemals ohne vorausgegangene Desinfektion (Auskochen). Der Verbreitung der Krankheit wird am sichersten vorgebeugt, wenn jeder, der von ihr betroffen wird, sich unverzüglich einer geeigneten Behandlung unterzieht.

§ 220. Übertragbare Tierkrankheiten. Als Wundkrankheiten werden auch gewisse **ansteckende Tierkrankheiten** zuweilen auf Menschen übertragen, indem deren Keime durch bereits vorhandene Verletzungen oder durch Bißwunden der Tiere Eingang in den menschlichen Körper finden. Solche Tierkrankheiten sind die Tollwut, der Milzbrand und der Rotz.

§ 221. Tollwut. Die **Hundswut** oder **Tollwut** ist eine Krankheit, welche bei uns am häufigsten bei Hunden beobachtet wird; ihr Ansteckungsstoff ist in dem Speichel der kranken Tiere enthalten und wird mit diesem durch Belecken wunder Hautstellen oder Biß auch auf den Menschen übertragen. Übertragungen dieser Art haben in einer erheblichen Anzahl der Fälle eine schwere Erkrankung des Menschen zur Folge, deren Ausbruch in der Regel 20 bis 60 Tage, oft noch längere Zeit nach der Ansteckung erfolgt. Die erkrankenden Personen empfinden zunächst Mattigkeit, Kopfschmerzen, Beängstigung und Beschwerden beim Schlucken oder Sprechen. Nach wenigen Stunden oder Tagen kommt es zu Krämpfen der Schlund- und Atmungsmuskeln, besonders beim Versuche zum Trinken, später sogar schon bei dem Gedanken an Trinken oder Schlucken (Wasserscheu). Auch auf andere geringfügige Reize, wie Luftzug, Erblicken glänzender Gegenstände, plötzliche Berührung u. dgl., können diese Anfälle eintreten. Ihre häufige Wiederholung bedingt eine rasch zunehmende Schwäche und führt in der Regel nach wenigen Tagen den Tod der Kranken herbei. Um der Entstehung der Krankheit vorzubeugen, gilt es als vorteilhaft, Wunden, welche durch den Biß krankheitsverdächtiger Tiere entstanden sind, auszusaugen, auszuschneiden, auszubrennen oder auszuätzen. In Frankreich und einigen anderen Ländern, in denen die Tollwut weit häufiger als in Deutschland auftritt, sind auf Anregung des berühmten Chemikers Pasteur zuerst Institute für Schutzimpfungen

II. Infektionskrankheiten.

gegen die Tollwut eingerichtet worden; neuerdings bestehen solche auch in Deutschland im Anschluß an das Institut für Infektionskrankheiten zu Berlin und an das Hygienische Institut der Universität zu Breslau. Jeder, der von einem tollen oder der Tollwut verdächtigen Tiere gebissen worden ist, sollte sich sofort in eines dieser Institute begeben, um sich dort einer etwa dreiwöchigen Behandlung zu unterziehen. Je frühzeitiger die Gebissenen diesen Instituten überwiesen werden, um so sicherer ist die Heilung.

§ 222. Milzbrand. Rotz.

Der Milzbrand kommt vorzugsweise bei Rindern und Schafen, seltener bei Schweinen und Pferden vor; er wird durch einen stäbchenförmigen Spaltpilz (Bazillus) erzeugt, welcher in großen Mengen im Blute und in manchen Organen der kranken Tiere enthalten ist und auch außerhalb des Körpers künstlich fortgezüchtet werden kann, ohne an Wirksamkeit zu verlieren. Da der „Milzbrandbazillus" Sporen bildet, so ist der Ansteckungsstoff der Krankheit z. B. in eingetrocknetem Blute lange Zeit haltbar. Seine Übertragung auf den Menschen kann auch durch Vermittelung von Fleisch, Hörnern oder Häuten erfolgen, und es gibt das Schlachten oder Abhäuten der Tiere und das Verarbeiten ihrer Felle und Haare bisweilen die Veranlassung dazu; auch durch den Stich von Insekten, welche zuvor von kranken oder verendeten Tieren Blut gesogen haben, scheint der Ansteckungsstoff in den menschlichen Körper eingeführt werden zu können.

Beim Menschen äußert sich die Krankheit meist in dem sogenannten Milzbrandkarbunkel, einer umschriebenen, äußerst heftigen, mit Blasenbildung und brandiger Zerstörung einhergehenden Entzündung der Haut, oder in der unter ähnlichen Erscheinungen verlaufenden, aber mehr ausgedehnten Milzbrandschwellung. Durch Übertritt von Krankheitsstoffen aus dem ursprünglichen Herde in die Blutbahn kann unter hohem Fieber eine lebensgefährliche Allgemeinerkrankung herbeigeführt werden. Ähnlich wie letztere verlaufen Erkrankungen, welche nach dem Genusse des Fleisches von Milzbrandtieren entstehen und sich anfangs durch heftiges Erbrechen und Durchfall zu äußern pflegen.

Der Rotz kommt bei Pferden und anderen Einhufern vor und kann durch deren Nasenausfluß, die Absonderungen ihrer Hautgeschwüre (Hautrotz, Wurm), durch Blut und auch durch Schweiß, Speichel, Harn, Milch auf den Menschen übertragen werden, am häufigsten, indem der Ansteckungsstoff in oberflächliche Verletzungen eindringt. An der Eingangsstelle der Krankheitskeime bilden sich Geschwüre sowie Entzündungen der Lymphgefäße und benachbarten Lymphdrüsen. Es kommt zu Fieber, Gliederschmerzen, pustelartigen Hautausschlägen und zur Entstehung tiefer liegender Knoten, welche aufbrechen und sich in Geschwüre umwandeln. Auch in der Nase und in inneren Teilen können sich Knoten und andere entzündliche Veränderungen ausbilden. Die Krankheit führt fast ausnahmslos bald in kürzerer Zeit, bald nach längerer, über Monate oder selbst Jahre sich erstreckender Dauer zum Tode. Durch

Ausbrennen oder Ätzen der einer Rotzinfektion verdächtigen Wunden und Geschwüre kann sie zuweilen verhütet werden.

§ 223. Andere von Tieren auf den Menschen übertragbare Krankheiten.

Von anderen Krankheiten der Tiere gehen auch verschiedene durch tierische und pflanzliche Schmarotzer verursachte Hautkrankheiten (Räude der Pferde und Hunde, Ringflechte) auf den Menschen über, ebenso die besonders unter dem Rindvieh, den Schafen und Schweinen verbreitete Maul- und Klauenseuche. Der Ansteckungsstoff der letzteren ist in dem Inhalt kleiner, am Maule, in der Umgebung der Klauen und am Euter der kranken Tiere befindlicher Bläschen enthalten und kann durch den Genuß von roher Milch, durch Verunreinigung des Gesichts oder der Hände beim Verkehre mit den Tieren übertragen werden. Die Krankheiten, welche durch Trichinen, Finnen und andere durch den Genuß von Fleisch zuweilen auf den Menschen übergehende Schmarotzer verursacht werden, wurden bereits (§ 83) erwähnt. Zu gefährlichen Erkrankungen kann die Finne des Hundebandwurms (Echinokokkus, Hülsenwurm) Anlaß geben. Dieser dem menschlichen Bandwurm ähnlich zusammengesetzte, aber nur fadendicke und wenig über 1 cm lange Schmarotzer des Hundedarms erzeugt Eier, welche den Körper der Hunde mit deren Abgängen verlassen und durch das Lecken der Tiere zuweilen auf Menschen übertragen werden. Bei diesen wachsen sie im Verdauungskanale wieder zur Jugendform des Wurmes (Embryo) aus, um in solcher Gestalt durch Vermittelung des Kreislaufs zu den verschiedensten Körperteilen zu gelangen. Hier entwickelt sich der Eindringling zu Blasen, ähnlich wie die Rinder- und Schweinefinne (vgl. § 83). Diese erreichen mit der Zeit oft ganz bedeutende Größe, können wieder Tochterblasen einschließen und gefährden bei einem der Operation unzugänglichen Sitze innerhalb edler Organe, z. B. in der Leber oder im Gehirne, häufig das Leben. Die zahlreichen Fälle, in welchen durch das Leiden langwieriges, schweres Siechtum und Tod bedingt worden sind, mahnen eindringlich zur Vorsicht beim Verkehre mit Hunden. Besonders sollten Kinder verhindert werden, sich von solchen Tieren lecken zu lassen.

§ 224. Syphilis. Fast ausschließlich durch unmittelbare Berührung mit erkrankten Personen entsteht die Syphilis, eine leider weit verbreitete Krankheit, welche sich zunächst in oft nur unscheinbaren Geschwüren sowie in Drüsenschwellungen und Hautausschlägen zu erkennen gibt, im weiteren Verlauf aber auf die verschiedensten Organe, z. B. die Knochen, das Gehirn und das Rückenmark, übergeht, zu einer vollkommenen Zerrüttung des Körpers führen kann, auch häufig von den Eltern auf die Kinder vererbt wird. Erkrankten ist dringend anzuraten, daß sie sich alsbald in ärztliche Behandlung begeben.

§ 225. Aussatz.

Langwieriges und schweres Siechtum verursacht der Aussatz (lepra). Diese Krankheit, welche sich gleichfalls durch Übertragung fortpflanzt, ist im

Morgenlande weit verbreitet, kommt aber auch in anderen Erdteilen mehr oder minder häufig vor, unter den Ländern Europas namentlich in Norwegen, einigen Bezirken Rußlands, der Türkei und in Spanien. In Deutschland, wo es zur Zeit nur wenige Aussätzige gibt, war deren Zahl in früheren Jahrhunderten so bedeutend, daß jede größere Stadt ihr besonderes Pflegehaus für solche Kranke hatte (Leproserien).

Das Leiden kennzeichnet sich vornehmlich in entstellenden Knoten oder Ausschlägen der Haut und in nervösen Störungen, ergreift jedoch in seinem Verlauf auch andere Organe und führt nach jahrelangem Bestehen zum Tode. In den vom Aussatz heimgesuchten Ortschaften sucht man die Gesunden zu schützen, indem man die Erkrankten in ihrem Verkehre beschränkt. Zur Absonderung schwerer Fälle ist in Preußen im Kreise Memel ein Lepraheim errichtet, woselbst Aussätzige Aufnahme finden.

§ 226. Tuberkulose. Eine Reihe äußerlich sehr ungleicher Krankheitsbilder, welche fast alle zu den langdauernden (chronischen) Leiden gehören, faßt man unter dem Namen der Tuberkulose zusammen. Der Nachweis, daß die scheinbar verschiedenartigen Erkrankungen eine gemeinsame Ursache besitzen und daher in ihrem Wesen gleicher Natur sind, ist vor etwa 30 Jahren durch R. Kochs Entdeckung des als „Tuberkelbazillus" bekannten Spaltpilzes geführt worden. Dieses kleine Lebewesen, welches sich bei allen der Tuberkulose zugehörigen Krankheiten findet und auch außerhalb des Körpers lange Zeit entwickelungsfähig und zur Infektion wirksam bleiben kann, verursacht innerhalb des Körpers die Bildung von kleinen Knötchen und die Entstehung von entzündlichen Vorgängen. Dadurch, daß die Knötchen und die entzündeten Gewebe sich allmählich in eine dem weißen, trockenkrümligen Käse ähnlich sehende Masse verwandeln (Verkäsung), und durch nebenhergehende Eiterung kommt es zu Gewebszerstörung und Geschwürsbildung. Die Geschwüre bilden Eingangspforten für andere Krankheitserreger, durch deren Einwirkung das Bild des Leidens in der mannigfachsten Weise verändert werden kann.

§ 227. Einzelne Formen der Tuberkulose. Die häufigste Form der Tuberkulose ist die Lungenschwindsucht. Sie raffte während der Jahre 1898 bis 1907 in 20 Bundesstaaten des Deutschen Reichs mit durchschnittlich insgesamt 56 Millionen Einwohnern alljährlich 104 248, d. i. fast 2 von je 1000 Einwohnern, hinweg und bedingte beinahe ein Zehntel aller Sterbefälle. Ihre äußeren Kennzeichen bestehen insbesondere in Husten, Auswurf und Kurzatmigkeit, zumeist auch in Abmagerung. Nicht selten entstehen infolge der Zerstörung der Wand von Blutgefäßen der Lunge Blutungen, welche sich durch eine blutige Färbung des Auswurfs bemerkbar machen

(Blutspeien, Bluthusten), zuweilen auch einen gefahrdrohenden Umfang erreichen und zur Entleerung beträchtlicher Blutmengen führen können (Blutsturz). Eine häufige Begleiterscheinung der Lungentuberkulose ist das sog. **hektische Fieber**, welches zu bestimmten Tageszeiten, besonders in den Abendstunden, erhebliche Steigerungen der Körperwärme verursacht und neben allnächtlichem Schwitzen die Kranken entkräftet. Nicht selten verrät sich das Leiden bei den Kranken schon frühzeitig durch scharfrandige rote Flecken auf den Wangen, welche insbesondere bei leichten Anstrengungen, Sinneseindrücken oder Gemütsbewegungen sichtbar werden.

Häufig tritt die Tuberkulose in den Knochen auf, wobei es zu dem **Knochenfraße**, d. h. zu ausgedehnten Zerstörungen der Knochen, kommt. Werden die Rückenwirbel der Ausgangspunkt solcher Erkrankung, so bildet sich durch Einsinken der zerfallenden Wirbelkörper ein dem Gebiete der Erkrankung entsprechender spitzer Buckel am Rücken. Zugleich kann es zu Quetschung oder Miterkrankung des Rückenmarkes und infolgedessen zu Lähmung der unteren Gliedmaßen oder Störungen der Harn= und Stuhlentleerung kommen. An den Gliedern verbindet sich mit der Knochentuberkulose leicht eine **Gelenkerkrankung**, welche anfangs Schmerzen und Bewegungsstörungen („freiwilliges Hinken") verursacht, im weiteren Verlauf Eiterung, Zerstörung des Gelenkes und selbst den Tod herbeiführen kann.

Die vorzugsweise bei jüngeren Kindern vorkommende **Hirnhauttuberkulose** (tuberkulöse Hirnhautentzündung) äußert sich anfangs in Verstimmung und Verdauungsstörungen, bald wird jedoch das Bewußtsein getrübt, Zuckungen und Lähmungen treten hinzu, und fast ausnahmslos führt das Leiden schon in wenigen Wochen den Tod herbei. Oft noch rascher verläuft die **allgemeine (akute Miliar=) Tuberkulose**, welche entsteht, wenn Tuberkelbazillen von einem örtlichen Krankheitsherd aus plötzlich durch den gesamten Körper verbreitet werden. Unter einem typhusähnlichen Fieber erfolgt in der Regel nach kurzer Zeit der Tod. Auch die Tuberkulose des Darmes, des Netzes und des Bauchfells (Unterleibsschwindsucht) kann dem Leben rasch ein Ende setzen.

Von den tuberkulösen Erkrankungen der Haut ist der **Lupus** zu erwähnen, eine vorzugsweise im Gesichte vorkommende Erkrankung, welche umfangreiche Zerstörungen und Entstellungen, z. B. den Verlust der Nase, nach sich zieht.

§ 228. Skrofulose. Heilbarkeit der Tuberkulose. Einige bisweilen langwierige Hauterkrankungen faßt man mit den durch Schwellung, Verkäsung, Vereiterung und Verschwärung gekennzeichneten Drüsenleiden, sowie gewissen durch Hartnäckigkeit und Neigung zu Rückfällen ausgezeichneten Augenbindehautentzündungen und manchen mit Eiterung einhergehenden Ohrenleiden unter der Bezeichnung S k r o f u l o s e zusammen. Man glaubte früher in solchen Zuständen, denen man auch die bereits erwähnten tuberkulösen Knochenerkrankungen zuzählte, eine besondere, von der Tuberkulose zu trennende Krankheit erblicken zu müssen, weil sie vorzugsweise bei Kindern auftreten und häufiger als die vorher geschilderten tuberkulösen Erkrankungen einen günstigen Ausgang nehmen. Mit dem Nachweis des Tuberkelbazillus in den erkrankten Teilen hat man jedoch die tuberkulöse Natur dieser Leiden in vielen derartigen Krankheitsfällen erwiesen und zugleich die frühere Annahme einer Unheilbarkeit der Tuberkulose aufgegeben. In der Tat endet auch die Lungenschwindsucht gar nicht selten mit G e n e s u n g; denn ziemlich häufig werden bei Personen, die an anderen Krankheiten gestorben sind, bei der Leichenöffnung in den Lungen die Narben von ausgeheilten tuberkulösen Veränderungen gefunden. Die günstigsten Aussichten für eine Heilung sind naturgemäß im Beginne der Tuberkulose vorhanden. Allein auch Fälle, in denen ausgesprochene Kennzeichen der Tuberkulose bereits vorhanden sind, können noch durch zweckmäßige Behandlung geheilt oder doch wenigstens so günstig beeinflußt werden, daß das Leben und die Arbeitsfähigkeit der Kranken viele Jahre hindurch erhalten bleibt. Man säume daher nicht, ärztlichen Rat zu suchen, wenn hartnäckiger Husten, mit Blutspuren vermischter Auswurf, Abnahme des Körpergewichts, Verdauungsstörungen, Gelenkschmerzen u. dgl. den Gedanken an das Vorhandensein der Tuberkulose erwecken.

Für die Behandlung der Lungentuberkulose sind in den letzten Jahren im Deutschen Reiche Lungenheilstätten in großer Anzahl begründet worden. Unter ihnen dienen die Volksheilstätten, deren Zahl sich in Deutschland zur Zeit auf mehr als 100 mit rund 11 000 Betten beläuft, zur Unterbringung nicht bemittelter Lungenkranker. Unentgeltliche Unterstützung mit Rat und Tat finden solche Kranke auch in den neuerdings in zahlreichen Städten eingerichteten Auskunfts- und Fürsorgestellen für Lungenkranke.

§ 229. Verbreitung der Tuberkulose und Schutzmaßregeln gegen dieselbe. Seit der Entdeckung des Tuberkelbazillus ist man über die Art der V e r b r e i t u n g   d e r   S e u c h e weit zuverlässiger unterrichtet als früher und sucht heutzutage ihre Ursache vor allem in der Übertragung der belebten Krankheitskeime. Diese erfolgt fast immer durch den Auswurf von Lungenschwindsüchtigen und zwar am häufigsten wohl in der Weise, daß der Kranke beim Husten, manch-

236   D. Gefährdung der Gesundheit durch äußere Einflüsse.

mal auch schon beim Sprechen, keimhaltige Tröpfchen bis auf gewisse Entfernung (höchstens bis auf Armlänge) von sich schleudert, die dann von anderen Personen eingeatmet werden, oder indem der Auswurf in geschlossenen Räumen auf den Fußboden, auf die Wände oder auf Möbel gelangt, dort eintrocknet und später als bazillenhaltiger Staub aufgewirbelt wird. Man hat Tuberkelbazillen im Staube von Zimmern und anderen Räumen gefunden, in welchen sich tuberkulöse Kranke aufgehalten hatten, und die Ursache vieler Fälle von Tuberkulose in dem Verkehre mit tuberkulösen Personen oder im Bewohnen eines von solchen benutzten Raumes nachgewiesen. Ganz besonders gefährdet sind in Räumen, in denen sich Lungenschwindsüch=

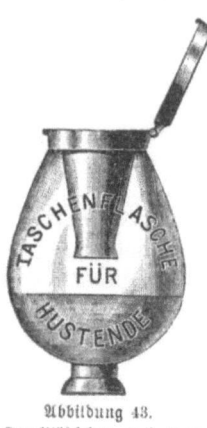

Abbildung 43.
Spuckfläschchen nach Dettweiler.

tige aufhalten, kleine Kinder; bei ihrer Gewohnheit, auf dem Fußboden zu spielen, ihre Finger und Spielsachen in den Mund zu stecken, bietet sich ihnen oft die Gelegenheit, Tuberkelbazillen aufzunehmen, wenn solche mit dem Auswurf auf den Fußboden gelangt sind. Auch die Tuberkulose des Rindviehs (Perlsucht) wird zuweilen auf Kinder übertragen und zwar durch Milch und Milcherzeugnisse perlsüchtiger Kühe.

Die erwähnten Beobachtungen und Erfahrungen drängen dazu, daß man den Auswurf tuberkulös erkrankter Personen unschädlich macht, die aus dem Verkehre solcher Kranken mit Gesunden entspringenden Gefahren möglichst abwendet und den Genuß der tuberkelbazillenhaltigen Milch verhindert. Hierzu empfehlen sich folgende Maßnahmen*):

1. Alle Menschen, besonders aber nachweislich erkrankte Personen, sollten sich daran gewöhnen, ihren Auswurf in Spucknäpfe auszuspeien. Die Füllung der Spucknäpfe bestehe entweder aus Flüssigkeiten, welche das Eintrocknen und Verstäuben des Auswurfs verhindern, oder aus leicht verbrennbaren Stoffen, wie Sägespänen. Sie sind nach Bedarf, jedoch mindestens einmal am Tage, zu entleeren und durch Desinfektion oder Verbrennen unschädlich zu machen. Wo die Benutzung von Spucknäpfen nicht möglich ist, sollten Kranke Gefäße zur Aufnahme ihres Auswurfs bei sich führen (Abbildung 43),

---

*) Vgl. auch das im Kaiserlichen Gesundheitsamte bearbeitete Tuberkulose=Merkblatt (Verlag von Julius Springer in Berlin W. Preis 5 Pf., 100 Exempl. 3 ℳ, 1000 Exempl. 25 ℳ).

niemals aber auf den Boden spucken. Beim Husten wende man sich von gegenüber befindlichen Personen ab und halte das Taschentuch vor den Mund.

2. Die Taschentücher und die Bettwäsche der Kranken sind nach dem Gebrauche gründlich auszukochen; die Wohnung sollte desinfiziert werden, bevor sie von anderen Personen bezogen wird.

3. In den Aufenthaltsräumen Schwindsüchtiger dulde man keinen Staub. Faltenreiche Vorhänge, dicke Teppiche und andere als Staubfänger bekannte Ausstattungsstücke ersetze man durch glatte, abwaschbare Gegenstände.

4. Das Zusammenschlafen von Schwindsüchtigen und Gesunden in gemeinsamen Zimmern oder Betten sollte ganz vermieden werden. Die Beschäftigung Schwindsüchtiger beim Anfertigen und Vertreiben von Lebensmitteln, Zigarren u. dgl. ist möglichst zu verhindern. Wo Schwindsüchtige mit Gesunden zusammen arbeiten müssen, mache die Betriebsleitung ihnen die unter 1. angeführten Vorsichtsmaßregeln zur Pflicht.

5. Der Verkauf der Milch von an Eutertuberkulose erkrankten Kühen ist zu verbieten. Der Genuß unabgekochter Milch ist allgemein zu widerraten, sofern man nicht über deren einwandfreie Herkunft zuverlässig unterrichtet ist.

III. Andere Krankheiten.

§ 230. Nerven= und Geisteskrankheiten. Störungen der Blutbildung und der Körperentwickelung. Die Gruppe der Nervenleiden umfaßt zahlreiche, zum Teil erst in neuerer Zeit genauer erforschte Krankheiten. Ihre äußeren Erscheinungen, z. B. Lähmungen, Schwäche, Krämpfe, Schmerzen, Störungen der Empfindungen, des Denkvermögens, des Bewußtseins, Sinnestäuschungen, hat man häufig auf bestimmte Veränderungen im Gehirn, im Rückenmark oder in den Nerven zurückführen können; für die Entstehung mancher Nervenleiden hat man Durchnässungen, Erkältungen oder vorausgegangene Infektionskrankheiten mit mehr oder weniger Berechtigung verantwortlich gemacht; in zahlreichen Fällen war geistige Überanstrengung, Überreizung der Sinne und Empfindungen, ausschweifende Lebensweise oder Trunksucht der Erkrankung vorausgegangen. Nicht selten, besonders wenn eine Veränderung der nervösen Organe nicht nachweisbar ist, trägt Mutlosigkeit oder ein Mangel an Willenskraft der Kranken selbst die Schuld an der Entstehung oder dem ungünstigen Verlaufe des Leidens.

D. Gefährdung der Gesundheit durch äußere Einflüsse.

Eine Anzahl von Nervenleiden ist bei zweckmäßigem, von erfahrenen Ärzten geleitetem Verhalten der Kranken wohl heilbar; bei anderen gelingt es wenigstens, den Verlauf günstig zu beeinflussen und das Leben zu verlängern. Daher ist es angezeigt, beim Hervortreten nervöser Störungen ärztlichem Rate zu folgen. Insbesondere gilt das für solche Fälle, in denen auffallende Gedächtnisschwäche, Reizbarkeit, verstandeswidrige Handlungen und andere Merkmale den Beginn einer Geisteskrankheit vermuten lassen; oft kann das drohende Leiden noch abgewendet oder doch gemildert werden; jedenfalls trägt sein rechtzeitiges Erkennen dazu bei, den Kranken an Handlungen zu verhindern, welche für ihn und seine Angehörigen verderbliche Folgen haben können.

Durch Störungen der Blutbildung und Entwickelung macht sich die Bleichsucht kenntlich, eine gegenwärtig beim heranwachsenden weiblichen Geschlechte häufige Krankheit, welcher durch gesundheitsgemäße Körperpflege und Ernährung entgegengewirkt werden kann; besonders sollen die Mädchen im kindlichen Alter und in den Entwickelungsjahren sich fleißig in freier Luft bewegen, vieles Sitzen, Überanstrengung, ferner Tanzfeste, Gesellschaften und ähnliche Vergnügungen meiden, welche außergewöhnliche Aufregung verursachen, sich bis in die Nachtzeit erstrecken und den Schlaf kürzen.

Einige häufig zum Tode führende Krankheiten, deren Wesen in Veränderungen der Blutbeschaffenheit beruht, sind die sog. Leukämie (Vermehrung der weißen Blutkörperchen) und verschiedene Arten der Anämie (Zugrundegehen der roten Blutkörperchen). Eine Form der letzteren Krankheit wird durch einen kleinen Eingeweidewurm, das Ankylostomum duodenale, hervorgebracht, welcher sich im Dünndarm der Kranken oft in sehr großer Menge vorfindet. Man hat dieses Leiden in den letzten Jahren auch in manchen Gegenden Deutschlands, wo es aus dem Ausland Eingang gefunden hat, besonders unter Zieglern, Erdarbeitern und Bergleuten, beobachtet.

Viel bekannt ist auch die sogenannte Zuckerkrankheit, eine Gesundheitsstörung von bisher wenig aufgeklärtem Ursprung, bei welcher der in bedeutend vermehrter Menge gelassene Harn der Kranken Traubenzucker enthält. Die Krankheit äußert sich zuerst in einem ungewöhnlich großen Hunger- und Durstgefühle sowie in Abspannung und Schwächezuständen; sie kann bei unzweckmäßigem Verhalten in wenigen Monaten zum Tode führen; wenn die Kranken jedoch ihre Lebensweise gewissenhaft nach ärztlichem Rate regeln, so wird die Arbeitskraft und das Leben nicht selten noch lange erhalten.

III. Andere Krankheiten.

Durch Ablagerung von sonst durch den Harn ausgeschiedenen Salzen in verschiedenen Körperteilen entsteht die Gicht. Sie tritt meist mit Unterbrechungen in der Form von Anfällen auf, führt zu schmerzhaften Anschwellungen der Gelenke und bevorzugt unter diesen das Gelenk zwischen Mittelfuß und großer Zehe. Außerdem erzeugt sie „Gichtknoten" in der Haut und Erkrankungen innerer Organe. Nach volkstümlicher Annahme sucht die Krankheit überwiegend solche Personen heim, welche sich dem Wohlleben hingeben; jedoch ist die Gicht unter der minder bemittelten, Entbehrungen vielfach ausgesetzten Bevölkerung ebenso häufig. Durch eine einfache, gesundheitsgemäße Lebensweise kann die Zahl der Anfälle beschränkt und das Leben verlängert werden.

§ 231. Geschwülste. Krebs. Ein langwieriges Siechtum und nicht selten den tödlichen Ausgang bedingen viele der sogenannten Geschwülste. Man versteht darunter Neubildungen, welche sich an der Oberfläche und im Innern des Körpers entwickeln können und in der Regel eine von dem betreffenden Organ oder Körperteil abweichende Gewebsbeschaffenheit besitzen.

Nach ihrer Eigenart unterscheidet man gutartige und bösartige Neubildungen. Die erste Gattung umfaßt unter anderem die Balggeschwülste (Grützbeutel) und Fettgeschwülste; sie unterscheidet sich von der zweiten, zu welcher hauptsächlich die Krebsgeschwülste gezählt werden, durch ein auf den Ausgangsort beschränktes Wachstum und das Fehlen einer Allgemeinerkrankung. Eine gutartige Geschwulst kann durch ihre Größe Entstellungen, durch ihren Sitz Beschwerden verursachen und sogar durch ihr Wachstum in einem edleren Organe das Leben gefährden; sie erzeugt jedoch weder Tochtergeschwülste an anderen Körperstellen noch in der Regel allgemeine Krankheitserscheinungen oder Ernährungsstörungen. Ihre Entfernung durch eine Operation beseitigt sofort und dauernd die von ihr ausgegangenen Beschwerden. Dagegen besitzt eine bösartige Geschwulst neben einem häufig schnelleren Wachstum die Neigung, sich zu verbreiten. In der Nähe eines Krebsgewächses kommt es bald zur gleichartigen Geschwulstbildung in den Lymphdrüsen, und einige Zeit später entwickeln sich Krebsknoten in verschiedenen, dem ursprünglichen Sitze der Erkrankung fern liegenden Körperteilen. Zugleich pflegen solche Geschwülste aufzubrechen, an ihrer Oberfläche zu Geschwüren zu zerfallen und Eiter, meist von übelriechender Beschaffenheit, abzusondern. Die Kranken werden von Schmerz und anderen durch den Ort der Geschwulst bedingten Beschwerden geplagt, verfallen in schweres Siechtum und erliegen dem Tode, wenn es nicht gelingt, durch ärztlichen Eingriff die Geschwulst zu beseitigen. Leider kommt die Hilfe oft zu spät, da die Gefahr des anfangs nur als unscheinbares Knötchen auftretenden Gewächses zunächst unterschätzt und das Messer des Arztes vor dem Eintritt erheblicher Beschwerden gescheut wird. Sobald das Leiden die der Ursprungsstelle benachbarten Lymphdrüsen überschritten hat, ist es gewöhnlich nicht mehr möglich, den ungünstigen Ausgang abzuwenden. Wenn in vorgeschrittenen Fällen dennoch eine Operation vorgenommen wird, so geschieht dies nur, um durch Entfernung der eiternden Geschwüre und der belästigenden Geschwulstteile dem Kranken seinen Zustand zu erleichtern und sein Leben um eine kurze Frist zu verlängern. Die rechtzeitige operative Behandlung im Beginne des Leidens ist das einzige bisher bekannte Verfahren, durch welches der Krebs geheilt werden kann; Empfehlungen anderer Mittel, welche in großer Zahl bald in guter Absicht, bald aus einer auf die Leichtgläubigkeit der Kranken berechneten Gewinnsucht erfolgen, führen nur dazu, daß durch Anwendung der gepriesenen Heilverfahren der Zeitpunkt zum operativen Eingreifen versäumt wird.

Zu eigenartigen Neubildungen führt beim Menschen (wie auch bei Rindern, Schweinen und Pferden) die Aufnahme des Strahlenpilzes (Aktinomyces) in die Mundhöhle (Zähne), die Atmungs- und Verdauungswege. Wahrscheinlich gelangen die Pilze mit frischen Pflanzenteilen, z. B. wenn Grashalme, Getreideähren, Kiefernadeln u. s. w. in den Mund genommen oder zerkaut werden, in den Körper. Sie führen gewöhnlich zu langwierigen eitrigen Entzündungen, die sich weithin verbreiten können und nicht selten nach außen durchbrechen.

IV. Unglücksfälle.

§ 232. Häufigkeit der Unglücksfälle. Wert der ersten Hilfeleistung bei denselben. Verschiedene Arten von Unglücksfällen. Unter den der Gesundheit schädlichen äußeren Einflüssen nehmen die Unglücksfälle einen hervorragenden Platz ein. Von je 100000 Einwohnern der größeren Städte des Deutschen Reichs starben im Jahrzehnte von 1899 bis 1908 alljährlich im Durchschnitt 36,4 infolge von „Verunglückung"; die Zahl der durch Unglücksfälle herbeigeführten vorübergehenden oder dauernden Gesundheitsschädigungen ist weit höher zu veranschlagen, da z. B. im Jahre 1908 bei den der gesetzlichen Unfallversicherung unterliegenden Personen auf 9856 Unfälle mit tödlichem Ausgang 133109 weitere Unfälle kamen, für die den Verletzten eine Entschädigung zugebilligt wurde.

IV. Unglücksfälle.

In welcher Weise man Unfälle zu verhüten sucht, wurde an anderer Stelle (§ 179) mitgeteilt. Im Anschluß daran sei noch hervorgehoben, daß in den deutschen Staaten durch gleichlautende Vorschriften über den Handel mit Giften (Arsenik, Cyankalium, konzentrierte Mineralsäuren, Lysol usw.) der Bezug insbesondere auch der technisch gebrauchten giftigen Stoffe gewissen Sicherheitsmaßregeln unterworfen ist. Die Beseitigung oder Milderung der Folgen eines Unfalls hängt nicht zum geringsten Teil von der Schnelligkeit ab, mit welcher dem Verunglückten sachgemäße Hilfe gewährt wird. Jeder Zeitverlust kann dem von einem Unfall Betroffenen nachteilig werden, daher soll nicht immer der Arzt abgewartet, sondern so bald wie möglich zum Vorteil des Verunglückten eingegriffen werden. Dies kann aber nur geschehen, wenn die zur ersten Hilfe anwesenden Personen die notwendigen Verhaltungsmaßregeln kennen und ihr Wissen mit Besonnenheit verwerten. Man sucht daher das Verständnis für erste Hilfe bei Unglücksfällen möglichst weiten Kreisen der Bevölkerung zugängig zu machen und die hierzu notwendigen Kenntnisse durch gedruckte Belehrungen wie durch mündlichen Unterricht in den sogenannten Samariterschulen, im Heere, bei den Seeleuten, unter Beamten und in Arbeitervereinigungen zu verbreiten.

Zu den durch Unfall herbeigeführten Gesundheitsschädigungen gehören die Verletzungen durch äußere Gewalt, die Verbrennungen und Ätzungen, die Vergiftungen, die leichten und schweren Grade der Ohnmacht, die verschiedenen Arten des sogenannten Scheintods und das Eindringen von Fremdkörpern in die natürlichen Öffnungen des menschlichen Körpers.

Bei Rettungsversuchen sind überflüssige Zuschauer zu entfernen.

§ 233. Wunden und Blutungen. Verletzungen, bei welchen die Haut durchtrennt wird, nennt man Wunden. Ihre Bedeutung hängt von ihrem Umfang und ihrer Tiefe, dem Orte der Verletzung und endlich vom Heilungsverlauf ab. Die Vernarbung erfolgt am schnellsten, wenn, wie bei vielen Schnittwunden, die Wundränder miteinander verkleben können; langsamer geht der Heilungsverlauf bei ausgedehnten Wunden vor sich, deren Wundfläche sich zunächst mit roten „Fleischwärzchen" (bei starker Wucherung auch wildes Fleisch genannt) ausfüllen muß, und bei Quetschwunden, deren mehr oder weniger beschädigte Wundränder sich von dem gesund gebliebenen Gewebe allmählich abstoßen. Durch Wundkrankheiten (vgl. §§ 214 bis 218) kann der Heilungsverlauf auch bei leichten Verletzungen erheblich verzögert werden.

242   D. Gefährdung der Gesundheit durch äußere Einflüsse.

Man soll Wunden weder mit dem Finger berühren noch mit Schwämmen waschen. Auch verwende man nicht die hier und da beliebten Blutstillungsmittel, wie Feuerschwamm, Spinnweben u. dgl., da sie die Wunde nur verunreinigen. Auch die im Haushalt vorhandenen Leinwand= oder Scharpievorräte sind, selbst wenn sie ganz sauber zu sein scheinen, in der Regel nicht so rein, daß ein Vorhandensein gefährlicher Keime in ihnen ausgeschlossen werden kann; sie eignen sich daher gleichfalls nicht zur Blutstillung oder zum Wundverbande. Blutgerinnsel dürfen nicht entfernt werden; ist die Wunde jedoch durch Sand oder auf andere Weise verunreinigt, so kann man sie, falls ärztliche Hilfe nicht schnell genug zu erreichen ist, behutsam mit gut abgekochtem und demnächst wieder abgekühltem Wasser oder auch mit dem in den Apotheken käuflichen schwachen (2prozentigen) Karbolwasser abspülen; man bedient sich dabei eines vorher mit kochendem Wasser gereinigten Schnabeltopfes oder des Irrigators (§ 248), hüte sich jedoch, die Flüssigkeit in einem starken Strahle auf die Wunde fließen zu lassen.

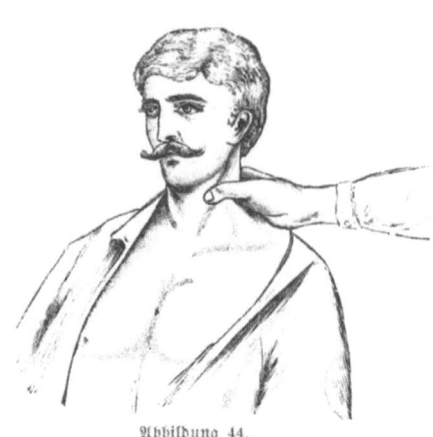

Abbildung 44.
Zusammenpressen der Halsschlagader.

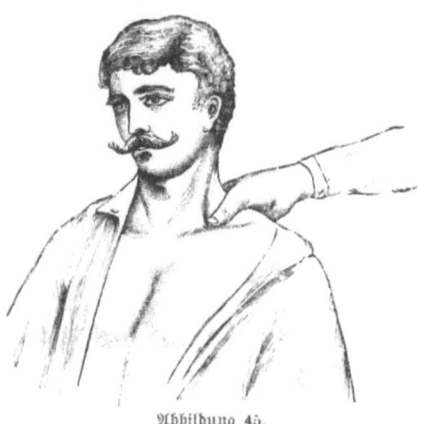

Abbildung 45.
Zusammenpressen der Schlüsselbeinschlagader.

Oberflächliche kleine Wunden heilen meist rasch unter einer Bedeckung mit dem gewöhnlichen gelben Heftpflaster; größere Wunden schütze man vor Ankunft einer sachkundigen Person durch einen mit Hilfe einer Binde oder eines Verbandtuchs befestigten reinen Verband=

IV. Unglücksfälle. 243

stoff vorläufig gegen Verunreinigung; zuweilen machen indessen Blutungen ein weiteres, schnelles Eingreifen erwünscht.

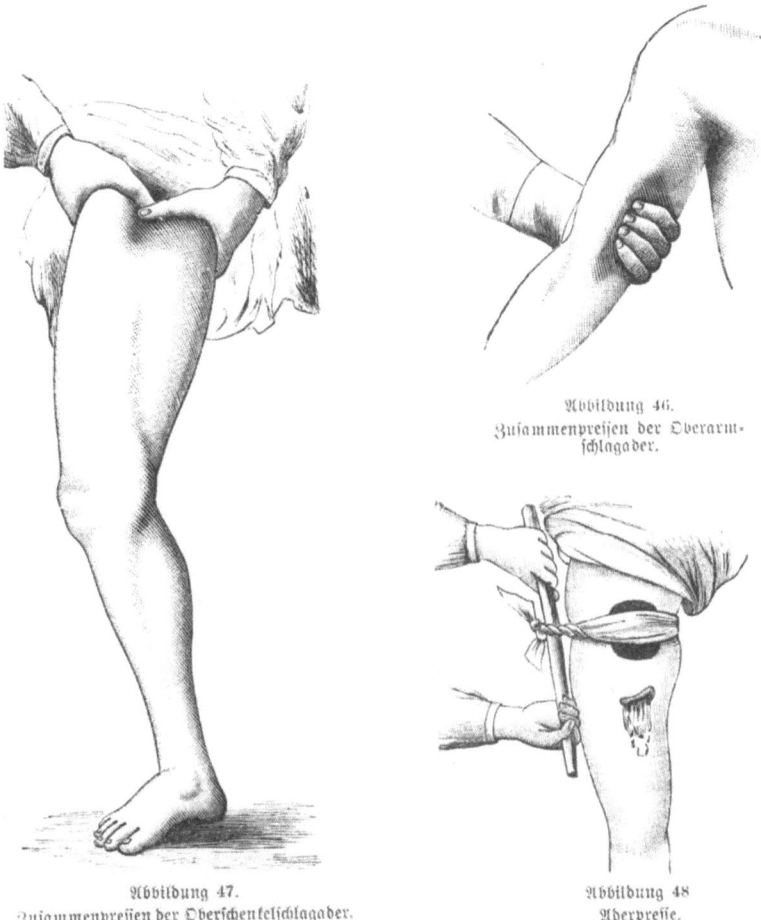

Abbildung 46.
Zusammenpressen der Oberarmschlagader.

Abbildung 47.
Zusammenpressen der Oberschenkelschlagader.

Abbildung 48
Aderpresse.

Die Beschaffenheit und Gefahr einer Blutung hängt von der Art und Zahl der verletzten Gefäße ab. Rieselt das Blut aus der Wunde gleichmäßig, jedoch nicht in stärkerem Strahle hervor, so sind nur Haargefäße und kleine Adern verletzt; ein leichter Druck, z. B. mittels eines durch Binden auf der Wunde befestigten reinen

16*

Verbandstücks, genügt, um die Blutung zum Stehen zu bringen. Ein ähnlicher, nur fester anzulegender Druckverband stillt die Blutung aus einer verletzten Blutader, deren Kennzeichen in dem stärkeren Hervorquellen dunklen Blutes besteht (vgl. § 16). Spritzt das Blut in hellrotem Strahle aus der Wunde oder erfolgt die Blutung, dem Herzschlag entsprechend, stoßweise, so ist eine Schlagader verletzt, und der einfache Verband genügt in der Regel nicht, um das unter dem Drucke der Herzkraft aus dem eröffneten Gefäß ausströmende Blut zurückzuhalten. Bis zum Eintreffen des Arztes, welcher die verletzte Ader in der Wunde aufzufinden und zuzubinden vermag, kann man das Ausfließen des Blutes verhindern, indem man den Stamm der nächstgelegenen größeren Schlagader auf seinem Wege zwischen dem Herzen und der Wunde mit den Fingern gegen einen benachbarten Knochen drückt und so verschließt. Man drückt also:

1. bei Blutungen an der Stirn die Schläfenschlagader dicht vor dem Ohre an das Schläfenbein;

2. bei stärkeren Blutungen am Halse die Halsschlagader in der neben dem Kehlkopf befindlichen Grube an die Wirbelsäule (Abb. 44);

3. bei Blutungen an der Schulter und Achsel die Schlüsselbeinschlagader unter gleichzeitigem starken Herabziehen des Armes gegen die erste Rippe (Abbildung 45);

4. bei Blutungen am Arme die Oberarmschlagader an der Innenseite neben dem dicken Beugemuskel (§ 4) gegen den Oberarmknochen (Abbildung 46);

5. bei Blutungen am Oberschenkel die Oberschenkelschlagader in der Mitte der Leistenbeuge (§ 7) gegen das Becken (Abbildung 47).

Schlagaderblutungen am Vorderarm und der Hand bringt man zum Stehen, indem man durch starkes Beugen des Armes im Ellenbogengelenke die Armschlagader zusammendrückt.

Wo das Zusammenpressen einer Ader längere Zeit hindurch notwendig wird, muß man den Druck des leicht ermüdenden Fingers durch einen harten Körper (Pelotte), z. B. einen glatten Stein, welcher zur Vermeidung einer Quetschung der Haut vorher in ein Tuch eingewickelt wird, oder durch eine zusammengerollte Binde ersetzen. Zur Befestigung dieses drückenden Körpers verwendet man dann ein dehnbares Band (Hosenträger) oder ein Tuch, welches an der der Ader gegenüberliegenden Seite des Gliedes zusammengeknüpft und durch wiederholte Umdrehung eines unter den Knoten geschobenen Knebels fest angezogen wird (Abbildung 48). Man nennt eine solche Einrichtung eine Aderpresse.

IV. Unglücksfälle. 245

Bei Nasenbluten ist der Kopf erhöht zu lagern und die Halsbekleidung zu lockern. Hört die Blutung nicht bald von selbst auf, so kann man versuchen sie zu bekämpfen, indem man eiskaltes Wasser oder stark verdünnten Essig einschnaufen läßt oder die Nasenlöcher mit reiner Watte verstopft. Auch kann es nützlich sein, die Arme hoch zu halten und die Schläfengegend wiederholt mit kaltem Wasser zu befeuchten. Gelingt es nicht, auf solche Weise die Blutung zum Stehen zu bringen, so ist ärztliche Hilfe in Anspruch zu nehmen.

Schlangenbisse versuche man auszusaugen; demnächst ist es ratsam, das Glied zwischen der Bißstelle und dem Herzen abzubinden,

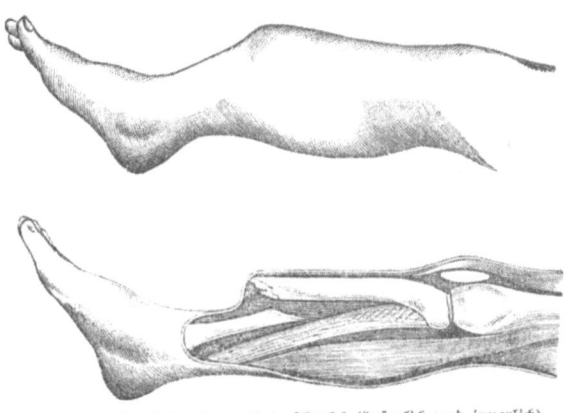

Abbildung 49. Gebrochener Unterschenkel (äußerlich und innerlich).

die Wunde mit Tüchern zu bedecken, die mit Weingeist oder Salmiakgeist befeuchtet sind, und so schnell wie möglich einen Arzt herbeizurufen.

§ 234. **Knochenbrüche. Verrenkungen. Verstauchungen.**
Knochenbrüche nennt man einfach, wenn die über der Bruchstelle befindlichen Weichteile eine offene Wunde nicht zeigen, im entgegengesetzten Falle spricht man von einem komplizierten (offenen) Knochenbruche. Sobald ein Knochen gebrochen ist, verliert der betroffene Körperteil seinen Halt. Auf einem gebrochenen Beine kann man nicht stehen, ein gebrochener Arm kann nicht selbständig erhoben werden, während durch andere Verletzungen die Tätigkeit des Gliedes wohl infolge von Schmerz erschwert, aber doch nicht ganz unmöglich gemacht wird. Ein gebrochenes Glied erscheint, da sich die Knochenenden nebeneinander verschieben, häufig verkürzt und in der

Gegend der Verletzung verdickt (vgl. Abbildung 49). Die Haut über der Bruchstelle pflegt anzuschwellen und von ausgetretenem Blute eine bläuliche Farbe anzunehmen. Bei dem Versuch, ein gebrochenes Glied zu erheben, fühlt und hört man oft ein Knirschen der sich gegeneinander verschiebenden Bruchstücke, zugleich bemerkt man, daß an der Bruchstelle eine ungewohnte Beweglichkeit des Gliedes besteht. Die letztbezeichneten Merkmale eines Knochenbruchs sollen indessen nur von dem mit der Behandlung solcher Verletzungen vertrauten Arzte festgestellt werden, da jede Bewegung eines gebrochenen Gliedes schmerzhaft ist und schaden kann.*)

Vor Eintreffen ärztlicher Hilfe nützt man dem Verunglückten am besten, wenn man für Ruhe des verletzten Körperteils sorgt, ein gebrochenes Bein auf ein Kissen lagert und durch daneben gelegte Sandsäcke, Polster oder dgl. stützt, einen gebrochenen Oberarm mit Binden oder großen Tüchern am Rumpfe befestigt, einen gebrochenen Vorderarm in ein dreieckiges Tuch legt, welches mit zwei Zipfeln um den Hals geschlungen und auf der Schulter des unverletzten Armes geknotet wird (Abbildung 50). Zur Bekämpfung der Schwellung und Schmerzhaftigkeit kann es nützlich sein, kalte Wasserumschläge an der Bruchstelle anzuwenden. Ist es notwendig, den Verletzten **fortzuschaffen** (z. B. in seine Wohnung oder in ein Krankenhaus), so stützt man den gebrochenen Teil zunächst durch Schienen, welche man aus Holz oder Pappe zurechtschneidet, durch Umwickelung polstert und mit Tüchern festbindet. Der Stützverband wird zweckmäßig aus zwei Schienen zusammengesetzt, deren eine länger ist und an der Außenseite befestigt wird, während die kürzere die Innenseite des Gliedes stützt. Wenn möglich sollen beide, jedenfalls aber die äußere, so lang sein, daß sie die beiden der Bruchstelle zunächst gelegenen Gelenke überragen und außerhalb derselben befestigt werden können. Bei Beinbrüchen wird alsdann der Verunglückte auf der Trage oder im Wagen, möglichst gegen Stöße geschützt, gelagert. Beim Aufheben des Verletzten sollen stets mehrere Personen Hilfe leisten; ein Träger unterstützt ausschließlich das gebrochene Glied und zwar mit einer Hand oberhalb, mit der anderen unterhalb der Bruchstelle; eine Bewegung der gebrochenen Knochenenden gegeneinander oder ein Druck auf die Stelle der Verletzung ist sorgsam dabei zu vermeiden (vgl. auch § 256).

---

*) Ärztlicherseits wird zur Erkennung schwer feststellbarer Knochenbrüche und Verrenkungen sowie zur Auffindung von Fremdkörpern und zu ähnlichen Zwecken auch die Durchleuchtung des Körpers mittels der von Röntgen aufgefundenen Strahlen angewandt.

IV. Unglücksfälle.

Ähnlich wie bei Knochenbrüchen verfährt man bei Verrenkungen und Verstauchungen. Als **Verrenkungen** bezeichnet man Verletzungen, durch welche das Austreten eines Knochens aus seiner Gelenkverbindung, meist durch einen in der Kapsel (vgl. § 3) entstehenden Riß, bewirkt wird. Dem Verletzten wird dadurch die Fähigkeit, das betroffene Gelenk zu gebrauchen, benommen oder bedeutend eingeschränkt. Die Umgebung des Gelenkes pflegt mehr oder weniger stark anzuschwellen; das verrenkte Knochenende ist an ungewohnter Stelle fühlbar und an der entstandenen Geschwulst auch sichtbar; der vorher von ihm eingenommene Platz erscheint dagegen als Vertiefung. Die Einrenkung, d. i. die Zurückführung des Knochens in sein Gelenk, erfordert Sachkenntnis und Übung, der Versuch ihrer Ausführung von unkundiger Hand bereitet dem Verletzten unnötige Schmerzen und kann sogar Schaden anrichten.

Unter **Verstauchungen** versteht man Verletzungen, welche durch Quetschung eines Gelenkes oder durch Zerrung seiner Bänder zustande kommen, z. B. beim Umknicken des Fußes. Das betroffene Gelenk schmerzt bei Druck oder dem Versuche der Bewegung, seine Umgebung schwillt an. Die Heilung erfordert oft lange Zeit.

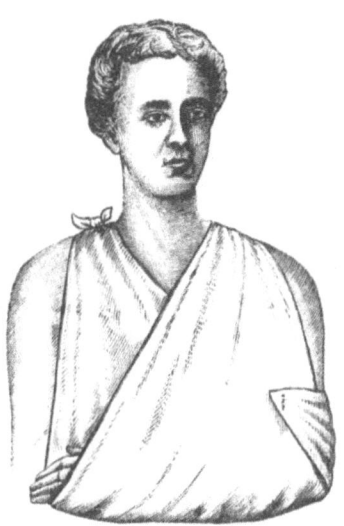

Abbildung 50. Armtragetuch.

Bei Verstauchungen wie auch bei Quetschungen anderer Art leisten oft kalte Umschläge auf die verletzte Stelle gute Dienste.

Das gleiche Mittel ist neben unbedingter Ruhelage im Bette bis zur Ankunft eines Arztes zu empfehlen, wenn ein vorher nicht bemerkter Unterleibsbruch (vgl. § 106) plötzlich hervorgetreten ist.

§ 235. Verbrennungen und Ätzungen. Verbrennungen entstehen durch die Wirkung der Flamme, siedenden Wassers, heißer Gegenstände u. dgl. Sie sind äußerst schmerzhaft und kennzeichnen sich je nach der Heftigkeit und Dauer der Einwirkung der Hitze in Rötung der Haut, Blasenbildung oder vollkommener Vernichtung der Gewebe. Verbrannte Körperstellen bedecke man mit in Öl getränktem Verbandstoffe. Brandblasen sollten nicht verletzt, keinesfalls aber sollte die Oberhaut vorzeitig entfernt werden; man bedeckt solche Stellen zweckmäßig mit austrocknenden Verbänden.

Wer bei Bränden Hilfe leisten will, trage nasse Kleider und verbinde das Gesicht mit nassen Tüchern, so daß nur die Augen frei bleiben. Um an in Brand geratenen Kleidern die Flamme oder die Glut zu ersticken, werfe man den Verunglückten zu Boden, bedecke ihn mit Decken u. dgl. oder (bei Petroleum= und Spiritus= flammen) mit Sand und gieße erst später Wasser hinzu.

Den Verbrennungen ähnlich sind die Ätzungen, welche durch Kalk, Säuren, Laugen u. dgl. hervorgebracht werden. Die erste Hilfeleistung nach solchen Verletzungen sollte darin bestehen, daß man die schädlichen Stoffe von der Körperoberfläche durch Abtupfen mit Watte oder Tüchern entfernt. Demnächst mag man die verletzte Stelle mit Wasser spülen und ähnlich wie nach einer Verbrennung verfahren; nur wo ungelöschter Kalk oder Schwefelsäure eingewirkt haben, würde Wasser die Ätzwirkung erhöhen; Abspülen mit verdünntem Essig macht den Kalk, Bestreuen mit Kreide, Asche, Seife, Magnesia oder Übergießung mit Milch macht die Schwefelsäure unschädlich.

Behandlung Erfrorener s. § 184.

§ 236. Vergiftung und Berauschung. Auf Ätzwirkung be= ruhen zum größten Teil die Zeichen einer Vergiftung durch so= genannte scharfe Gifte. Man versteht darunter vornehmlich Schwefel= säure (Vitriol, Oleum), Salpetersäure (Scheidewasser), Salzsäure, Königswasser (Gemisch von Salpeter= und Salzsäure), Laugen und andere Stoffe, deren Verschlucken eine Verbrennung der berührten Schleimhaut im Munde, in der Speiseröhre und im Magen bewirkt, ferner Arsenik. Oft erkennt man aus den Ätzspuren an den Lippen oder im Munde oder auf der Haut des Kinnes, des Halses oder der Brust die Art des genommenen Giftes. Vor Eintreffen des Arztes kann man in solchem Falle zur Linderung der Beschwerden Milch, Hafer= oder Gerstenschleim oder auch Speiseöl, im Notfalle auch nicht zu reichliche Mengen Wasser trinken lassen. Säuren und Laugen können insofern gegeneinander zu Heilzwecken benutzt werden, als man bei Vergiftung durch Säuren unschädliche laugenhafte Flüssigkeiten (wie eine Aufschwemmung von gebrannter Magnesia, ge= schabter Seife, im Notfall auch eine Lösung von doppeltkohlensaurem Natrium, einen Holzaschenauszug — Pottasche — oder mit Wasser angerührte Kreide, Zahnpulver, wenn letzteres Kreide, präparierte Muschelschalen oder dgl. enthält), dagegen nach Verschlucken von ätzenden Laugen verdünnten Essig, Zitronensaft oder sauren Wein reicht.

IV. Unglücksfälle.

Eine Sonderstellung nimmt die Behandlung einer Zucker=säurevergiftung ein; sie bestehe in der Darreichung von Kalk=wasser, Magnesia oder Kreide in Aufschwemmung.

Für den Fall einer Vergiftung mit Arsenik wird vielfach in den Apotheken ein bestimmtes Gegengift abgegeben.

Ist Phosphor genommen, so darf man fetthaltige Flüssig=keiten nicht eingeben, weil diese das Gift auflösen und seinen Über=tritt in das Blut erleichtern; für solche Fälle empfiehlt sich die Verabreichung von Hafer= oder Gerstenschleim, abgerahmter Milch und die halbstündlich zu wiederholende Gabe von 30 Tropfen ge=wöhnlichem Terpentinöl, welches durch längeres Stehen an der Luft verharzt ist.

Eine Vergiftung durch stark wirkende Pflanzengifte (Alkaloide) äußert sich in Verlust des Bewußtseins und in Verengerung der Pupille (Morphium und Opium) oder in anfänglicher Unruhe, Auf=regungszuständen und Erweiterung der Pupille (Atropin, Tollkirsche), oder in Muskelkrämpfen, welche sich bis zum Starrkrampf steigern können (Strychnin). Wenn in Vergiftungsfällen solcher Art Erbrechen nicht bereits vorhanden ist, so suche man es zur Herausbeförderung des genommenen Giftes zu erregen, indem man einen Finger tief in den Mund steckt, die Rachenwand mit einem Federbart kitzelt oder — aber dies nur bei erhaltenem Bewußtsein — ein in der Apotheke zu ent=nehmendes Brechmittel eingibt. Bei Vergiftungen durch Opium und Morphium verhindere man nach Möglichkeit das Einschlafen. Betäubte sind in ein warmes Zimmer zu bringen und durch Einhüllen in wollene Decken zu erwärmen; ist das Gesicht blaß, so wird der Kopf tief gelagert, bei gerötetem Gesicht empfehlen sich kalte Umschläge, Über=gießungen des Nackens, Waschungen des Gesichts und der Brust oder starke Riechmittel zur Anwendung. Bei stockender Atmung ist die Einleitung der künstlichen Atmung angezeigt (vgl. später § 239); jedoch zögere man nie, einen Arzt herbeizurufen, welcher durch Gegen=gifte, Auspumpen des Magens und andere Mittel oft noch den ungünstigen Ausgang abzuwenden vermag. Ist der Vergiftete bei Bewußtsein, so verabreiche man ihm starken heißen Kaffee oder Tee.

Eine besondere Art von Vergiftung, welche in ihren höchsten Graden gleichfalls lebensgefährlich sein kann, ist die Berauschung durch Mißbrauch geistiger Getränke. Sie äußert sich zunächst in Erregungszuständen mannigfacher Art und führt allmählich zur voll=kommenen Betäubung. Man vermeide es, aufgeregte Berauschte zu reizen, und suche ihnen alles zu entziehen, womit sie sich und anderen Schaden zufügen können. Ist Betäubung bereits eingetreten, so wird der Rausch in der Regel durch Ausschlafen am leichtesten beseitigt; nur wenn unregelmäßige Atmung oder andere Umstände Gefahr für das Leben vermuten lassen, wende man das gegen andere betäubende Gifte empfohlene Verfahren an.

§ 237. Ohnmacht und Krampfzustände. Unter Ohnmacht versteht man einen plötzlichen Verlust des Bewußtseins, welcher u. a. durch Einwirkung schlechter Luft, Schreck, Blutverlust eintreten kann und oft die Folge einer Blutleere des Gehirns ist. Nach vorausgegangenem Schwindelgefühle mit Übelkeit und Ohrensausen pflegen die betroffenen Personen plötzlich besinnungslos umzusinken. Einem Ohnmächtigen löse man zunächst alle den Hals, die Brust und den Unterleib beengenden Kleidungsstücke; alsdann lagere man ihn an einem luftigen Orte und zwar mit tiefliegendem Kopfe, wenn Blässe des Gesichts für Blutleere, mit erhöhtem Haupte und Oberkörper, wenn Rötung des Gesichts für Blutandrang im Gehirne spricht. Im ersten Falle empfehlen sich Bespritzungen des Gesichts, im anderen Übergießungen des Kopfes und Umschläge mit kaltem Wasser. Ist die Ohnmacht infolge eines **Falles oder Schlages auf den Kopf** eingetreten, so muß für unbedingte Ruhelage des Verletzten bei erhöhtem Oberkörper gesorgt werden.

Gute Wiederbelebungsmittel bei Ohnmächtigen sind Einreibungen der Stirn mit Kölnischem Wasser und Vorhalten von Riechmitteln, wie Salmiakgeist oder Essig, mit denen man Tücher tränkt oder die Hand befeuchtet. Niemals soll man diese Flüssigkeiten indessen in der Flasche unter die Nase halten, weil sie sonst bei Bewegungen des Erwachenden oder beim Niesen in die Nase fließen und Erstickungserscheinungen verursachen können. In schwereren Fällen von Ohnmacht sind Reizmittel der Haut, wie Reiben, Bürsten, Auflegen von Senfpapier in der Herzgegend, vorteilhaft. Sobald der Ohnmächtige erwacht ist, veranlasse man ihn, noch einige Zeit ruhig liegen zu bleiben, und gebe ihm Wasser oder belebende Getränke, z. B. einige Teelöffel starken Weines oder Kaffee oder auch 15 Tropfen Ätherweingeist (Hoffmannstropfen) in einem Eßlöffel Wasser.

Mit der Ohnmacht dürfen **Krampfzustände**, insbesondere die **epileptischen Krämpfe**, welche sich neben Bewußtlosigkeit durch Zuckungen der Gliedmaßen, Verdrehen der Augäpfel, Ballen der Fäuste u. a. kennzeichnen, nicht verwechselt werden. Von Krämpfen befallene Personen suche man auf einer Matratze oder einer Decke zu lagern, entferne harte oder kantige Gegenstände, an welchen sie sich Schaden tun können, aus ihrer Nähe und warte das Ende des Anfalls ruhig ab. Nach Aufhören der Krämpfe folgt häufig ein mehrstündiger Schlaf, während dessen die Kranken am besten im Bette liegen.

§ 238. Scheintod. Als Scheintod bezeichnet man einen mit gänzlichem Ausbleiben der Atembewegungen und äußerster Herabsetzung der Herztätigkeit verbundenen Zustand tiefer Bewußtlosigkeit, welcher leicht in den wirklichen Tod übergehen kann. Herbeigeführt wird er u. a. durch Ertrinken, Erhängen, Erdrosseln, Einatmung von Luftarten, welche giftig sind (Leuchtgas, Kohlendunst, Kohlensäure in Gärkellern) oder das Leben nicht zu unterhalten vermögen, Verschüttetwerden, Erfrieren, Hitzschlag, Sonnenstich, Blitzschlag und Einwirkung hochgespannter elektrischer Ströme.

Liegt Scheintod vor, so beseitige man zunächst sofort seine Ursache. Personen, welche bewußtlos aus dem Wasser gezogen werden, befreie man daher zunächst von dem im Munde und den Atmungswegen befindlichen Wasser und Schlamme, indem man sie auf die Seite oder auf den Bauch legt, die im Munde befindliche Flüssigkeit ausfließen läßt und demnächst die Mund- und Rachenhöhle mit dem umwickelten Finger reinigt. Niemals darf man solche Verunglückte, um das Ausfließen des Wassers zu erleichtern, auf den Kopf stellen. Erhängten löse man den den Hals umschnürenden Strick mittels Schnittes, indem man zugleich den hängenden Körper unterstützt, damit durch sein Herabstürzen nicht anderweitige Beschädigungen entstehen können. Einem durch **Einatmung schädlicher Luftarten** Verunglückten verschaffe man sofort frische Luft, indem man ihn womöglich ins Freie trägt.

§ 239. Künstliche Atmung. Verhalten bei Rettung aus Erstickungsgefahr. Fremdkörper in den natürlichen Körperöffnungen.

Die zweite Hilfeleistung, welche beim Scheintod ungesäumt erfolgen muß, ist die Einleitung der künstlichen Atmung. Man legt den Verunglückten nach Entblößung seines Oberkörpers und Beseitigung aller den Leib einschnürenden Kleidungsstücke rücklings auf den Fußboden, eine Decke oder Matratze und erhöht dabei das Kreuz ein wenig durch ein untergeschobenes Bündel. Die Zunge wird aus dem Munde hervorgezogen und von einer bei der Hilfeleistung beteiligten Person festgehalten (das Abgleiten ist durch Umwickelung mit einem Taschentuche zu verhindern), damit sie nicht beim Zurückfallen den Zugang zum Kehlkopf verschließt.

252 D. Gefährdung der Gesundheit durch äußere Einflüsse.

Hierauf kniet der Helfer, welcher die künstliche Atmung ausführt, rittlings über den Hüften des Scheintoten nieder und drückt mit den unterhalb und seitlich von den Brustwarzen flach aufgelegten Händen, deren Finger sämtlich aneinander liegen müssen und nicht gespreizt sein dürfen, langsam, aber mit voller Kraft die unteren Rippen gegen den Rücken und etwas zum Kopfe hin, so daß hörbar Luft aus den Lungen entweicht. Dieser die Ausatmung nachahmende Druck wird 2 bis 3 Sekunden lang ausgeübt und kann durch Anstemmen der Ellenbogen an die Oberschenkel und Vornüberbeugen des Oberkörpers noch verstärkt werden (Abbildung 51). Alsdann

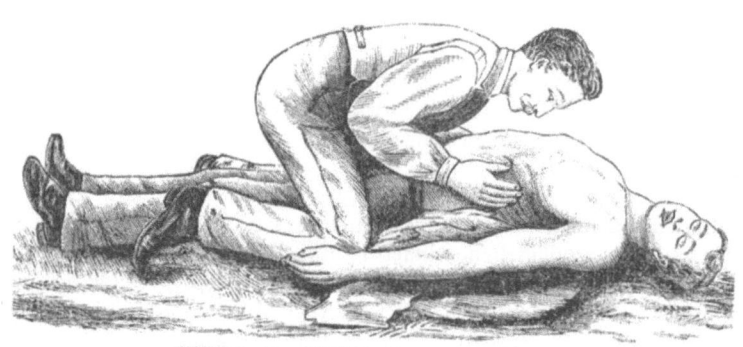

Abbildung 51. Künstliche Atmung I. Ausatmen.

richtet sich der Helfer plötzlich auf, der zusammengedrückte Brustkasten des Verunglückten dehnt sich nach Aufhebung des Druckes wieder aus und veranlaßt dadurch die Lungen, sich gleichfalls wie bei der natürlichen Einatmung durch Aufnahme von Luft zu erweitern (Abbildung 52). Nach wieder 2 bis 3 Sekunden beginnt das Verfahren von neuem; es wird 10 bis 12mal in der Minute wiederholt und so lange fortgesetzt, bis die Atembewegungen sich ohne Hilfe wieder auf natürliche Weise vollziehen, oder bis nach sachverständigem Urteil infolge des Eintritts des wirklichen Todes eine Rettung nicht mehr möglich erscheint.

Vorteilhaft ist es, wenn der Helfer bei seinem Rettungswerke noch durch eine dritte Person unterstützt wird, welche zu Häupten des Verunglückten kniet (Abbildung 53 und 54) und beim Ausatmen durch seitliches Andrücken der Arme an den Körper das Zusammen-

IV. Unglücksfälle. 253

pressen des Brustkorbes, demnächst beim Einatmen durch Erheben der Arme die Erweiterung des Brustkorbes verstärkt*).

Sobald der Verunglückte wieder atmet, sucht man unter Anwendung der für Ohnmachtsfälle empfohlenen Mittel sein Bewußtsein zurückzurufen.

Wo es gilt, in Erstickungsgefahr befindlichen Personen Hilfe zu bringen, müssen die mit dem Rettungswerke beschäftigten Personen

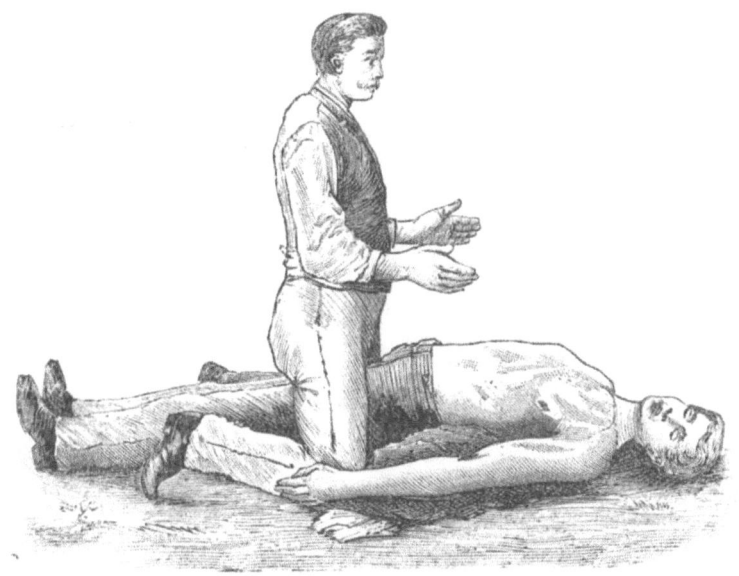

Abbildung 52. Künstliche Atmung I. Einatmen.

gewisse Vorsichtsmaßregeln zu ihrem eigenen Schutze beobachten. Bevor man Räume, welche mit schädlichen Luftarten erfüllt sind, betritt, soll man für ausgiebige Lüftung sorgen, indem man die Türen weit öffnet und die Fenster von außen einschlägt. Ist letzteres nicht möglich, so halte man sich ein mit Wasser oder verdünntem Essig befeuchtetes Tuch vor den Mund, durcheile den Raum, öffne das Fenster und begebe sich erst zum Verunglückten, nachdem man wieder Luft geschöpft und kräftigen Durchzug hergestellt hat. Gilt es,

---

*) Dieses Verfahren darf nicht angewendet werden, wenn an den Armen oder am Brustkorb des Verunglückten, z. B. infolge von Verschüttetwerden, Knochen gebrochen sind.

Verunglückte aus Brunnen, Schächten, Gruben, Abzugsgräben, Kanälen, tiefen Kellern u. dgl. hervorzuholen, so lasse man sich beim Hinabsteigen ein Seil umbinden, mittels dessen man im

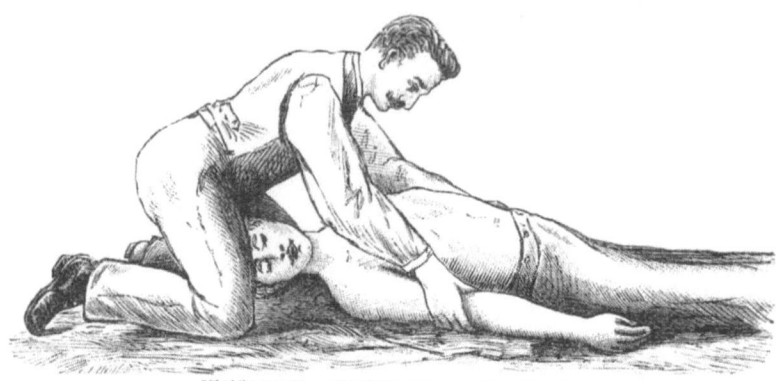

Abbildung 53. Künstliche Atmung II. Ausatmen.

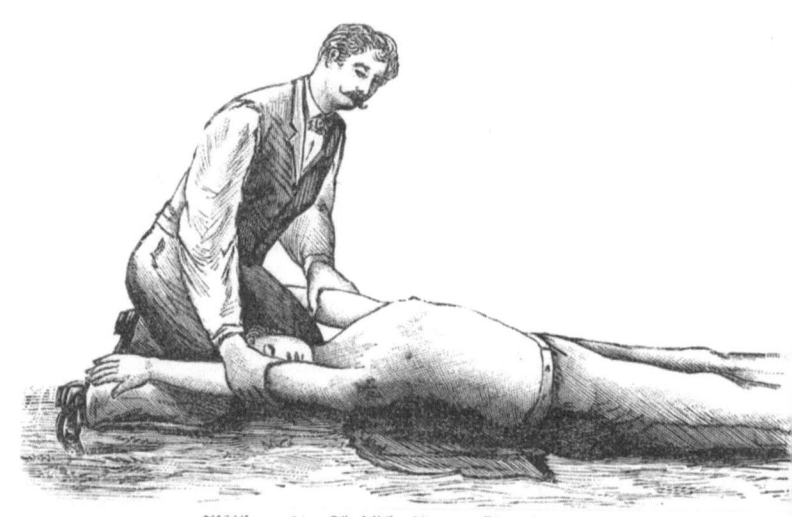

Abbildung 54. Künstliche Atmung II. Einatmen.

Notfall zurückgezogen werden kann, auch suche man durch eine am Arme befestigte Leine mit den Außenstehenden eine Verbindung herzustellen, um durch Anziehen der Leine ein Zeichen geben zu können, sobald eigene Gefahr nötigt, sich zurückziehen zu lassen. Besteht das schädliche Gas in solchen tiefen Räumen aus Kohlensäure, so kann es durch Eingießen von Kalkmilch mehr oder weniger unschädlich gemacht werden. Räume, in welchen nach dem Geruche Leuchtgas vermutet wird, darf man niemals mit Licht betreten; in solchen Fällen ist zunächst der Haupthahn nebst allen andern offenstehenden Hähnen der Gasleitung zu schließen.

Bei der Rettung **Verschütteter** hüte man sich, von nachstürzender Erde, Schutt u. dgl. selbst Schaden zu leiden. Den Verunglückten hebe man behutsam auf, da er Knochenbrüche erlitten haben kann. Zur Erleichterung seiner Atmung entferne man etwa in den Mund geratene Erde mit dem umwickelten Finger.

Erstickungsgefahr tritt zuweilen auch infolge des **Verschluckens fremder Körper**, wie Knochen, Gräten u. dgl., ein. Man versuche zunächst solche Gegenstände mit dem umwickelten Finger hervorzuholen, vermeide es aber, sich dabei beißen zu lassen, etwa indem man dem Verunglückten ein breites Stück Holz zwischen die Zahnreihen legt; gelingt es nicht, den Fremdkörper so zu erreichen, so kann er bisweilen durch Druck auf den Bauch, kräftige Schläge auf den Rücken und Erregen von Erbrechen (vgl. § 236) herausbefördert werden. Steckt der Fremdkörper nicht in den Atmungswegen, sondern nur im Schlunde, so gelingt es zuweilen, ihn mit einer Brotkrume oder mit etwas fetter Speise hinunterzuschlucken und so in den Magen zu befördern. In schweren, das Leben bedrohenden Fällen vermag der Arzt durch Anwendung besonderer Werkzeuge, in höchster Gefahr noch durch den Luftröhrenschnitt zu helfen.

Ärztliche Hilfe wird auch in Anspruch genommen werden müssen, wenn **fremde Körper**, Insekten u. dgl. in Augen, Ohren, Nase oder andere **natürliche Körperöffnungen** gelangt sind, ein Vorkommnis, welches man namentlich bei Kindern nicht selten beobachtet. Gelingt es nicht, die Gegenstände ohne weiteres zu entfernen, so unterlasse der Unkundige jeden gewaltsamen Versuch dazu, weil durch stärkeres Ziehen, Zerren oder Bohren bedenkliche Verletzungen verursacht werden können.

Über die Behandlung des Hitzschlags, Sonnenstichs, ferner der Unfälle durch elektrische Betriebe oder durch Blitzschlag vgl. § 185.

Anhang.

Vorkenntnisse zur Krankenpflege.

§ 240. Bedeutung der Krankenpflege. Indem wir die Lehren der Gesundheitspflege befolgen, vermögen wir die Zahl der Krankheiten und Unglücksfälle zu beschränken, nicht aber sie vollkommen zu beseitigen. Es wird stets Kranke und Verletzte geben, welche nach Herstellung ihrer Gesundheit oder Linderung ihrer Leiden verlangen und der Fürsorge ihrer Mitmenschen bedürfen.

Die Heilung der Kranken und Verletzten ist im allgemeinen Aufgabe der Ärzte; denn die richtige Beurteilung einer Gesundheitsschädigung, die Entscheidung über das einzuschlagende Heil- und Pflegeverfahren, die Feststellung des von dem Kranken zu beobachtenden Verhaltens muß sich auf genaue Kenntnis der Teile und Verrichtungen des Körpers sowie der krankhaften Abweichungen von der Regel und auf ein Vertrautsein mit der Art und Wirkungsweise der bekannten Heilverfahren stützen. Die hierzu erforderlichen Kenntnisse können nicht ohne jahrelange fleißige, fachmännisch geleitete Arbeit erworben werden, die Richtigkeit ihrer Anwendung wird durch zunehmende Erfahrung verbürgt.

Neben dem Rate und der Hilfe des Arztes ist indessen eine sorgsame Pflege für den Verlauf und den Ausgang des Leidens wie für die Erleichterung der mit ihm verbundenen Beschwerden von großer Bedeutung. Nicht immer ist es möglich, den Kranken geschulten Wärtern oder Wärterinnen anzuvertrauen; ein jeder kann in die Lage kommen, die Pflege selbst übernehmen zu müssen, wenn eine in seiner Fürsorge befindliche Person erkrankt. Niemand sollte daher versäumen, sich mit den wesentlichsten in solchem Falle zu erfüllenden Obliegenheiten vertraut zu machen.

Wenn beschränkte Mittel und Wohnungsverhältnisse die Pflege in der eigenen Häuslichkeit erschweren, aber auch sonst bei ernsten

Erkrankungen ist die Überführung des Kranken in ein Krankenhaus anzuraten. Die vollkommeneren Einrichtungen solcher Anstalten, ihre Ausrüstung mit einem ständig anwesenden geschulten Pflegepersonal und mit stets hilfsbereiten Ärzten gewähren am ehesten Bürgschaft für die Genesung (vgl. § 145).

§ 241. Krankenzimmer. Das erste Erfordernis der Krankenpflege ist die Bereitstellung eines geeigneten Krankenzimmers. Der Kranke bedarf vor allem der Ruhe; daher räume man ihm ein möglichst abgesondert gelegenes Gemach ein, welches nicht gleichzeitig von Gesunden bewohnt und, falls es der Arzt für erforderlich erachtet, nur von den mit der Behandlung und Pflege betrauten Personen betreten werden darf. Das Zimmer soll möglichst geräumig sein, um dem Kranken hinreichend Luft zu gewähren. Das Tageslicht soll reichlichen Zugang haben, und auch für die Abend- und Nachtstunden darf es an guten Beleuchtungsmitteln nicht fehlen; dabei muß es möglich bleiben, das Zimmer dunkel zu machen und den Kranken durch Lichtschirme, Fenstervorhänge u. dgl. vor zu grellem Lichte zu schützen, wie auch durch geeignete Vorrichtungen die Sonnenhitze fern zu halten. Wird ein Zimmer im Winter als Krankengemach verwendet, so soll es gute Heizvorrichtungen besitzen, welche seine Wärme dauernd auf einer Höhe von 15 bis 17° C. zu halten vermögen.

Ganz besonders ist auf Reinlichkeit im Krankenzimmer zu achten. Staubfangende Gegenstände (§ 229 Ziff. 3) und überflüssige Möbel, welche den Raum einengen und eine gründliche Reinigung erschweren, sind zu entfernen. Der Fußboden soll unter Vermeidung einer Belästigung des Kranken täglich gekehrt und nicht zu selten feucht aufgewischt werden. Das Gemach ist morgens und abends sowie nach jeder Stuhlentleerung des Kranken zu lüften. Speisereste, benutzte Geschirre, Ausscheidungen, unsaubere Leib- und Bettwäsche des Kranken u. dgl. dürfen nicht im Zimmer geduldet werden, sondern sind, erforderlichenfalls nach vorausgegangener Desinfektion oder unter anderen die Verbreitung eines etwa daran haftenden Ansteckungsstoffs hindernden Vorsichtsmaßregeln, unverzüglich herauszuschaffen.

§ 242. Krankenbett. Das Krankenbett wird zweckmäßig so aufgestellt, daß es nur mit dem Kopfende die Wand berührt, von den übrigen 3 Seiten aber frei zugänglich ist. Es darf weder der unmittelbaren Ofenwärme noch einem lästigen Luftzug von der Tür oder den Fenstern her ausgesetzt sein und ist nötigenfalls durch große Bettschirme zu schützen. Es muß hinreichend groß und mit guten Lagerungsvorrichtungen versehen sein. Als Unterlagen sind gut gepolsterte, am besten mit Roßhaaren gestopfte Matratzen zu verwenden. Die Bettwäsche soll stets rein sein und muß daher häufig gewechselt werden. In Fällen, wo die Kranken ihre Ausleerungen unter sich gehen lassen, schützt man die Matratze durch eine unter das Bettuch gelegte wasserdichte (z. B. Gummi=) Unterlage. Zur Unterstützung des Kopfes oder, wo es notwendig ist, des Oberkörpers eignen sich gut gepolsterte Kissen, welche nicht zu weich sein dürfen. Zur Bedeckung empfehlen sich wollene Decken; in manchen Fällen können mit Rücksicht auf die Gewohnheit des Kranken auch leichte Federbetten gewährt werden, dagegen ist es nicht vorteilhaft, dem Kranken eine zu schwere und zu reichliche Bedeckung zu geben.

Im allgemeinen befindet sich der Kranke am wohlsten, wenn er mit etwas erhöhtem Kopfe auf den Rücken gelagert wird. In Fällen von Atemnot erhöht man den Oberkörper durch untergelegte Polster oder einen mit der Lehne unter die Matratze geschobenen Stuhl. Zur Vermeidung des Abgleitens gewähre man den Füßen dann eine Stütze durch hart gepolsterte Kissen, Holzklötze oder dgl. Kranke, welche zu schwach sind, sich selbständig aufzurichten, bedienen sich gern eines am Fußende des Bettes befestigten Strickes mit einem Querholz als Handhabe, um sich daran emporzuziehen. Frostgefühl bekämpft man durch gewärmte Steine oder Wärmflaschen, d. h. mit warmem Wasser gefüllte, wohl verschlossene Steinkruken oder Metallbehälter. Solche Erwärmungsmittel werden den Kranken in das Bett gelegt, müssen jedoch, um die Haut nicht unmittelbar zu berühren, umwickelt werden.

Die Unterlagen des Bettes sollen oft glatt gestrichen sowie von Brotkrumen, Sand u. dgl. gesäubert werden. Es empfiehlt sich, das Bett mindestens zweimal am Tage frisch zu richten. Vermag der Kranke sein Lager für die hierdurch beanspruchte Zeit nicht zu verlassen, so bettet man ihn zuvor auf ein anderes Bett, ein Sofa oder dgl. um (vgl. später § 256). Bevor der Kranke in das frisch gemachte Bett zurückgebracht wird, soll dieses erforderlichenfalls gewärmt werden.

§ 243. Körperpflege des Kranken. Durchliegen. Große Sorgfalt ist auf die Reinlichkeit und Körperpflege des Kranken zu verwenden. Schwache Kranke müssen an Gesicht und Händen, nötigenfalls auch am übrigen Körper durch den Pfleger mit lauwarmem Wasser unter Benutzung eines weichen Schwammes mindestens zweimal am Tage gewaschen werden. Auch sind die Haare zu kämmen. Ferner ist es notwendig, die Kranken anzuhalten, am Tage den Mund auszuspülen und die Zähne zu reinigen. Solchen Kranken, welche dazu nicht imstande sind, wischt der Pfleger den Mund mit einem angefeuchteten Tuche von Zeit zu Zeit aus. Fiebernden Personen ist es oft erquickend, wenn die trockenen Lippen mit Olivenöl oder Salbe bestrichen werden.

Allen Kranken, besonders solchen, welche schwitzen, ist ein häufiger Wechsel der Leibwäsche vorteilhaft. Der Wäschewechsel darf aber erst vorgenommen werden, nachdem das Schwitzen aufgehört hat und die Haut des Kranken unter der Bettdecke mit gewärmten Tüchern getrocknet ist. Ein Wechsel des Hembes wird am besten in der Weise ausgeführt, daß es nach Öffnen sämtlicher Knöpfe unter der Bettdecke mittels leichten Aufrichtens oder Anhebens des Kranken bis zu den Schultern emporgezogen und dann schnell, aber vorsichtig, über Kopf und Arme abgestreift wird. In entsprechender Weise wird darauf sofort das frische Hemd, **welches vorher anzuwärmen ist**, zunächst über Arme und Kopf des Kranken gestreift und dann wieder unter der Bettdecke möglichst glatt über den übrigen Körper gezogen.

Durch Reinlichkeitspflege und gewissenhafte Instandhaltung des Bettes sorgt man nicht allein für das Behagen des Kranken, es sind dies auch wesentlich Vorbedingungen zur Verhütung des gefürchteten **Durchliegens**. Bei Kranken, welche lange Zeit bettlägerig sind, werden nämlich die hauptsächlich aufliegenden Körperteile, die Fersen, das Kreuz, das Gesäß und die Gegend der Schulterblätter leicht wund. Es kommt zunächst zu einer Rötung und Empfindlichkeit der Haut; dann bemerkt man wunde Stellen, welche sich rasch vergrößern und vertiefen, dem Kranken viele Schmerzen bereiten und durch hinzutretende Wundkrankheiten gefährlich werden können. Solche unerwünschten Vorkommnisse stellen sich im Laufe einiger Krankheiten unausbleiblich ein, wenn der Körper sowie die Leib- und Bettwäsche des Kranken nicht peinlich sauber gehalten werden, und wenn nicht sorgsam darauf geachtet wird, daß die Unterlage stets glatt und faltenlos ist. Sobald sich eine wunde Stelle erst ausgebildet hat, macht ihre Heilung große Schwierigkeiten, da der Kranke gezwungen ist, weiter darauf zu liegen. Der Krankenpfleger soll daher gewissenhaft bemüht sein, rote oder schmerzhafte Stellen an den aufliegenden Körperteilen sofort zu bemerken, und vorkommenden Falles rechtzeitig ärztlichen Rat einholen. Oft ist es nützlich, die gerötete Haut mit Zitronensaft, Kampferwein oder Franzbranntwein zu befeuchten; besonders aber empfiehlt es sich, in langwierigen Krankheitsfällen **Luftkissen** oder Wasserkissen auf die Matratzen zu legen, da auf solchen Unterlagen das Durchliegen nicht so leicht eintritt.

§ 244. Krankenwachen. Verhalten des Pflegers. Bei Schwerkranken sollte ein Pfleger dauernd anwesend sein, um sie zu beobachten und ihnen die notwendigen Handreichungen zu leisten. Insbesondere bedürfen aufgeregte und im Fieberwahne befangene Kranke einer unausgesetzten Überwachung, um an Handlungen verhindert zu werden, durch welche sie sich und anderen Schaden zufügen können. Die Pfleger sollen in solchen Fällen den Kranken in ruhiger und gemessener Weise von unverständigem Beginnen zurückhalten, im übrigen ihre Verrichtungen streng nach der Anweisung des Arztes versehen und diesem bei seinem nächsten Besuch über alle ihre Wahrnehmungen in betreff des Verhaltens des Kranken Bericht erstatten. Wenn vom Arzte Nachtwachen bei dem Kranken verordnet werden, ist auf einen Wechsel des Pflegepersonals Bedacht zu nehmen, damit die mit der Wache betrauten Pfleger sich vor deren Antritt genügend auszuruhen in der Lage sind.

Der Pfleger soll still und geräuschlos seines Amtes walten, den Kranken durch eigene Unsicherheit, Besorgnis oder Kummer nicht ängstigen und sich bei den Hilfeleistungen einer möglichst sanften Hand befleißigen. Bei der Pflege solcher Personen, welche an übertragbaren Krankheiten leiden, vermeide man es, im Krankenzimmer zu essen, zu trinken oder die Hände zum Munde zu führen. Nach Berührung der Kranken wasche man die Hände unter Verwendung von Seife und Bürste, beim Verlassen des Krankenzimmers wechsele man, wenn angängig, die Kleidung. Ratsam ist es, während des Aufenthalts beim Kranken jedesmal eine die gesamte Kleidung deckende Schürze oder dgl. aus waschbarem Stoffe anzulegen.

§ 245. Schlaf und Atmung des Kranken. Den Schlaf des Kranken soll der Pfleger in der Regel nicht stören. In solchen Fällen, in welchen ein zu langer Schlaf schädlich ist, oder der Kranke z. B. zum Einnehmen der Arznei oder für seine Mahlzeiten geweckt werden soll, wird der Arzt vorher entsprechende Anweisung geben. Ein gut gelüftetes Zimmer, ein frisch hergerichtetes Bett, matte Beleuchtung und bei fiebernden Kranken die Verabreichung kühlenden Getränkes erleichtern das Einschlafen.

Der Atmung des Kranken muß der Pfleger seine Aufmerksamkeit zuwenden, um später berichten zu können, ob sie etwa beschleunigt oder mühsam und schmerzhaft unter Stöhnen und Bewegung der Nasenflügel erfolgt ist. Falls Rasseln auf der Brust eine An-

Sammlung von Schleim in den Luftwegen verrät, ist es nützlich, den Kranken von Zeit zu Zeit aufzurichten, um ihm das Aushusten zu erleichtern. Der Kranke ist anzuhalten, seinen Auswurf nicht zu verschlucken, sondern in Speigläser zu entleeren, welche ihm der Pfleger mit der einen Hand vorhält, während die andere unter das Kopfkissen greift und den Oberkörper beim Aufrichten unterstützt. Der Auswurf ist bis zum nächsten Besuche des Arztes aufzuheben, um diesem vorgezeigt und nach seiner Anweisung unschädlich gemacht oder beseitigt zu werden.

§ 246. Blutungen. Besondere Hilfeleistungen sind bei stärkeren Blutungen aus dem Munde notwendig. Sie stammen in der Regel aus der Lunge, wenn sie unter Husten erfolgen und hellrotes, mit Luftbläschen gemischtes Blut entleert wird (§ 227); dagegen pflegt erbrochenes Blut dunkelrot zu sein und aus einem durch geschwürige Vorgänge eröffneten Blutgefäße des Magens herzurühren. In jedem Falle eines Blutsturzes ist es notwendig, schnell den Arzt herbeizurufen, bis zu seiner Ankunft aber den Kranken zu einer möglichst ruhigen Rückenlage mit etwas erhöhtem Oberkörper anzuhalten, ihm jedes Sprechen zu untersagen und, je nach dem vermutlichen Sitze der Blutung, die Brust oder die Magengrube durch eiskalte Umschläge oder eine Eisblase zu kühlen (§ 253). Beim Auftreten von innerlichen Blutungen, welche sich durch eine plötzlich erfolgende leichenähnliche Blässe des Kranken bemerkbar machen, ist gleichfalls für ruhige Lage und unverzügliche Benachrichtigung des Arztes zu sorgen.

§ 247. Herzschlag. Puls. Körperwärme. Oft ist es nützlich, den Herzschlag des Kranken zu beobachten, seinen Puls von Zeit zu Zeit zu zählen und seine Körperwärme zu messen, um den Arzt auf Grund entsprechend gemachter Vermerke von den Ergebnissen solcher Beobachtungen regelmäßig unterrichten zu können. Die Körperwärme mißt man mit dem in Zehntelgrade eingeteilten Krankenthermometer (am besten sog. Maximalthermometer). Man legt dieses mit dem Quecksilbergefäß in die sorgfältig ausgetrocknete Achselhöhle des Kranken, veranlaßt letzteren, den Arm fest an den Körper anzulegen, wobei in Fällen von Schwäche oder Bewußtseinstrübung die Unterstützung des Pflegers notwendig ist, und überzeugt sich nach Ablauf von etwa 10 Minuten von dem Stande der Quecksilbersäule. Nach weiteren 2 Minuten beobachtet man, ob das Thermometer noch gestiegen ist; war dies nicht der Fall, so kann man die Messung abbrechen, andernfalls muß sie so lange fortgesetzt werden, bis innerhalb eines Zeitraums von 2 Minuten ein weiteres Steigen nicht mehr stattfindet. Vor jeder Messung prüft man, ob das Thermometer bereits 36° übersteigt; durch Auf- und Abschwenken desselben gelingt es, ein Sinken der Quecksilbersäule herbeizuführen.

§ 248. Natürliche Entleerungen des Kranken. Klistiere und Darmeingießungen. Auf Anordnung des Arztes oder sobald etwa die Harnentleerung und der Stuhlgang des Kranken eine ungewöhnliche Beschaffenheit zeigen, müssen diese Ausleerungen (außerhalb des Krankenzimmers!) aufbewahrt werden; erfolgen sie nicht zur regelmäßigen Zeit, so ist dem Arzte zu berichten. Kranken, welche das Bett nicht verlassen können oder dürfen, muß die Bettschüssel (angewärmt!) untergeschoben oder das Harnglas vorgelegt werden. Während der Entleerung sind die Kranken von dem Pfleger zu unterstützen. Wird dababei etwa die Wäsche verunreinigt, so ist sie sofort gegen frische zu vertauschen. Um ein solches Vorkommnis bei Kranken, welche ihre Ausleerungen unter sich gehen lassen, möglichst zu verhüten, legt man ihnen von Zeit zu Zeit auch ohne ihr Verlangen die zur Aufnahme der Entleerungen bestimmten Gefäße unter. Kranke, welche zur Harnentleerung und zum Stuhlgang aufstehen, sind durch Kleidung oder geeignete Umhüllung gegen Erkältung zu schützen.

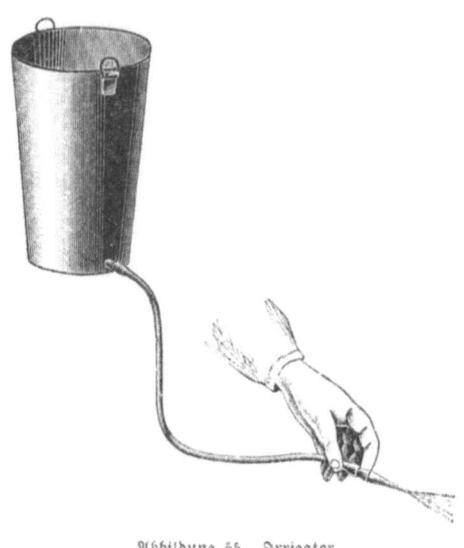

Abbildung 55. Irrigator.

Zur Beförderung des Stuhlganges müssen zuweilen Klistiere mittels der dazu bestimmten Spritzen oder besser Darmeingießungen mittels des sogenannten Irrigators (Abbildung 55) verabreicht werden, indem man Flüssigkeit in den Mastdarm einspritzt oder einlaufen läßt. Beim Ankauf der hierzu erforderlichen Gerätschaften achte man darauf, daß die Spitze der Spritze oder des Ansatzstücks des Irrigators abgerundet und aus biegsamem Materiale (Hartgummi) gefertigt ist, damit Verletzungen des Darmes bei der Einführung

Vorkenntnisse zur Krankenpflege. 263

vermieden werden. Auch verwende man derartige Hilfsmittel niemals, ohne vorher für ihre gründliche Reinigung gesorgt zu haben. Die Verrichtung selbst wird in der Regel in folgender Weise vorgenommen: man lagert den Kranken in Seitenlage mit vorgestrecktem Gesäß auf das vorher durch wasserdichte Unterlagen gegen Befeuchtung geschützte Bett, hält hierauf mit der einen Hand die Hinterbacken auseinander und führt mit der anderen die vorher eingeölte Spitze der Spritze oder des Irrigatoransatzstücks vorsichtig in die Afteröffnung ein; schließlich läßt man unter gelindem, gleichmäßigem Drucke auf den Stempel der mit der anderen Hand in ihrer Lage festgehaltenen Spritze oder unter mäßigem Erheben des Irrigators die Flüssigkeit einlaufen. Als solche verwendet man, sofern nicht anderweitige ärztliche Anordnung ergangen ist, um eine Entleerung zu erzielen, etwa $^3/_4$ l lauwarmes Wasser, dem man 1 bis 2 Teelöffel voll Kochsalz zusetzen mag. Die Wirkung des Klistiers oder der Eingießung erfolgt um so zuverlässiger, je länger die Flüssigkeit vom Kranken zurückgehalten wird.

§ 249. Erbrechen Achtsamkeit auf Verbände. Ernährung des Kranken. Beim Erbrechen ist der Kranke durch Aufrichten und Halten des Kopfes zu unterstützen (§ 245). Man veranlasse ihn, den Brechreiz so lange wie möglich zu unterdrücken, weil es hierdurch gelingt, den Vorgang des Brechens abzukürzen und von dem quälenden Würgen einigermaßen zu befreien. Ist das Erbrechen vorüber, so müssen Nase und Mund gereinigt werden. Auch ist es nützlich, den Kranken mit kleinen Mengen kühlenden Getränkes zu erquicken. Das Erbrochene selbst ist bis zur Ankunft des Arztes aufzubewahren.

Auf Verbände, die dem Kranken angelegt sind, soll der Pfleger ein besonders wachsames Auge haben. Eingetretene Unordnungen sind sachgemäß zu beseitigen. Spricht eine plötzlich eintretende Rötung oder Durchtränkung des Verbandes mit Blut für eine stärkere Blutung, so muß der Arzt unverzüglich benachrichtigt werden. Bis zu seiner Ankunft ist nach den in § 233 enthaltenen Vorschriften zu verfahren.

Von großer Bedeutung für das Wohl des Kranken ist die Art seiner Ernährung. Unfolgsamkeit gegen die Anweisungen des Arztes kann unter Umständen einen höchst nachteiligen Einfluß auf den Verlauf der Krankheit ausüben (vgl. § 202). In öffentlichen Krankenhäusern wird daher streng darauf gehalten, daß den Kranken durch Besuch von außen unzuträgliche Nahrungsmittel und Leckerbissen nicht mitgebracht werden. In der Regel wird man im Beginn einer Krankheit vor Eintreffen des Arztes wohl tun, nur flüssige Nahrung, wie Milch und Suppen aus Gerstenschleim oder Haferschleim mit Zusatz von etwas Fleischbrühe, zu reichen, aber auch zum Genusse derartiger Nahrungsmittel den Kranken nicht zu drängen. Als erfrischendes Getränk empfiehlt sich gekühltes abgekochtes Wasser mit etwas Zitronensaft und Zucker.

§ 250. Eingeben von Arzneimitteln. Alle Heilmittel müssen streng entsprechend der Verordnung zu bestimmter Zeit und in abgemessener Menge gereicht werden. Flüssige Arzneien bewahrt man kühl auf, indem man die Flasche in ein zum Teil mit Wasser gefülltes Gefäß stellt. Beim jedesmaligen Eingeben wird die Arznei nach Umschütteln der Flasche in einen vorher gut gereinigten Löffel oder Eingebebecher gegossen und hierauf dem Kranken, während man diesen gleichzeitig beim Aufrichten unterstützt (vgl. § 245), zum Munde geführt.

Pillen oder Kapseln werden am leichtesten mit einem Schlucke Wasser hinuntergeschluckt, Pulver rührt man im Löffel mit etwas Wasser an, sofern man es nicht vorzieht, sie in Oblate zu verabreichen. Hierbei wird die etwa in der Größe eines Kreises von 6 cm Durchmesser zurecht geschnittene Oblate auf einem Teller angefeuchtet und über dem auf ihre Mitte geschütteten Pulver zu einer Kugel zusammengefaltet, welche dann mit etwas Wasser vom Kranken hinuntergeschluckt werden kann. Anwendung von Gewalt beim Eingeben der Arzneien an widerspenstige Kranke ist nur in seltenen, vom Arzte zu bestimmenden Fällen (z. B. bei Kindern) am Platze.

Leider hat eine Verwechslung von Arzneien schon oft zu Unglücksfällen geführt. Man überzeuge sich daher jedesmal vor dem Eingeben von der Aufschrift des an der Arzneiflasche befestigten Verordnungszettels, um Irrtümer sicher ausschließen zu können. Unzuverlässigen Kranken überlasse man niemals Arzneimittel zur freien Verfügung.

§ 251. Einpinselungen. Einreibungen. Massage. Einpinselungen, Einreibungen sowie Knet- und Streichkuren (Massage) sind streng nach der Anweisung des Arztes auszuführen. Die Massage erfordert wie eine Reihe anderer bei der Krankenpflege notwendiger Verrichtungen, z. B. das Setzen von Blutegeln und Schröpfköpfen, einige Übung und wird daher in der Regel geschulten Personen überlassen werden müssen. Kunstgerecht ausgeübt, kann sie in vielen Fällen, z. B. wo es gilt, Gelenkschwellungen zu beseitigen oder die Beweglichkeit von Gliedmaßen nach Heilung von Knochenbrüchen wiederherzustellen, sehr nützlich sein. Da ihre Anwendung in ungeeigneten Fällen jedoch auch nachteilige Folgen haben kann, so ist eine solche Kur nur dann ratsam, wenn sie vom Arzte verordnet wird.

Mit der Ausführung von Einreibungen vermag sich jedermann leicht vertraut zu machen. Die zu solchen verordneten Flüssigkeiten oder Salben werden entweder nur mit den Fingerspitzen oder mit dem Daumenballen oder mit der ganzen Hohlhand unter kreisförmigen Bewegungen und bald gelinderem, bald stärkerem, stets aber gleichmäßigem Drucke längere Zeit auf der Körperoberfläche verrieben.

§ 252. Senfteige und Blasenpflaster. Zuweilen werden den Kranken Senfteige oder Blasenpflaster verordnet. An Stelle der ersteren verwendet man in neuerer Zeit das käufliche Senfpapier. Es wird an der bestrichenen Seite befeuchtet und in der Regel 10 bis 15 Minuten lang auf die vom Arzte bezeichnete Hautstelle gelegt; nach seiner Abnahme ist die Haut, welche, wenn das Mittel gewirkt hat, stark gerötet erscheint, mit lauem Wasser unter Anwendung eines weichen Schwammes abzuwaschen. Als Blasenpflaster verwendet man das Spanischfliegenpapier; es wird durch leichtes Andrücken befestigt und bleibt 12 bis 24 Stunden liegen, jedenfalls so lange, bis sich eine Hautblase gebildet hat. Nach der Abnahme wird die Blase mit einer vorher ausgeglühten und wieder erkalteten Nadelspitze angestochen und nach Ausfließen der eingeschlossenen Flüssigkeit mit einem Salbenläppchen bedeckt. Eine Verunreinigung ist sorgfältig zu vermeiden, da die unter der Blase befindliche Hautstelle als eine Wunde zu betrachten ist.

Zum Auflegen der Blasenpflaster und Senfpapiere dürfen Hautstellen, auf welchen der Kranke liegt, Gelenkstellen und besonders empfindliche Körperstellen, wie die Brustwarzen oder der Nabel, nicht gewählt werden. Mit dem Spanischfliegenpapier ist vorsichtig umzugehen, da der Bestandteil, welchem es seine Wirkung verdankt, sehr giftig ist.

§ 253. Eisbeutel. Kalte Umschläge. Als Eisbeutel verwendet man Blasen, welche aus undurchlässigem Stoffe, am besten aus Gummi gefertigt sind und wohl verschlossen werden können. Zu ihrer Füllung benutzt man haselnuß- bis wallnußgroße Eisstückchen, welche man sich in der Weise herstellt, daß man ein in ein Tuch gewickeltes größeres Stück Eis durch Hammerschläge zerkleinert. Der Eisbeutel ist auf die vom Arzte bezeichnete Hautstelle möglichst breit aufzulegen. Er muß in ein leinenes Tuch eingehüllt werden, weil der wasserdichte Stoff leicht beschlägt und dann durch seine Feuchtigkeit dem Kranken lästig wird. In manchen Fällen, z. B. beim Auflegen auf den Kopf, ist es zweckmäßig, den Eisbeutel durch eine Schnur, z. B. am Bettpfosten, zu befestigen, damit er weder abgleiten kann noch zu arg drückt.

Wo es an einem Eisbeutel fehlt, versucht man ihn durch **kalte Umschläge** zu ersetzen. Man legt ein mehrfach zusammengelegtes Handtuch oder Taschentuch auf ein Stück Eis oder in möglichst kaltes Wasser, drückt es nach einiger Zeit kräftig aus und bedeckt damit die zu kühlende Körperstelle. Da ein solcher Umschlag sich auf der Haut rasch erwärmt, muß er häufig, unter Umständen von Minute zu Minute, gewechselt werden.

§ 254. Kalte Abreibungen und Einwickelungen. Feuchtwarme Umschläge. Trockene Wärme. Während die Eisbeutel und kalten Umschläge eine längere oder kürzere Zeit dauernde Abkühlung zum Zwecke haben, beruht die Wirkung der kalten Einwickelungen und Abreibungen zum Teil darauf, daß das durch die Kälte aus der Haut verdrängte Blut später in vermehrter Menge dahin zurückströmt. Hierdurch wird der Kreislauf sowie das Ausscheidungsvermögen aus der Haut und den Nieren gefördert und eine angenehme Wärme im Körper erzeugt. Sofern jene Mittel nicht von gesunden Personen zu Abhärtungszwecken verwendet werden, sollten sie jedoch ohne ärztlichen Rat nicht in Gebrauch genommen werden, da solche Kuren bei manchen Kranken nachteilig wirken können.

Eine dauernde Vermehrung des Blutgehalts der Haut bezwecken die **feuchtwarmen** oder **hydropathischen** (Prießnitzschen) **Umschläge**. Sie bestehen in einer Einwickelung oder Bedeckung der Haut mit nassem (nicht **triefendem**) Mulle oder feuchter Leinwand, welche durch eine Umhüllung von wasserdichtem Stoffe (Gummipapier) gegen das Austrocknen geschützt und durch Binden oder Tücher befestigt wird. Ob zu der Befeuchtung des Umschlags kaltes oder warmes Wasser genommen wird, ist in der Regel gleichgültig, da die Körperwärme sich jenem bald mitteilt.

In manchen Fällen bedient man sich auch der **trockenen Wärme** bei der Krankenbehandlung, indem man erwärmte Tücher oder erwärmte Säckchen, welche mit Sand, Kleie, Spreu oder Kräutern gefüllt sind, auf der Körperoberfläche befestigt. Mittel solcher Art sind unter anderem zur Linderung von **Zahnschmerzen** beliebt; doch ist hierfür das wiederholte Ausspülen des Mundes mit möglichst warmem Kamillentee oft besser wirksam.

§ 255. Bäder. Schwitzkuren. Eine ausgedehnte Anwendung finden in der Krankenpflege die **Bäder**. Man unterscheidet Vollbäder und örtliche Bäder, wie das Halbbad, das Sitzbad, das Armbad, das Handbad und das Fußbad. Das Badewasser wird bald heiß

Vorkenntnisse zur Krankenpflege.

(36 bis 40° C.), bald warm (31 bis 35°), lauwarm (26 bis 30°), kühl (21 bis 25°) oder kalt (16 bis 20°) zum Gebrauche genommen. Man wählt je nach der Verordnung des Arztes gewöhnliches Wasser oder das Wasser von Heilquellen; oft sind auch Zusätze von Salzen und anderen Stoffen nützlich. Über Dauer und Art jedes Bades sowie über die damit in manchen Fällen zu verbindenden Übergießungen, Duschen u. dgl. ist die Entscheidung des Arztes vorher einzuholen. Zuweilen werden H e i ß l u f t = (römische Bäder, elektrische Lichtbäder) und D a m p f = (russische) Bäder verordnet, doch muß ihre Anwendung in der Regel in besonderen Badeanstalten erfolgen. Sollen Bäder von Schwerkranken genommen werden, so ist es ratsam, starken Wein bei der Hand zu haben, da sich zuweilen Schwächezustände im Bade ereignen. Unmittelbar nach dem Bade muß der Kranke schnell abgetrocknet und angekleidet oder in das Bett zurückgelegt werden. Von ansteckenden Kranken benutzte Badegefäße sind zu desinfizieren.

Falls bestimmt wird, daß der Kranke nach dem Bade schwitzen muß, so wird er in ein wollenes Tuch vollkommen eingehüllt und gut zugedeckt. Nach Beendigung des Schwitzens verfährt man in der im § 243 bezeichneten Weise.

Zuweilen sucht man das Auftreten des Schweißes durch Verabreichung von heißen Getränken zu befördern. Die hierzu dienlichen Teearten (Fliedertee, Lindenblütentee) werden wie andere ähnliche Arzneimittel zubereitet, indem man davon die bestimmte Menge in einem vorher gut angewärmten Gefäße mit kochendem Wasser übergießt und nach einigen Minuten durch ein Sieb gehen läßt oder durch ein reines, leinenes Tuch seiht.

§ 256. Überführung von Kranken. Ist es notwendig, den Kranken nach anderen Räumlichkeiten überzuführen, so muß er hierbei durch geeignete Umhüllungen gegen Erkältung geschützt werden. Beim Aufheben und Tragen müssen 2 Personen behilflich sein, von denen die eine die Beine unterstützt, während die andere mit je einer Hand unter das Kreuz und die Schultern greift und sich von dem Kranken selbst um den Hals fassen läßt. Zur Überführung von Haus zu Haus sind entweder Tragen oder gut federnde Wagen zu verwenden. Als Tragen kann man im Notfall eine ausgehobene Tür, einen großen Sack, durch den man beiderseits eine lange Stange stößt, eine mit einer Matratze belegte Leiter u. dgl. verwenden. Wagen sollen vorsichtig, wo es erforderlich ist, im Schritte fahren.

Sachregister.

(Die Ziffern geben die Seitenzahlen an.)

Abdecker 155.
Abfallrohr 134. 135.
Abfallstoffe als Dungmittel 141. 142. Beseitigung 139. Endgültige Vernichtung 141.
Abfuhr 140. — der menschlichen Abgänge 134.
Abkühlung 109. 112. 164.
Abreibungen, kalte 266.
Abszeß 227.
Abwasserreinigungsverfahren, künstliches, biologisches 143.
Abwässer gewerblicher Anlagen, Beseitigung 143.
Abwässerklärung, mechanische 142.
Abwässerung 140.
Acetylengas 131.
Achillessehne 13.
Achselhöhle 11.
Äberhaut 28.
Adern 15.
Aderpresse 244.
Äquatorialstrom 40.
Äßungen 247.
Afteröffnung 20.
Akklimatisation 193.
Albumin 56.
Alkaloide, Vergiftung durch — 249.
Alkohol 96 ff. — merkblatt 97. Methyl— 101. Nachteile des —genusses 96. 101. 137. Vergiftung durch — 101. 249.
Alkoholismus 96. 101.
Aluminiumgefäße 106.
Ammen 162.
Anämie 238.
Ananas 75.
Ankylostomum duodenale 238.
Aneroïdbarometer 41.
Angestelltenversicherungsgesetz 184.
Ansiedelungen 139. Bauart der — 145.
Ansteckungsstoff 180. 194.
Anstreicher, Merkblatt für — 183.
Anzeigepflicht bei Infektionskrankheiten 200.
Aorta 16.
Apothekenwesen 152.
Arbeiter, Beschäftigungsart jugendlicher — 175. —schutz gegen Unfälle 182. —versicherung 183.
Arbeiterinnen, Beschäftigungsart 175.
Arbeitsdauer, tägliche 176. —ordnung in Fabriken 177. —raum 120.
Argon 35.
Arme 6. 10. Armbrüche s. Knochenbrüche.
Armenfürsorge 151.
Armtragetuch 247.
Arrak 100.
Arsenikvergiftung 181. 249.
Arterien 15.
Artischocken 72.

Arzneibuch für das Deutsche Reich 152.
Arzneimittel, Eingeben und Aufbewahrung 264. Verkehr mit — 152.
Arzneitaxe, deutsche 152.
Asphaltpappdächer 118.
Atmosphäre 35.
Atmung 13. 14. —, künstliche 193. 251 ff.
Atropin, Vergiftung durch — 249.
Aufbewahrungsräume für Nahrungs- und Genußmittel 106.
Augapfel 28.
Augen 6. 27. —höhlen 6. 28. —kammer, vordere 28. —lider 30. —muskeln 30. —wimpern 30. Natürliche Schutzvorrichtungen des Auges 30.
Augenkrankheit der Neugeborenen 164. 229. —, kontagiöse, epidemische 229, ägyptische oder granulöse 230. Augenbindehautentzündung 229.
Auspumpen des Magens bei Vergiftungen 249.
Aussatz 232.
Ausschlagskrankheiten, akute 204.
Austern 95.
Auswurf 235. 261.
Automobile 156.

Backmehle und Backpulver 66.
Bäder 54. 163. 266. Heißluft-(römische, elektrische Licht-), Dampf- (russische) 267.
Bänder 3.
Bakterien 194 ff.
Balggeschwülste 239.
Bananen 75.
Bandwürmer 88.
Bandwurmmerkblatt 86.
Barbencholera 94.
Barometer 41.
Bauch 6. —eingeweide 19. 111.
Bauchfell 20. —entzündung 222.
Bauchhöhle 6. 10. 19.
Bauchspeichel 21. —drüse [21.
Baugrund 116.
Baumaterial 116. — für Dächer 118.
Baumwollene Stoffe 107 ff.
Baumwollsamenöl 71. 82.
Baupolizeiordnung, Berliner 118. 120. 135. 145.
Bazillen siehe Krankheitserreger.
Becken 6. 10. —höhle 10.
Beerenobst 75.
Befähigungsnachweis für bestimmte Berufsarten 175.
Begräbnisplätze 153.
Beine 6. 11. Beinbrüche s. Knochenbrüche.
Belästigungen durch Gewerbebetrieb 146.
— — Automobile 156.
Beleuchtung, natürliche 128. 168. —, künstliche 129. 168.
Berauschung 101. 249.
Bergkrankheit 41.
Berieselung 142.
Berufsbestimmung 176. —genossenschaften 183. 185. —schädlichkeiten

174. 179 ff. Maßnahmen dagegen 182. — —, Statistik 185. —wahl 174.
Beschäftigungsarten, gesundheitliche Vorteile und Nachteile derselben 174.
Bestandteile, lösliche des Bodens 44.
Betäubung 249.
Betriebe, elektrische, Unglücksfälle durch dieselben 190. 255.
Bett 114. —schüssel 262.
Beulenpest, orientalische, s. Pest.
Bevölkerung, Bildungsstufe und Wohlstand 147.
Bewegung, willkürliche 25.
Bewußtlosigkeit infolge Einwirkung des elektrischen Stromes 192.
Bewußtsein, Sitz desselben 26.
Bier 99.
Biestmilch 79.
Bindehaut des Auges 30.
Bitterliköre 101.
Blasen am Fuße 113.
Blasenpflaster 265.
Blattern 199. 207 ff.
Bleichsucht 238.
Bleihaltige Gegenstände 105. Gesetz betr. — 148.
Bleimerkblatt 183. Bleivergiftungen 105. 181. Ursachen derselben 105.
Blinddarm 20. —entzündung 222.
Blitzschlag 190. 193.
Blut 3. 15. Veränderung in der Färbung 18. —adern 15 ff. —gefäße 3. 15. —körperchen, —faserstoff, —wasser 15. 198. —kreislauf 15 ff. — —störungen 17. 112. —bildung, Störungen 237. 238.
Blutschwär 227.

Blutspeien, —husten, —sturz 234.
Blutstillungsmittel, ungeeignete 242.
Blutung, Art und Behandlung 241 ff. 261. Schlagaderblutung 244.
Bogengänge des Ohres 31. 32.
Bogenlicht 131.
Bohnen 70. 72.
Brand durch Frost 189. Wundbrand 228. — der Greise 229.
Branntwein 100. Nachteile des Genusses desselben 96. 101. Branntweinarten 100. 101. —verfälschung 101.
Braten der Speisen 60.
Brechdurchfall 193. 215. — im Säuglingsalter 161.
Brechmittel 249.
Brennstoffe 146.
Brillen 29.
Brot 66 ff. Vorgang des —backens 66.
Brot- und Fruchtkörbe, grüne, arsenhaltige 106.
Bruchbänder 112.
Brunnenanlagen 46. Abessynische und artesische Brunnen 47. Flach— 46. Kessel— 46. Pump— 47. Schacht— 46. Tief— 46. Zieh— 47.
Brunnenkresse 72.
Brust 6. —bein 10. —eingeweide 13. 111. —fell 13. — entzündung 222. —höhle 6. 10. —korb 10. 111.
Buchweizen 69.
Büchsenfleisch 90.
Butter 57. 81. —ersatzmittel 82. 150. Bekanntmachung, betr. Fett- u. Wassergehalt 150. Gesetz 150.
Buttermilch 82.

C siehe auch K und Z.
Cholera, asiatische 215.
  Verhütung der Verbreitung 159. 216. Lebensweise in Cholerazeiten 217. Choleratyphoid 216.
  Einheimische Cholera (cholera nostras) 215.
  —merkblatt 215.
Chromgerbereibetriebe, Merkblatt für Arbeiter in — 183.
Chylus 22.

Dach 118. —räume, Bewohnbarkeit derselb. 136. Baumaterial 118.
Dampfheizung 126.
Darmeingießungen 262.
  —kanal 20. —katarrh 161. 214. —saft 22.
  —typhus 193. 199. 212.
Darrmalz 99.
Dauerbutter 82.
Dauermilch 81.
Daumenballen 11.
Desinfektion 151. 200 ff. — von Waren 158. — von Kleidern und Gepäck der Reisenden 158. Desinfektionsanstalten 200. 202. —verfahren u. -mittel 200 ff.
Desinfektoren 202.
Destillation 51. — von Holz 101.
Diastase 99.
Dickdarm 20. 217.
Dill 96.
Dinkel 68.
Diphtherie 217 ff. — merkblatt 218. —heilserum 219.
Disposition, zeitliche und örtliche 197. 198. —, individuelle oder persönliche 198.
Drüsen 4.
Druckempfindungen 33.
Dünndarm 20. 212.
Durchfall 188. 213 ff.

Durchliegen des Kranken 258.
Duschen 54. 267.

Echinokokkus 232.
Eier 83. Aufbewahrung 84.
Eigenwärme des Körpers
Einatmung 13. [23.
Eingeweide 3. 13. — der Bauchhöhle 19. — der Brusthöhle 13.
Einpinselungen 264.
Einreibungen 264.
Einwachsen der Nägel 113.
Einwickelungen, kalte 266.
Einzelheizung 123.
Eisblase, —beutel 261. 265. —umschläge 191. —schränke 107.
Eisenbahnen 156. Verhalten in — 157.
Eiter 227. —beule 227. —fieber 207. 228.
Eiweißstoffe 21. 56. 57.
Elle 11. Ellenbogengelenk 11.
Empfindungen 24 ff.
Empfindungsnerven 33.
Endemien 197.
Endiviensalat 72.
Englische Krankheit 165.
Entfernung fremder Körper, Insekten u. dgl. aus den natürlichen Körperöffnungen (Augen, Ohren u. s. w.) 255.
Entzündung 227.
Epidemien 197.
Epilepsie 250.
Erbrechen 206. 220. 263.
Erbsen 70. 72. Erbswurst 71.
Erdnußöl 71. 82.
Erfrierungen 189.
Erholung 136. Erholungsplätze 145. —stunden 279.
Erkältung durch feuchte Kleider 109. 180. Schutz vor — 188. — durch Abhärtung 189. Erkältungskrankheiten 187.

Ernährung 55. — der Säuglinge 162.
Erstickungsgefahr, Rettung aus derselben 253.
Erwerbsunfähigkeit 184.
Erysipel 228.
Erziehung 160.
Esse 123.
Essig 95. —essenz 96. —säure, Kaiserliche Verordnung 151.
Eßgeschirre 105.
Explosionen 182.

Farben, gesundheitsschädliche, Gesetz 149.
Faulfieber 228.
Federbetten 114.
Feigen 75.
Feilenhauermerkblatt 183.
Feldsalat 72.
Fensterfläche im Verhältnis zur Bodenfläche 129. 168. Fenstervorhänge 128.
Fersenbein 13.
Festungen, Bauart 145.
Fette 21. 56. 57.
Fettgewebe 3. —geschwülste 239.
Feuchtigkeit, maximale 38.
Feuerraum 123.
Feuerungsanlagen, rauchfreie 147.
Fieber 23. 203. —, gastrisches 214. —, hektisches 234. —, kaltes 224.
Filter 50.
Finger 11. —geschwür 227.
Finnen 87. 88. 232.
Fische 85. 93. 225. Fischvergiftungen 94. 215. —konservierung 94. —rogen, —rogenkäse 94.
Flachbrunnen 46.
Flanellstoffe 108.
Fleckfieber, Flecktyphus 204. 211.
Fleisch 56. 85. —, gesundheitsschädliches 86. 88. —vergiftung 215. —,

weißes 85. —, wildes 241. —arten 85. —aufbewahrung 90. 106. 160. —beschau 88. —beschau, Reichsgesetz 89. 150. —beschauer 89. —brühe 89. —extrakte 93. Haltbarmachung 90. —konserven 90. —konservierungsmittel 91. —peptone 93. —schmarotzer 86 ff. —wärzchen 241. —zubereitung 89. —zwieback 93.
Fliegen 132. Bekämpfung 133.
Flöhe 115. 132. Vertilgung 133.
Flußverunreinigung 142.
Formaldehyd 202.
Fortpflanzung 34.
Fortsatz, wurmförmiger 20.
Frauenarbeit 175.
Frostbeulen 189.
Früchte, Wassergehalt 57. —, eingemachte 76.
Fruchtgelee und -saft 76. —zucker 57. 76.
Füllöfen 124.
Füllungsmittel für den Zwischenboden 119.
Furunkel 227.
Fuß 11. —bekleidung 112. 165. —entzündung 113. —lappen 113. — gelenk 12. —schweiß 113. —stellung 165. —verunstaltungen 113.
Fußboden der Zimmer 119. — für Badezimmer und Waschküchen 119.
Futterstoffe 110.

Galle 21. 22.
Gallerte 93.
Ganglienzellen 26.
Gasbeleuchtung 130.
Gase, schädliche oder giftige s. Vergiftungen. Rettung bei Erstickung durch Gase 251.

Gaumen 6.
Gebäck 65.
Gebrauchsgegenstände 136.
Gefrierenlassen b. Milch 81.
Gefrierpunkt 38.
Gefühl 33. Gefühlswahrnehmungen 33.
Gegengifte 249.
Geheimmittel 152.
Gehen 165. 179.
Gehirn 5. 24 ff. —hautentzündung 223. —nerven 27. —rinde 25. —schlag 26.
Gehörsinn 31. Gehörgang 31. —knöchelchen 31. —nerv 32.
Geistesausbildung, einseitige 160. Geisteskrankheiten 97. 237.
Gekröse 20.
Gelbfieber 225.
Gelenke 3. Gelenkerkrankung 234. —pfanne 10. —rheumatismus 188. —schmiere 4.
Gemeinwesen, menschliche 138.
Gemüse, frische oder grüne 71. —, getrocknete 73. —, Wassergehalt 57. — tafeln 73.
Genickstarre, epidemische 223.
Genußmittel 60. 96 ff.
Gerste 69. Gerstenkörner 229. —zucker 77.
Geruch, Geruchsnerven 33.
Geschirre, eiserne, emaillierte 106.
Geschmack, Geschmacksnerven 32. 33.
Geschwülste 239.
Geschwüre bei Krampfadern 112. Darmgeschwüre 212. 217. Fingergeschwüre 227. Hautgeschwüre 53. 231. Hornhautgeschwüre 229. Magengeschwüre 261.

Geselligkeit 137. Gesellschaft, Beziehungen des Menschen zur — 138.
Gesicht 5. 6. Gesichtshöhlen 6. —knochen 6. —sinn 27.
Gesichts- und Kopfrose s. Rose.
Gesichtsschmerz 188.
Gesteinquellen 45.
Gesundheit 1. Gesundheitspflege 1. 136. 171. —, öffentliche 138. Gesundheitsschädigungen durch Heizvorrichtungen 122. 124. — durch Automobilbetrieb 156. — durch Klima und Witterung 180. 187. — auf Reisen 156. — durch Überanstrengung einzelner Teile des Körpers 179.
Getränke, geistige 96 ff. Nachteile bei Schulkindern 171.
Getreide 65. —arten 68.
Gewebe, poröse 108.
Gewerbeaufsichtsbeamte 174. —ordnung für das Deutsche Reich 175 ff. 182.
Gewerbeunternehmer 182.
Gewitter, Einfluß auf die Ozonbildung 36.
Gewürze 60. 96.
Gicht 239.
Gifte 97. 101. 105. 181. 248 ff.
Glanzleber 108.
Glaskörper des Auges 28.
Gliedmaßen 5. —, obere und untere 6. 10. 11.
Glühlicht 130. 131.
Grahambrot 68.
Graubrot 67.
Graupe 69.
Grenzsperre 158.
Grippe 221.
Großhirn 25.
Grünmalz 99.

Grünspanvergiftungen 105.
Grützbeutel 239.
Grundluft 44.
Grundstoffe zum Aufbau des Körpers 56.
Grundwasser 44. Vorkehrungen gegen das Eindringen desselben in Wohnungen 116.
Gummistoffe 110. —gürtel 112.
Gurken 72.

Haar 6. —ausfall 114. —gefäße 16. —pflege 53.
Häfen, Überwachung des Gesundheitszustandes in den 159.
Hafer 69. —grütze und —schleim 69.
Hals 6. —bekleidung 110.
Hand 10.
Harn 24. —entleerung des Kranken 262. —glas 262. —organe 19. —wege 24.
Hartensteinsche Leguminose 71.
Haupthaar 6.
Haus, Ausbau 118. Farbe desselben 128. Untergrund und Lage 116. —filter 49 ff. —schwamm 117.
Hausarbeit, Gesetz 176.
Haus- und Küchenabfälle 132. —, trockene (Müll) 141. —, Verwertung, Verbrennung 141.
Haut 3. 5. —, harte des Auges 28. —abschürfungen 113. —geschwüre 53. 231. —leiden 53. 180. —mittel, schädliche 54. —pflege 53. —talg 5. —, wunde 113.
Heer, Erkrankungsfälle 1. Infektionskrankheiten 199.
Hefe 66. —pilze 66. 197.

Heftpflaster 242.
Heizung 122. 126. 146.
Helligkeit 128.
Herz 15. —beutel 15. —grube 10. —klappen 17. —klappenfehler 17. —stoß 17. —schlag des Kranken 261.
Hexenschuß 188.
Hinterhauptgegend 5.
Hirnhautentzündung, tuberkulöse 234.
Hirse 69.
Hitze, Einfluß auf die Körpertätigkeit 187. Schutz der Wohnungen vor — 128. Nachteil bei einzelnen Berufsarten 180.
Hitzschlag 190.
Hohladern 16.
Holzzementdächer 118.
Holzdächer 128. —essig 91. 96. —destillation, —geist 101.
Honig 77. —verfälschung 77. Honig- und Pfefferkuchen 77.
Hopfen 99.
Hornhaut 28. —flecke 229.
Hüftbein 10. Hüften 10. Hüftgelenk 11. —weh 188.
Hühneraugen 113.
Hühnerei 84.
Hülsenfrüchte 56. 70.
Hülsenwurm 232.
Hundebandwurm 232.
Hundswut s. Tollwut.
Hunger 55.
Hunger- oder Kriegstyphus 199. 211.
Hygiene s. Gesundheitspflege.
Hygrometer 37.

Jahreszeit, Beziehungen zu bestimmten Krankheiten 193.
Immunität für Infektionskrankheiten 198.
Impfgesetz 208.

Impfung gegen Blattern 208 ff. Tollwut 230.
Impfschädigungen 210.
Infektion, Vorbedingungen für dieselbe 197. Infektionskrankheiten 194 ff. Anzeigepflicht bei, Bekämpfung von — 200. Krankheitsverlauf bei 203. Vorbeugungsmaßregeln gegen — 198.
Influenza 221.
Inkubationsstadium 203.
Insekten, Schutz der Lebensmittel gegen —107. Krankheitsübertragung durch — 132.
Jochbeine 6.
Irrenanstalten 101. 153.
Irrigator 242. 262.

Kachelöfen 126.
Kälte, Einfluß auf die Körpertätigkeit 187.
Käse 82. —arten 82. —stoff 78. Gesetz 150.
Kaffee 102. —ersatzmittel 102. —, koffeïnfreier 102. Nachteile des Genusses 103. —verfälschung 102. 149. Künstliche Kaffeebohnen, Kaiserl. Verordnung 149.
Kakao 102. — butter 103. — verfälschung 104.
Kalkmilch 201.
Kamin 123.
Kandiszucker 76.
Kanonenofen 123.
Kapillärsirup 76.
Karbolwasser 242.
Karbon-Natron-Öfen 124.
Karbunkel 227.
Kartoffeln 56. 71. Aufbewahrung 107. Kartoffelbranntwein 100.
Kasein 56. 78. 82. 83.
Katarrhe 188. 213.
Kautabak 104.
Kaviar 94.
Kehldeckel 22.

Kehlkopf 14.
Kehricht 132.
Kellerwohnungen, —geschosse 116. 119. 135.
Kerbel 72.
Kernobst 75.
Kerzen 129.
Kesselbrunnen 46.
Keuchhusten 220.
Kiefer, Ober= u. Unter= 6. 8.
Kieselgurfilter 50.
Kindbettfieber 228.
Kinderarbeit, Gesetz 175.
Kinderernährung 162.
—gärten 166. —lähmung, akute, epidemische 223. —mehle 81. —pflege 163. —sterblichkeit 161.
Kinn 6.
Klärbecken 49. —verfahren für Abwässer 142.
Kleber 56. 65.
Kleiderstoffe 107 ff.
Kleidung 23. 107 ff. 164. —beim Turnen 172. —, drückende, enge 111. —, Befestigung, Farbe, Form 110.
Kleie 67.
Kleiebrot 67.
Kleinfingerballen 11.
Kleinhirn 25.
Klima, —wechsel 42. 194.
Klistiere 262.
Klosetteinrichtungen 134. —, Desinfektion 134. 201.
Kniegelenk 11. —kehle 12. —scheibe 12.
Knochen 3. —brüche 245. —fraß 234. —gerüst 3. —haut 3. —mark 3.
Knorpel 3.
Kochen 60. Kochgeschirre 105. —salz 95.
Körper, Bau und Bestandteile des menschlichen — 3 ff. —kreislauf 17. —pflege, — reinigung 53. 163. 258. —schlag-

aber, große 16. —wärme 23. 261.
Körperausbildung in den Schulen 160. 172.
Körperhaltung in verschiedenen Berufen 179. —, Vernachlässigung 169.
Kognak 101.
Kohlarten 72.
Kohlendunst (Kohlenoxydgas) 122. 124.
Kohlenhydrate 56. 78.
Kohlensäure der Luft 35. 36. — im Blute 19. Giftigkeit 36. 251.
Kokken 195. 196.
Kokosbutter 71.
Kolonialsirup 77.
Kommabazillen 195. 196.
Kommißbrot 67.
Konditorwaren 78.
Konfitüren 78.
Konzertsäle 151.
Kopf 5. 6. —bekleidung 114. —rose s. Rose.
Kopfsalat 72.
Kornbranntwein 100.
Korsett 112.
Kost, Abwechslung 60. vegetarische — 59. Berechnung der täglichen — 59. 62 ff. —maß 60.
Krampfaderbildung 112. —zustände 250.
Krankenabsonderung 151. 200. —bett 257. —fürsorge 151. —häuser 153. 213. 257. —pflege 256 ff. Verhalten bei derselben 260. —transport 267. —unterstützung 185. —versicherung 183. 184. —zimmer 257.
Krankheiten, ansteckende, Übertragung und Verbreitung 106. 158. 204 ff. Gesetz, betr. Bekämpfung gemeingefährlicher — 151. Verhütung der Ver-

breitung mit dem Verkehr 158. Maßregeln dagegen in den Schulen 172. Krankheitsverlauf der Infektionskrankheiten 203. Von Tieren auf Menschen übertragbare — 232.
Krankheitserreger oder =keime 194 ff. —in Körperausscheidungen 213. — in der Luft 42. — in Nahrungsmitteln und Kleidung 194. — im Staube 180. 194. — im Zwischenboden d. Wohnräume 119. Lebensfähigkeit in beerdigten Leichen 153.
Krätzmilben 115.
Krebsgeschwülste 239.
Krebse 94.
Kresolwasser 201.
Kreuzbein 9.
Krise 204.
Kristallinse 29.
Krupp 217.
Krustentiere 94.
Kuchen 68.
Küchenschaben 132. Vertilgung 133.
Kuhmilch 78. — als Ersatz für Muttermilch 79. 162.
Kunstbutter 82.
Kunstgenuß 137.
Kunstspeisefett 92. —, Reichsgesetz 150.
Kunstwein 98.
Kupfergeschirre 105.
Kurzsichtigkeit 29. 168.

Labyrinth 32.
Lackierer, Merkblatt für — 183.
Ladenschluß 177.
Lampen 129. 131. —schirme 131.
Lauch 72.
Laugen, Vergiftung durch — 248.

Läuse 115. Krankheits=
übertragung durch —
211.
Lebensbedürfnisse 35.
—mittelverkauf 147.
—weise 136. 171.
Leber 21. —tran 94.
Lederhaut 5.
Leguminosen 70.
Lehrer, Pflichten gegen die
Schulkinder 166.
Leibesübungen 137.
Leibriemen 111.
Leichen von an ansteckenden
Krankheiten verstorbenen
Personen 154. —bestattung 153. —schau 154.
—verbrennung 154.
Leinöl 71.
Leinwandstoffe 107 ff.
Leistenbeuge 6.
Leitungen, elektrische, f. Betriebe, elektrische. Gas —
130.
Lenden 6. —weh 188.
Lepra 232. —heim 233.
Leuchtgas 130.
Leukämie 238.
Licht, Einfluß desselben
auf die Erreger von
Zersetzung, Fäulnis und
Krankheit 128. —, elektrisches 130. —schirme
131. —bäder, elektrische
267.
Liköre 100.
Linoleum 119.
Linsen 70.
Lokalheizung 123.
Lüftung 120. Lüftungseinrichtungen 121. 122 ff.
Luft 35. Notwendigkeit
der frischen — für Kinder 164. —austrocknung
127. —bäder 189.
—bewegung 39. —druck
40. —heizung 126.
—kanäle 121. — kissen
259. —raum in
den Wohnräumen 120.
—röhre 13. 14. —verunreinigung 41. 146.
Wassergehalt und Temperatur der — 37.
Lungen 13. —bläschen 13.
—blutadern 17. 18.
—entzündung 221.
—fell 13. —heilstätten
235. — kreislauf 17.
—schlagader 17. 18.
—schwindsucht 233.
Lupus 234.
Lymphdrüsen 19. —entzündung 228.
Lymphe 19. Tier—, animale, humanisierte 209.
Lymphgefäße 19. —entzündung 228.

Mädchenerziehung 173.
Magen 19. —grube 10.
—saft 21. —katarrh 161.
214.
Magermilch 80.
Mahlzeiten, Zahl und
Zeit 61.
Mais 69.
Malaria 193. 224.
Malermerkblatt 183.
Maltonwein 99.
Malz 99.
Mandeln 9. —entzündung
217. —erkrankung 206.
Mantelöfen 124.
Margarine 82. —gesetz
150. —käse 83. 150.
Masern 205.
Massage 264.
Mastdarm 20.
Mate 103.
Mauern als Schutz gegen
Hitze 128.
Maul- und Klauenseuche
80. 232.
Medizinalwein 98.
Mehl 65.
Melonen 75.
Menschenansammlungen,
Beaufsichtigung von —
147. 151.
Merkblätter 183. — betr.
Alkohol 97. Bandwurm
u. Trichinen 86. Blei
(Anstreicher, Lackierer,
Maler, Tüncher, Weißbinder) 183. Cholera
215. Chromgerbereibetriebe 183. Diphtherie
218. Feilenhauer 183.
Metallschleifer 183.
Milch 78. Pilze 73.
Ruhr 217. Tuberkulose
236. Typhus 212.
Messinggeschirre 105.
Met 77.
Metalldächer 128.
Metallschleifer, Merkblatt
für — 183.
Metallvergiftungen 181.
Methylalkohol 101. Verfälschung durch — 101.
Vergiftung durch — 102.
Verwendung 101. 102.
Miesmuscheln 95.
Mikroorganismen im Wasser 44. 50. —, tierische 197, s. Krankheitskeime.
Milch 57. 78 ff. —, bittere
80. —, blutige 79. —,
kondensierte 81. —merkblatt 78. —, saure 80.
—, unreife 79. — kranker
Tiere 79. 232. 237.
—, wässerige 79. —, Aufbewahrung 80. —ersatzmittel als Säuglingsnahrung 163. — gerinnung 80. —konserven
80. — für Säuglinge
162. —verfälschungen
81. —zahngebiß 62.
—zucker 57. 77. 78. 82.
Miliartuberkulose 234.
Milz 19. 24.
Milzbrand 231. —bazillus,
Übertragungsarten 181.
231. —karbunkel 231.
Mineralwasser 52.
Mirbanöl 78.
Mittelfuß 13.
Mohnöl 71.
Mohrrübe 72.

Molke 82. 83. Molkenkuren 83.
Morphium, Vergiftung durch — 249.
Mücken 133. 224 ff.
Müll, jährliche Menge in Berlin 141. —abfuhr 132. 141. —verbrennung 141. —beseitigung unter Dreiteilung 141. —verwertung 141.
München, Sterblichkeitsverhältnisse 2. Abnahme des Darmtyphus in — 199.
Mund 6. —höhle 6. 9. —pflege 61. —wasser 62.
Mus aus Obst 76.
Muscheln 95.
Musik 137. 172.
Muskarin 74.
Muskeln 3. 4. Muskelrheumatismus 188.
Mutterbrust, Ernährung an der — 162.

Nachweine 98.
Nachtarbeit 177.
Nacken 6.
Nägel 5. Einwachsen der — 113.
Nährböden, künstlich zubereitete 195. —saft 22. —stoffe 21. 56. —stoffmenge für den erwachsenen Menschen 58.
Nahrung 55. Zusammensetzung 55. Nahrungsaufnahme 61. —bedürfnis 55.
Nahrungsmittel 35. 56. 62. 78 ff. 89 ff. 159. Aufbewahrung der — 90. 106. 160. Auswahl der — 62. —, Farbentafel 63. —, Gesetz 148. Preisberechnung der — 64. Wärmegrad der — 61.
Nase 6. Nasenbein 6. 8. —bluten 245. —höhle 6. —rachenraum 6.

Naturgenuß 137.
Nebel 40.
Nerven 3. 26. —erkrankungen 188. —fieber 213. —krankheiten 237. —tätigkeit 24.
Netz 20. —haut 28.
Neubildungen, gutartige und bösartige 239.
Neusilbergeschirre 105.
Nickelgefäße 106.
Niederdruckdampfheizung 127. Vorzüge und Nachteile der — 127.
Niederschläge, atmosphärische (Regen, Schnee, Hagel) 40. Niederschlagswasser 44.
Nieren 24. —entzündung bei Scharlach 206.
Nikotin 104.
Nitrobenzol 78.
Nordhäuser 101.

Oberarmbein 11. —armkopf 11.
Oberflächenwasser 48. Künstliche Reinigung desselben 49.
Obergärung 99.
Oberhaut 5.
Oberkieferbeine 6.
Oberkleider, Stoffe der — 110.
Oberschenkel 11.
Obst 75. —, gedörrtes 75. —kraut 76. Ersatzmittel dafür 76. —weine 98.
Ölfrüchte 71. —lampen 129.
Ofen, Wert 124. —heizung 123. —klappen 124.
Ohnmacht 250. Wesen und Behandlung 250. Wiederbelebungsmittel 250.
Ohren 6. 31. Ohr, äußeres, mittleres, inneres, —muschel, —schmalz 31. —schnecke 32. —trompete 31.
Oleomargarin 82.

Olivenöl 71. —verfälschung 71.
Opium, Vergiftung durch — 249.
Oxydation 36.
Ozon 36. 49.

Panaritium 227.
Paraguaytee 103.
Parzellensystem 145.
Pasteur 80. 230. Pasteurisieren der Milch 80.
Paukenhöhle 31.
Pelzwerk 107.
Perlsucht des Rindviehs 80. 236.
Pest 225.
Petersilie 72.
Petroleum 130. —lampen 130. Kaiserliche Verordnung 148.
Pflanzengifte 249.
Pflanzensäuren 95.
Pförtner 20.
Phosphorvergiftung 181. 249.
Pilze, eßbare und giftige 73 ff. —merkblatt 73. —tafel 74.
Plasma 15.
Plattfuß 13. —bildung 165.
Pocken 204. 207 ff. mobifizierte — 208. —bazillus 180.
Pökeln des Fleisches 91.
Polarstrom 40.
Polenta 69.
Pomaden 54.
Prädisposition für Infektionskrankheiten 198.
Preißelbeeren 75.
Prießnitzsche Umschläge 266.
Probromalstadium 203.
Pulsadern 15. —schlag 17. — bei Kranken 261.
Pumpbrunnen 46.
Pumpernickel 67.
Pupille 28.

18*

Quarantänen 158.
Quecksilbervergiftungen 181.
Quellwasser 46. —leitungen 46. —verunreinigung 46.
Quetschungen 247.
Quetschwunde 241.
Quitten 75.

Rachenbräune 218 ff.
Rachitis 165.
Radieschen 72.
Rauchabführung 146. —rohr 123. —schädigung 146. —tabak 104.
Räuchern des Fleisches 91.
Räude 232.
Rasenquellen 45.
Ratten, Verbreitung der Pest durch — 226.
Regenbogenhaut 28.
Reichsimpfgesetz 208.
Reichsversicherungsordnung 184.
Reinhaltung der Kleider und Betten 114.
Reinlichkeit 163. 258. — in der Wohnung 132.
Reis 69.
Reisen 156.
Reißen 188.
Rettiche 72. 96.
Rieselfelder 142.
Rinderpest, Gesetz, betr. Maßregeln gegen die — 155.
Ringäpfel, amerikanische 76.
Ringflechte 232.
Rippen 10. —fell 13.
Röhrenbrunnen 47.
Röntgen-Strahlen 246.
Röteln 205.
Roggen 68. —brot 67.
Rohrzucker 57. 76.
Rose 228.
Rosinen 75. —wein 98.
Rotwein 97.
Rotz 231.
Rüben 72. —zucker 57. 76.

Rüböl 130.
Rücken 6. —mark 24 ff. —marksnerven 27.
Rückfallfieber, Rückfalltyphus 211.
Rückgrat 9. Rückgratsverkrümmungen 169.
Ruhe 164. Nacht— 163. —zeit 177 ff.
Ruhr 217. —merkblatt 217.
Rum 100.
Rumpf 5. 9. —höhlen 9.

Saccharin 77. —, Reichsgesetz 77. 150.
Säckchen mit Sand, Kleie, Spreu oder Kräutern zur trocknen Wärmeerzeugung 266.
Säuferwahnsinn 101.
Säuglinge 161 ff. Ernährung 162. —fürsorge 162. Gewichtszunahme 163. Schreien der — 164. —sterblichkeit 161.
Säuren, Vergiftung durch — 248.
Sahnenbildung 80.
Salze 57.
Sammelbecken 45. Sammelheizung 123. —durch Luft, Wasser, Dampf 126. Vorteile und Nachteile 127.
Sandfilter 50. 51.
Sauerkraut 73.
Sauerstoff im Blute 19. — in der Luft 35 ff.
Sauerteig 66.
Saugadern 19.
Schachtbrunnen 46.
Schadenersatz bei Unfällen 185.
Schädel 5. —höhle 5. —knochen 3. 6.
Schalenobst 75.
Schallwellen 31.
Schaltiere 95. Vergiftungserscheinungen nach dem Genusse derselb. 95.
Scharlachfieber 204. 206.

Schaumweine 98.
Scheintod 154. 189. 251 ff.
Scheitelgegend 5.
Schiefsitzen der Kinder 169.
Schielen 30.
Schienbein 11.
Schiffe, gesundheitliche Einrichtungen 156.
Schiffszwieback 68.
Schimmelpilze 197.
Schlachtvieh- und Fleischbeschau, Reichsgesetz 89. 150.
Schläfengegend 5.
Schlaf 33. —bedürfnis 33. 164. 189. —dauer 33. —krankheit 197. —zimmer 120.
Schlagadern 15.
Schlangenbisse 245.
Schleifermerkblatt 183.
Schleimhaut 5.
Schlempe 100.
Schlippermilch 80.
Schlüsselbein 10.
Schmalz 57. 92. Gesetz 150.
Schmelzbutter 82.
Schmerzempfindungen 33.
Schmutzstoffe, Beseitigung durch Wasser 52.
Schnecken 95.
Schnellräucherung 91.
Schnellumlaufheizungen 127.
Schnittwunden 241.
Schnürbrust 112.
Schnupftabak 104.
Schokolade 103.
Schornsteinaufsatz zur Ventilation 121.
Schreibkrampf 179.
Schuhwerk 112. 165.
Schule (Schüler), Schularbeiten 170. —ärzte 166. —bänke 169. —bildung 160. —haus 167. —jahre 170 ff. —zeit 166. —zahnkliniken 166. —zimmer 167 ff. —zwang 160. Selbstmord bei Schülern 171.

Schulter 10. —blatt 10. —gelenk 11.
Schutzimpfung gegen Tollwut 230. Schutzpockenimpfung 208.
Schwämme 73 ff.
Schwarzbrot 67.
Schwarzwurzel 72.
Schweineschmalz 82. 92.
Schweiß 5. 23. 24. —entwickelung bei Kranken 267. Schwitzkuren 266.
Schweizerbandwurm 94.
Schwemmkanalisation 134. 140.
Seequarantänen 158. —wasser 51.
Sehkraft, Benachteiligung durch verschiedene Berufsarten 179. —loch 28. —nerven 28.
Sehnen 4.
Seidenstoff 109. 110.
Seife 53.
Selbstmord bei Schülern 171.
Selbstreinigung der Flüsse
Sellerie 72.   [49.
Senfteige und Senfpapier
Senfgruben 141.   [265.
Serum 15. 198.
Sesamöl 71. 82.
Seuchenverschleppung 158. —bekämpfung 151. 159.
Siechenhäuser 153.
Siedepunkt 38.
Sinneswerkzeuge 27.
Siphon 135. 149.
Sitzbein 10.
Sitzen, andauerndes 179.
Sitzgelegenheiten in Geschäften 183.
Skelett 3.
Skorbut 91.
Skrofulose 234.
Sonnenlicht 128. —stäubchen 41. —stich 191.
Sonntagsruhe 178.
Soxhlets Apparat zum Sterilisieren der Kindermilch 81.

Spaltpilze 195 ff.
Spanischfliegenpapier 265.
Spargel 72.
Speck 92.
Speiche 11.
Speichel, Speicheldrüsen 9.
Speisegeräte und =geschirre 105 ff.
Speiseöle 57. 95. —röhre 20. 22.
Spelzweizen 68.
Sperren 158.
Spinatpflanzen 72.
Spirillen 195.
Spiritus 130.
Sporen 195.
Sprache 14. —entwickelung bei dem Kinde 165.
Sproßpilze 197.
Sprungbein 12. —gelenk 12.
Spuckfläschchen 236. —näpfe 236. —näpfe im Schulzimmer 168.
Stärke 56. —haltige Stoffe 21. —zucker 76. —sirup 76. 77.
Stanniol 105.
Star des Auges 30.
Statistik der Erkrankungen und Todesfälle in den verschiedenen Berufsarten 185.
Staub 41. 144. 156. —krankheiten 180.
Stearin 82.
Stehen 165. 179.
Steilschrift 170.
Steinobst 75.
Sterblichkeit in verschiedenen Berufsarten 185. Kinder — 161.
Sterilisieren der Milch 81.
Stickhusten 220.
Stickstoff der Luft 35.
Stillen 162.
Stimmbänder 14.
Stimme 14.
Stirngegend 5.
Stoffwechsel 21 ff.
Strahlenpilze 240.

Straßenreinigung 143. —besprengung 144.
Strohdächer 128.
Strümpfe 113. Strumpfbänder 112.
Strychnin, Vergiftung durch — 249.
Stuhlgang b. Kranken 262.
Süßstoffe, künstliche 77. —, Reichsgesetz 77. 150.
Süßweine 97.
Suppentafeln 93.
Syphilis 232.

Tabak 104. —rauchen der Schüler 171.
Tätigkeit 136. —, geistige 137.
Talg 92.
Tapeten, 120. 136. — aus schweren Stoffen 120. —, giftige 120. 136.
Tastempfindungen 33.
Tee 102.
Teerseife 54.
Temperatur der Luft 37 ff. —empfindungen 33. — für Säuglinge 164.
Teppiche 119.
Theater 151. 171.
Thermometer 38. Kranken—, Maximal— 261.
Thymolseife 54.
Tiefbrunnen 46.
Tierkrankheiten, übertragbare 230 ff. —leichen, Beseitigung 155.
Toa=foo 71.
Tod, der schwarze 198. 225.
Tollkirsche, Vergiftung durch — 249.
Tollwut 230.
Tonnensystem 134.
Torfstreu 134.
Torte 68.
Trachom 229.
Tränendrüsen 30. —flüssigkeit 30. —nasengang 6.
Tragbahre für Kranke 267.
Tran 94.

Transport Verletzter 246. 267.
Traubenzucker 57. 76.
Tresterweine 98.
Trichine 87. 89 232.
—merkblatt 86.
Trichinenschau 89.
Trikotstoffe 108. Woll— 109.
Trinkgeschirre 105.
Trinkwasser 43. 214. 217.
TrockenlegungundTrockenhaltung d. Hauses 117.
Trommelfell 31. 32.
Trunksucht 97. 101. 152.
Tuberkelbazillus 233.
Tuberkulose 233. —merkblatt 236. Einzelne Formen der — 233. Heilbarkeit 234. Verbreitung und Schutzmaßregeln 235.
Tüncher, Merkblatt für — 183.
Turnspiele, —anzüge 172. —unterricht 172.
Typhus 199. 211 ff. —merkblatt 212.

Überbürdg. d. Schüler 170.
Übergießungen mit Wasser 54.
Übersichtigkeit 29.
Umschläge, kalte 54. 261. 265. 266. —, feuchtwarme 266. —, hydropathische, Prießnitzsche 266.
Unfälle auf Eisenbahnen und Schiffen 157. — durch elektrische Betriebe 190. Unfallrente 185. —verhütungsvorschriften 183. —versicherung 184.
Ungeziefer115.132.Krankheitsübertragung durch — 211. —, Vertilgung 133.
Unglücksfälle240ff.—in gewerblichenBetrieben182.

Unmäßigkeit 137.
Untergärung 99.
Unterkiefer 6.
Unterkleider 109.
Unterleibsbrüche 112.247. —entzündung 222. —typhus 212 ff.
Unterschenkel 11.
Untersuchung, körperliche, für bestimmte Berufsarten 175.

Varioloiden 208.
Venen 15.
Ventilation,künstliche 121. —, natürliche 116. 121. Ventilationseinrichtungen 121. 125ff. 140. —öfen 126. —röhren 135.
Verbände, sorgsames Achten darauf 263 Schutz— 242. Druck— 244. Stütz— 246. Verbandstoffe, aseptische 226.
Verbrennungen 193. 247.
Verbrennungswärme der Nahrung 58.
Verdaulichkeit der Nahrungsmittel 64. Verdauung 21. Verdauungsorgane 19 ff.
Vergiftungen248. — durch Alkohol 249. Fleisch, Wurst, Fisch 215. Gase 36. 122. 124. 130. 181. 251. Staub 181. Grünspan 105. Honig 77. Laugen und Säuren181. 248. Metalle 105. 181. 249. Methylalkohol 101. Pilze 74. Pflanzengifte 249. Phosphor 181.249.
Vergnügungslokale 147. 151.
Verheimlichung vonKrankheiten auf Schiffen 158.
Verkehr und Verkehrsmittel 156.
Verletzungen in gewerblichen Betrieben 182.

Verluste, wirtschaftliche, durch Gesundheitsstörungen 1.
Vernichtung der Krankheitskeime bei Infektionskrankheiten 200.
Verrenkungen 247.
Verschlucken fremder Körper 255.
Verschüttete 255.
Versicherungsgesetze 183ff.
Versitzgruben 133.
Verstand, Erwachen bei Kindern 166.
Verstauchungen 247.
Verunreinigg. der Wasserläufe und Brunnen 144.
Verunstaltungen des Fußes 113.
Vibrionen 195.
Viehseuchengesetz 155.
Virulenz der Krankheitskeime 198.
Volksheilstätten 235.
Volksrückgang 160.
Vorhof des Ohres 32.
Vorkammern des Herzens 15.
Vorschriften, betr. Verkehr mit Geheimmitteln usw. 152. Unfallverhütungs— 183.

Wade 11. Wadenbein 11.
Wärme der Luft 187. —, trockene, bei Krankenbehandlung 266.
Wärmeeinheit(Kalorie) 58.
Wärmflaschen 258.
Wand, Baumaterial 116. —bekleidung in Wohnzimmern 119
Wanderrose 228.
Wangen 6.
Wanzen 132. Vertilgung 133.
Waren, Einfuhrverbote 158. Gefährdung durch Warensendungen 159.

Warmwasserheizung 127.
Vorzüge und Nachteile der — 127.
Wachleder, Wärmeleitungsvermögen 108.
Wasenmeister 155.
Wasser 35. 43 ff. 57.
—, hartes und weiches 43. —, meteorisches 44.
Abkochen des Wassers 49. Ozonbehandlung des — 49. Wasserblattern 210. —filter 49. —kissen 260. —kuren 54. —mangel 144. —scheu 230. —umschläge 54. 246. 261. 266. —verbrauch 144. —verschlüsse 135. 140. —versorgung 144.
Wechselfieber 224.
Weichteile 3.
Wein 97. —gesetz 150.
Weißbier 99.
Weißbinder, Merkblatt für — 183.
Weißbrot 67.
Weitsichtigkeit 30.
Weizen 68.
Whisky 100.
Wiederbelebungsversuche bei Erfrorenen 190. — bei Verunglückungen durch elektrische Betriebe 192. — bei anderen Verunglückten 248 ff.

Wildbretfleisch 85. 88.
Wille 26.
Wind 39. —räder 121. —stärke 40.
Windpocken 204. 210.
Wirbelsäule 9.
Wirsingkohl 72.
Wirtshausbesuch 137.
Witterungsänderungen 40. —einflüsse 180. 187 ff.
Wohlstand 147.
Wohnung (Wohnräume) 115 ff. Ausnutzung 120. Höhe 120. Geräumigkeit 120. Kühlhalten 128. Reinlichkeit 132. Wohnungsplan 120.
Wolken 40.
Wollkleidung 107 ff.
Würzen 61. 95. 96.
Wundbehandlung 241 ff. —, antiseptische 227.
Wundbrand 228.
Wundkrankheiten 226. Erreger derselben 226.
Wundstarrkrampf 229.
Wunden 226. 241 ff.
Wurm 227.
Wurst 92. Färben der — 92. —vergiftung 92. 215.
Wurzelgewächse, Aufbewahrung 107.

Zähne 3. 8. Zahndurchbruch 165. —krankheiten bei Bäckern und Konditoren 180. — bei Schülern 166. —krone 8. —pflege 61. 165. —pulver 62. —schmerzen 266. —wurzeln 8.
Zäpfchen 9.
Zehen 13. 113.
Zellentätigkeit 22. 23.
Zellulose 56.
Zentralheizung 123.
Ziegeldächer 128.
Ziehbrunnen 46.
Zimmerheizung 123.
Zinkgefäße 106. 149.
Zinkhaltige Gegenstände, Gesetz 148.
Zinngefäße 106.
Zirkulationsöfen 125.
Zisternen 44. [95.
Zitronensaft 95. — saure Zubereitung der Kost 60.
Zucker 56. 76. 95. —haltige Stoffe 21. —waren für Kinder 163. —krankheit 238.
Zuckersäure, Vergiftung durch — 249.
Zugluft 121. 189. — auf der Eisenbahn 157.
Zunge 9. 22. Zungenbein 8.
Zusammenwohnen vieler Menschen 120.
Zwerchfell 10.
Zwiebeln 72. 96.
Zwölffingerdarm 20.

MIX
Papier aus verantwortungsvollen Quellen
Paper from responsible sources
FSC® C105338

If you have any concerns about our products,
you can contact us on
ProductSafety@springernature.com

In case Publisher is established outside the EU,
the EU authorized representative is:
**Springer Nature Customer Service Center GmbH
Europaplatz 3, 69115 Heidelberg, Germany**

Printed by Libri Plureos GmbH
in Hamburg, Germany